産婦人科医のための

骨粗鬆症診療
実践ハンドブック

[編著]

寺内公一
東京医科歯科大学
大学院医歯学総合研究科女性健康医学講座教授

太田邦明
福島県立医科大学
ふくしま子ども・女性医療支援センター講師

中外医学社

執筆者一覧 （執筆順）

太田博明	国際医療福祉大学臨床医学研究センター教授， 山王メディカルセンター・女性医療センター長
水沼英樹	福島県立医科大学ふくしま子ども・女性医療支援センター長
寺内公一	東京医科歯科大学大学院医歯学総合研究科女性健康医学講座教授
倉澤健太郎	横浜市立大学大学院医学研究科生殖生育病態医学講座講師
安井敏之	徳島大学大学院医歯薬学研究部生殖・更年期医療学分野教授
甲村弘子	こうむら女性クリニック院長
善方裕美	よしかた産婦人科副院長，横浜市立大学附属市民総合医療センター
横田めぐみ	慶應義塾大学医学部産婦人科学，永寿総合病院産婦人科
平沢 晃	慶應義塾大学医学部産婦人科学，岡山大学大学院医歯薬学総合研究科 病態制御科学専攻腫瘍制御学講座（臨床遺伝子医療学分野）教授
青木大輔	慶應義塾大学医学部産婦人科学教授
高江正道	聖マリアンナ医科大学産婦人科学講師
鈴木 直	聖マリアンナ医科大学産婦人科学教授
太田邦明	福島県立医科大学ふくしま子ども・女性医療支援センター講師
飯野香理	弘前大学医学部産科婦人科学
牧田和也	牧田産婦人科医院院長
望月善子	もちづき女性クリニック院長

森 川 香 子	新潟市民病院産科副部長
倉 林 工	新潟市民病院産科部長
小 林 範 子	北海道大学病院婦人科外来医長
藤 野 敬 史	手稲渓仁会クリニック院長
松 下 宏	愛知医科大学医学部産婦人科学講座准教授
岡 野 浩 哉	飯田橋レディースクリニック院長
粒 来 拓	綱島女性クリニック院長, 横浜市立大学附属市民総合医療センター婦人科
髙 松 潔	東京歯科大学市川総合病院産婦人科教授
吉 丸 真 澄	東京歯科大学市川総合病院産婦人科
小 川 真 里 子	東京歯科大学市川総合病院産婦人科准教授
太 田 郁 子	倉敷平成病院婦人科部長
樋 口 毅	弘前大学大学院保健学研究科教授
松 井 遥 香	東京大学大学院医学系研究科産婦人科学教室
平 池 修	東京大学大学院医学系研究科産婦人科学教室准教授
駒 井 幹	久留米大学産科婦人科学教室講師

序　文

　日本骨代謝学会や日本骨粗鬆症学会など骨関連の学会に参加して産婦人科の若手医師にお会いすることが，最近めっきり少なくなった．2001年にアレンドロン酸がわが国に導入される以前，閉経後骨粗鬆症治療の gold standard はホルモン補充療法（HRT）であり，その実践に責任を有する産婦人科医はこれらの学会において一定の存在感を示していた．現在の呼称に倣えば女性医学・女性ヘルスケア領域に関心をもつ若手産婦人科医の多くは骨代謝研究・骨粗鬆症診療を自らにとっての主要課題の一つと認識し，学会において研鑽を積むとともに盛んに情報発信を行っていた．しかし 2000 年代に入り，多様な骨粗鬆症治療薬が市場に溢れ始めるのと時を同じくして，HRT の負の側面を不当に強調した Women's Health Initiative（WHI）研究の結果が大々的に報道されるようになると，骨粗鬆症治療における HRT の地位は矮小化され，産婦人科医は骨代謝研究・骨粗鬆症診療の場を次第に失うこととなった．

　しかしながら，「女性のライフサイクルと骨代謝・骨粗鬆症」というテーマには，「閉経後骨粗鬆症の治療に HRT を選択すべきか否か」という single-issue のみならず，思春期，妊娠・産褥期から老年期に至る女性の生涯のさまざまな局面に関連する多くの魅力あるトピックスが残されている．まさに宝の山を眼前にして自分の力不足を痛感し内心忸怩たる思いであったところに，本書企画へのお誘いをいただいた．僭越とは思いつつ，上述のような状況を打破して何とか若い産婦人科医の力を再び骨代謝研究・骨粗鬆症診療の分野に結集したいとの願いから編集をお引き受けした次第である．産婦人科医としてこの分野を無から切り開いたまさにパイオニアの先生方から明日を担う新世代の先生方まで，多彩な陣容による分担執筆が実現したが，特記すべきは全ての執筆者が現役の産婦人科医という点であり，このような書籍は他に類を見ないであろう．たまたま本書を手に取った若き産婦人科医にこの分野の魅力を感じていただくことができれば望外の喜びである．

　2018 年 9 月

東京医科歯科大学大学院医歯学総合研究科女性健康医学講座

寺 内 公 一

目　次

Chapter 1　はじめに——産婦人科医と骨粗鬆症診療

Section 1　産婦人科による骨粗鬆症診療の歴史〈太田博明〉　1

はじめに　1

産婦人科からの骨代謝および骨粗鬆症との関わりの夜明け　1

婦人科の仲間たちのこの領域の関与について　6

東京女子医大における若年女性を中心とする調査研究,
　Peak Bone Mass Study　8

おわりに　11

Section 2　女性医学と骨粗鬆症診療〈水沼英樹〉　15

女性医学から眺めた骨粗鬆症診断のポイント　15

骨粗鬆症に対する生活習慣病の影響　18

女性医学からみる骨粗鬆症の薬物療法　18

Section 3　女性のライフサイクルと骨代謝
　　　　　——産婦人科医によるこれからの骨粗鬆症診療
　　　　　　　　　　　　　　　　　　〈寺内公一〉　21

産婦人科医と閉経後骨粗鬆症—— WHI 以前　21

産婦人科医と閉経後骨粗鬆症—— WHI 以後　24

女性のライフサイクルと骨代謝　25

Section 4　行政的な視点からみた骨粗鬆症検診および
　　　　　治療の現状と課題〈倉澤健太郎〉　29

はじめに　29

わが国における健康づくり対策と健康日本 21（第 2 次）　29

スマート・ライフ・プロジェクト　31

骨粗鬆症検診　31

産婦人科医における骨粗鬆症対策　34

終わりに　35

i

Chapter 2　産婦人科医の遭遇する骨粗鬆症の症例と病態

Section 1　性腺機能不全に続発する骨粗鬆症 ……………〈安井敏之〉　37
症例 …………………………………………………………………37
知っておきたい病態生理 …………………………………………38
産婦人科医に求められる治療と対応 ……………………………39
注意事項（治療する上で見逃してはならないこと） …………42
フォローアップ方法 ………………………………………………43

Section 2　やせに伴う無月経に続発する骨粗鬆症
　　　　　　──神経性やせ症，アスリートなど ………〈甲村弘子〉　46
症例 1 ………………………………………………………………46
症例 2 ………………………………………………………………48
知っておきたい病態生理 …………………………………………49
産婦人科医に求められる治療と対応 ……………………………53
注意事項 ……………………………………………………………55

Section 3　妊娠後骨粗鬆症 ……………………………………〈善方裕美〉　58
症例 …………………………………………………………………58
知っておきたい病態生理 …………………………………………61
産婦人科医に求められる治療と対応 ……………………………63
フォローアップ方法 ………………………………………………64

Section 4-1　性ホルモン低下療法に続発する骨粗鬆症
　　　　　　…………………………〈横田めぐみ，平沢　晃, 青木大輔〉　66
症例 …………………………………………………………………66
知っておきたい病態生理 …………………………………………68
産婦人科医に求められる治療と対応 ……………………………69
注意事項 ……………………………………………………………70
フォローアップ方法 ………………………………………………71

Section 4-2　乳がんに対する内分泌療法に続発する骨粗鬆症
　　　　　　…………………………〈横田めぐみ，平沢　晃, 青木大輔〉　73
症例 …………………………………………………………………73

目 次

知っておきたい病態生理 ……………………………………………… 75
産婦人科医に求められる治療と対応 …………………………………… 77
注意事項 …………………………………………………………………… 78
フォローアップ方法 ……………………………………………………… 79

Section 5 早発卵巣不全に続発する骨粗鬆症

……………………〈高江正道, 鈴木　直〉 81

症例 ………………………………………………………………………… 81
知っておきたい病態生理 ………………………………………………… 82
産婦人科医に求められる治療と対応 …………………………………… 85
注意事項 …………………………………………………………………… 86
フォローアップ方法 ……………………………………………………… 87

Section 6 閉経後骨粗鬆症 ………………〈太田邦明, 水沼英樹〉 89

症例 ………………………………………………………………………… 89
知っておきたい病態生理 ………………………………………………… 92
産婦人科医に求められる治療と対応 …………………………………… 94
注意事項 …………………………………………………………………… 98
フォローアップ方法 ……………………………………………………… 99

Chapter 3　産婦人科医の行う骨粗鬆症の検査

Section 1 産婦人科診療における骨粗鬆症の病歴聴取

…………………………〈飯野香理〉 103

産婦人科診療における骨粗鬆症病歴聴取の重要性 …………………… 103
女性の各ライフステージにおける聴取すべき骨量低下リスク ……… 104
骨折リスク評価ツール：FRAX® ………………………………………… 107

Section 2 画像診断 ………………………………〈牧田和也〉 110

骨粗鬆症の診断手順 ……………………………………………………… 110
原発性骨粗鬆症の診断基準に基づいた画像検査 ……………………… 111
産婦人科医が画像検査を行う際の留意点 ……………………………… 113

目 次

Section 3　骨代謝マーカー測定 ………………………………〈望月善子〉117
異常値のメカニズム …………………………………………………… 117
検査データの見方 ……………………………………………………… 120
産婦人科医が知っておきたい使用法 ………………………………… 124

Chapter 4　産婦人科医の行う骨粗鬆症の治療

Section 1　原発性骨粗鬆症の診断基準と薬物療法開始基準
………………………………〈森川香子，倉林　工〉126
骨粗鬆症とは …………………………………………………………… 126
骨粗鬆症の診断 ………………………………………………………… 126
診断の進めかた ………………………………………………………… 127
薬物療法の目的 ………………………………………………………… 131
薬物療法開始基準 ……………………………………………………… 132
産婦人科医による骨粗鬆症の診断と治療 …………………………… 134

Section 2　生活習慣の改善 …………………………〈小林範子，藤野敬史〉136
食事指導 ………………………………………………………………… 136
運動指導 ………………………………………………………………… 141

Section 3　サプリメント ……………………………………〈松下　宏〉146
サプリメントとは ……………………………………………………… 146
ベースサプリメント …………………………………………………… 147
ヘルスサプリメント …………………………………………………… 152
オプショナルサプリメント …………………………………………… 154
サプリメント摂取に際しての留意点 ………………………………… 155

Section 4　活性型ビタミン D_3 薬 …………………………〈岡野浩哉〉156
ビタミン D の生成・代謝 …………………………………………… 156
$1,25(OH)_2D_3$ の作用機序 …………………………………………… 158
ビタミン D 不足・欠乏の判定基準 ………………………………… 158
活性型ビタミン D_3 薬 ……………………………………………… 160
活性型ビタミン D 製剤 ……………………………………………… 163

目 次

Section 5　ビタミンK_2薬 〈粒来　拓〉170
はじめに 170
ビタミン K の作用機序 170
産婦人科医が知っておきたい治療薬の効果と適応 172
実際の処方と注意点 177
おわりに 177

Section 6　女性ホルモン薬 〈髙松　潔, 吉丸真澄, 小川真里子〉179
はじめに 179
エストロゲンの作用機序 180
HRT の骨量増加・骨折リスク低下への効果 181
HRT の有害事象に関する最近の考えかた 186
実際の処方と注意点 187
最近のトピックス 190
おわりに 191

Section 7　女性と SERM 〈太田郁子〉194
はじめに 194
SERM とは 194
周閉経期における骨粗鬆症 1 次予防としての SERM の使用 196
SERM を使用した HRT 197
SERM および TESC 施行時の経過観察 198
まとめ 198

Section 8　ビスホスホネート薬 〈樋口　毅〉200
作用機序 200
効果・適応 202
実際の処方と注意点 205
投与時の注意点 205
有害事象 206
投与期間についての考えかた 209

Section 9　カルシトニン薬 〈寺内公一〉210
作用機序 210
産婦人科医が知っておきたい治療薬の効果と適応 210

v

実際の処方と注意点 ··212

Section 10　抗 RANKL 抗体薬 ·······················〈松井遥香，平池　修〉215

はじめに ··215

作用機序 ··216

実際の処方と注意点 ··218

Section 11　副甲状腺ホルモン薬 ·························〈駒井　幹〉223

作用機序 ··223

効果適応 ··225

Abaloparatide（ABL アバロパラチド ）····································228

実際の処方と注意点 ··229

索引 ·······························231

1 ▶ 産婦人科による骨粗鬆症診療の歴史

▶ はじめに

　骨粗鬆症は今や一般の人々にも common disease として知られている．骨組織そのものも，保護組織，支持組織としての役割に加え，内分泌臓器としての生体に対する情報の発信臓器でもあり，かつ受信臓器でもあることも判明しつつある．このような生体の維持に不可欠な臓器でありながら，骨検診制度は未だ生活習慣病の特定健診ほど確立したものはなく，自治体の骨検診も十分な機能を果たしているとは言い難い．また人間ドックにおいても骨検診の 70％が正確な診断ができない超音波によるものである．一方で，骨粗鬆症治療薬の進歩は著しく，骨代謝学の著しい進展から骨細胞生物学的裏づけに則られた抗 RANKL 抗体などが分子薬理学的手法によって新薬が誕生した．

　わが国のこの分野の歴史は日本骨代謝学会，日本骨粗鬆症学会，日本骨形態計測学会によって育まれてきた．日本の基礎的な領域は世界をリードする米国骨代謝学会（ASBMR）よりも古い歴史があり，臨床的な領域のほうが遅れをとっていた．近年は基礎と臨床の融合から，日本のこの領域もバランスが取れたように思える．先に記載した 3 つの学会すべてを務めた学術集会会長は長い歴史の中で，3 名しかいない．最初の 1 人は放射線核医学者として骨量測定の確立に貢献された川崎医科大学学長の福永仁夫先生である．2 人目が内分泌代謝内科医学者として骨代謝学の発展に寄与された大阪市立大学理事長で学長であった西沢良記先生である．3 人目はこの分野では珍しかった女性ホルモン分野から参入した産婦人科医の筆者である．

　産婦人科のこの分野の発展は 20 世紀末から 21 世紀初頭にかけて，女性の健康支援の重要性から男女共通の臓器として最も性差のある骨粗鬆症が注目されたことに始まる．そこで，長い歴史の中から 2000 年の前後 10 年間にかけての産婦人科がこの分野の多くの人々によって支えられ，果たしてきた役割と歴史について記載してみたい．

▶ 産婦人科からの骨代謝および骨粗鬆症との関わりの夜明け

　筆者は 1983 年から東京電力病院に赴任した．婦人科がん術後の卵巣欠落に伴

Chapter 1 はじめに──産婦人科医と骨粗鬆症診療

う合併症に着目して，中手骨という末梢骨ではあったが，骨量を MD 法，DIP 法によって定量化することが当時可能になったことから，骨粗鬆症診療に関わり，低エストロゲンによる骨量低下のメカニズム解明に携わるうちに骨代謝の領域にも関わりをもつようになった．このような取り組みを行っていた産婦人科医は他に存在せず，唯一人であった．

東京電力病院では MD 法，DIP 法に加えて，Phantom と CT を組み合わせた QCT（quantitative computed tomography）法で腰椎の骨密度測定を行った．さらに東京養育院（現・東京都健康長寿医療センター）の白木正孝先生に骨粗鬆症学・骨代謝学について初歩からご教授いただいた．その時の兄弟弟子は陳 瑞東先生であった．また DXA 法の前進である DPA（dual photon absorptiometry）法にて全身骨量の測定を東京養育院で行っていただいた．

それらの成果を学会や論文で発表し，1992 年，JBMR[1] に「卵巣摘出による性ステロイドと骨代謝および QCT による腰椎海綿骨骨密度に対する影響」が掲載された．その要旨は，卵巣摘出による骨量減少は DPA よりも QCT のほうが鋭敏に把握可能で，しかも海綿骨に ROI を設定した QCT-C が最も顕著で，エストロゲン低下の影響は海綿骨に顕著であるというものであった 図1．

1992 年 Bone and Mineral[2] 論文では性ステロイドと QCT と DPA で腰椎骨密度を比較した．QCT で測定しても DPA で測定しても両者の骨密度は変わらなかったが，卵巣摘出者は androstenedione と estrone（E1）がいずれも有意に低いので，

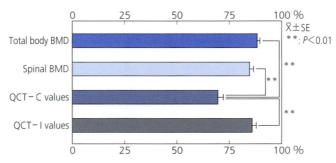

図1 測定法による骨量値の違い──未閉経との比較
卵巣摘出による骨量の低下は QCT 法で海綿骨に ROI を設定して算出した QCT-C 値が他の方法と比較して有意であった．エストロゲン低下の影響は海綿骨により顕著である．
(Ohta H, et al. J Bone Miner Res. 1992; 7: 659-65[1] より改変)

骨粗鬆症発症リスクは増強すると思われる．1993年のBone[3]論文は閉経と未閉経を年齢，体格でマッチさせた上で，性ステロイドホルモン，骨代謝マーカー，躯幹骨密度を比較したデータで，厳密を極めた．骨密度はDPAとQCTで測定したもので，DPAのデータは当時最先端であった．また骨代謝マーカーとしては閉経者の尿中のHydroxyproline/Crと血清ALPおよびosteocalcinはいずれも有意な高値で，高回転型を呈していた．またE2ばかりでなく，E1も低値を示していた．

1996年Bone[4]のタイトルは「早発閉経者の骨密度の減少は少なくとも10年間は進行する―早発閉経者と通常閉経者の比較から―」で，閉経後10年経過した年齢と体格をマッチさせた通常閉経者と早発閉経者のDXAで測定した腰椎（L2-4）骨密度は，早発閉経者は有意（$P<0.01$）に低値であった 図2．通常閉経者の腰椎骨密度は加齢や閉経後期間と相関しないが，早発閉経者の腰椎骨密度はそれらと有意な負の相関（$P<0.01$）を呈する．以上から，早発閉経者は閉経後10年近くなっても骨粗鬆症のリスクは加齢と閉経後期間によってさらに進行す

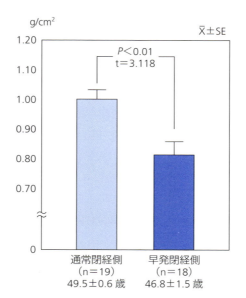

図2 腰椎骨密度値の比較
年齢と体格をマッチさせた通常閉経者と早発閉経者の骨密度は早発閉経者が有意に低値であった．
(Ohta H, et al. Bone. 1996; 18: 227-31[4] より改変)

Chapter 1 はじめに——産婦人科医と骨粗鬆症診療

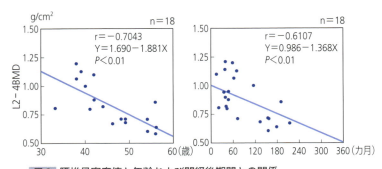

図3 腰椎骨密度値と年齢および閉経後期間との関係
早発閉経者の腰椎骨密度は加齢や閉経後期間と有意な負の相関を呈する.
(Ohta H, et al. Bone. 1996; 18: 227-31[4] より改変)

ることから 図3, 早発閉経は骨粗鬆症発症リスクが大きく, エストロゲン製剤の最もよき適応であると結論付けた.

さらにわれわれは慶應義塾大学病院時代の上記臨床研究に加え, 基礎研究の必要性から増沢利秀助手が 1991 年から 1994 年まで, また尾上佳子研究助手を 1994 年から 2000 年にかけて昭和大学歯学部須田立雄教授と宮浦千里講師 (現・東京農工大学教授) の指導で国内留学させていただいた. その間, 当時世界トップクラスの論文が 4 本刊行された. 増沢先生の論文が須田研究室に在籍中の 1994 年, いきなり JCI[5] に通ったのは当時の big news であった. この論文の主旨は以下の通りである. OVX マウスでは骨髄有核細胞数が増加し, 表面抗原マーカーを用いたフローサイトメトリー解析で B220 陽性の B リンパ球だけが OVX により sham の約 2 倍増加した. しかし, OVX に E2 を投与すると B220 陽性細胞は sham レベルまで低下した 図4. さらにエストロゲン存在下で骨髄細胞と共培養すると, B リンパ球の産生は大幅に抑制された 図5. このことはエストロゲンがマウス骨髄における B リンパ球造血の抑制作用を有していることを示したものである.

そして尾上先生は 1996 年の J Immunology[6] で, IL-13 と IL-4 は破骨細胞における COX-2 依存的な PG 合成を抑制することによって骨吸収抑制を図ることを明らかとした. さらに, 骨芽細胞には ER α が特異的に存在することが報告されていたが, ER β の骨組織における発現レベルは不明であった. ところが, 1997 年の Endocrinology[7] 論文においてラット大腿骨遠位端骨幹端の海綿骨に

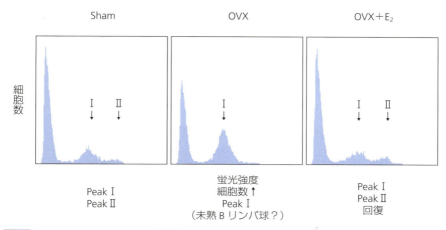

図4 OVXマウスによるB220陽性細胞のパターンの変化とエストロゲンの補充効果（2週時）
(Masuzawa T, et al. J Clin Invest. 1994; 94: 1090-7[5]) より改変)

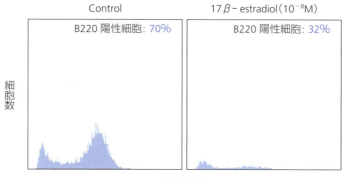

図5 エストロゲンのBリンパ球造血抑制作用：ST2（骨髄間質細胞株）と骨髄細胞の共存培養
10^{-8} ME_2 の添加でB220陽性細胞数は半減する.
(Masuzawa T, et al. J Clin Invest. 1994; 94: 1090-7[5]) より改変)

においてER β mRNAの発現を認め，骨組織においてもER βを介したエストロゲン作用メカニズムの存在することを初めて見出した．

　1994年JCIの増沢論文の結果を踏まえ，2000年のJBMR[8]に尾上先生らの論文が掲載された．その要旨は，OVXで増加した骨髄中のB220陽性プレB細胞数はE2ばかりでなくRLXで増加を抑制し，骨量の減少を防止したというもの

Chapter 1 はじめに──産婦人科医と骨粗鬆症診療

であった．なお，エストロゲンは子宮に作用したが，RLX は子宮に対する作用を示さず，骨組織に特異的に作用することを示した．

以上のごとく，今から 20 年前の 1990 年代，われわれは主な英語論文として臨床 4 本，基礎 4 本，計 8 本を発表し，この領域に婦人科からのインパクトを示したと思っている．

▶ 婦人科の仲間たちのこの領域の関与について

1990 年代における婦人科の他施設におけるこの領域の業績について記載したい．われわれが卵巣摘出による性ステロイドと腰椎骨密度の変化を QCT で測定した結果が 1992 年の JBMR[1] に掲載されたが，1993 年の JBMR[9] には水沼英樹先生をはじめとする群馬大学グループの報告がある．Hologic 社製 QDR-1000 で測定した腰椎のみならず大腿骨骨密度の測定データは同じ年齢であっても閉経の有無で骨密度が異なり，50 歳未満とそれ以上で閉経を迎えた両群の比較で，早く閉経を迎えると骨密度は低く，その状態は 70 歳代まで持続することを明らかにした．

さらに 1998 年には JBMR[10] に 41 歳から 65 歳までの 176 名の女性における月経状態と閉経後年数による年間腰椎骨密度変化率を報告した 図6．月経不順となると骨密度の減少が始まり，周閉経期および閉経後 3 年以内で年間骨密度は最も減少し，閉経の影響は 6 年まで持続するというもので，婦人科ならではの報告であった．

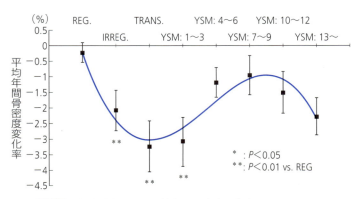

図6 閉経後動向による平均年間骨密度変化率について
(Okano H, et al. J Bone Miner Res. 1998; 13: 303-9[10] より)

一方，五來逸雄先生をはじめとする横浜市大グループでは，1997年CTIに尿中NTXについてのデータを報告[11]している．この論文の主旨は当時測定可能であった骨代謝マーカーの中では尿中NTXは閉経前後において，より鋭敏な変化を示したというものであった．さらに1998年にはCTI[12]では20～70歳代の女性における腰椎骨密度値と尿中NTXの加齢における変化を示した 図7 ．これは1,000例を超える症例の腰椎骨密度と尿中NTXとの関係を明らかにした横断研究で，骨密度と骨吸収マーカーが閉経年齢である50歳時にクロスするということを明らかにした．

　さらに倉林 工先生をはじめとした新潟大学グループも妊娠・分娩・授乳と骨密度の関わりについて基礎的・臨床的研究を独自に研究していた．まず1998年AJOG[13]に掲載された妊娠・分娩・授乳ラットを用いた研究で，授乳した児の数と産褥21日目の腰椎骨密度には強い負の相関，すなわち授乳した児の数が多いほど，骨密度の低下を示した．また腰椎骨形態計測により妊娠末期と授乳中はCa需要の亢進のため骨吸収が亢進し，分娩後授乳をしていなければ急激な骨形成により回復に向かうことが示された．

　この動物実験の結果を踏まえ，2009年JBMM[14]に産褥期の骨密度検診の意義

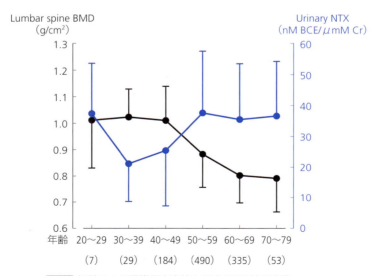

図7　加齢による腰椎骨密度値と尿中NTX値の変化
(Taguchi Y, et al. Calcif Tissue Int. 1998; 62: 395-9[12]より)

について報告した．すなわち，産褥期骨密度検診により，その5～10年後の骨量減少のハイリスク群をスクリーニングできる可能性を示唆した．

▶東京女子医大における若年女性を中心とする調査研究，Peak Bone Mass Study

2005年よりコホート研究 Narses Health Study（河田町コホートおよび西尾久コホート）を，また2006年より Peak Bone Mass（PBM）Study（仙川コホート）をスタートさせた．その合計対象者は2,062名で，共通調査項目は腰椎，大腿骨骨密度，自記式 diet history questionnaire（DHQ）による栄養素摂取量調査および Lifecorder を用いた身体活動量調査（JALS-PAQ）であった．その成果は2007年から2010年に JBMM に5本掲載された．この中から2008年，第10回日本骨粗鬆症学会にて尾上先生が「若年女性における大腿骨頸部骨密度にはn-3系多価脂肪酸摂取量と身体活動量のライフスタイルが関与する」，黒田龍彦先生が「親子2世代における家族間での骨密度，ライフスタイルの相関性に関する検討」で学術奨励賞をダブル受賞した．このダブル受賞は私の知る限り初めてのことであり，整形外科領域の研究が主体を占める中，婦人科でも優れた研究が行われていることを示したものである．

尾上先生の受賞論文は2017年 Osteoporosis Int[15] に掲載された．その要旨は「若年女性の PBM に対する n-3, n-6系脂肪酸摂取の影響を検討したところ，腰椎と大腿骨近位部の骨密度部位別に影響因子が異なった．また n-3系脂肪酸摂取量は BMI や BAP，身体活動量を調整した後でも大腿骨近位部の PBM に関連した．以上から将来の骨粗鬆症の発症リスクを低下させるため，n-3系脂肪酸摂取を有用に活用することが可能と想定されている」というものであった．

黒田先生の受賞論文は2007年 JBMM[16] に掲載され，日本初の母子研究であった．女子生徒（14.4 ± 1.8歳）と母親（46.1 ± 4.0歳）の母子2世代における家族間の骨密度およびライフスタイルの相関関係を明らかとしたものである．母子間の骨密度と身長は初経発来の有無にかかわらず相関した．初経後では上記に加え，体重，初経年齢，食習慣・運動習慣も有意に相関を認めた．そして母子間の骨密度の遺伝率は60%であることも見出し，娘は初経を迎えると母親との各指標の関係が強くなることが認められた．すなわち，母親の骨密度，自身の身長は初経前の女子生徒の骨密度に有意に影響し，初経後ではこれらに加え，自身の体重，初経年齢，運動習慣における運動強度が女子生徒の骨密度に独立して影響し

た．このことから，自身の体重および母親の骨密度の寄与度が大きいことが判明した 図8．しかし，その背景となる祖母からの遺伝的要因やライフスタイルの影響度は検討されていないことから 3 世代研究[17] となった．祖母との相関性は母親の身長にあったことから，低身長者である閉経前の母親に対する運動による介入が骨粗鬆症の発症予防に有用であり，運動の励行が世代を超えて一家の骨の健康を守るというのが結論であった．

宮原論文[18]は PBM-study の最初の論文である．生活習慣による体格と骨密度に対する影響を検討したもので，運動は体格には影響しないが，骨密度には影響するというもので，骨密度の獲得には BMI と運動による身体活動が最も関与することを明らかにした．さらに骨密度獲得のための身体活動は初経前には時間と強度が影響し，初経後ではハイインパクトな垂直荷重系の運動が影響する．このことから，エストロゲン分泌が増大する初経前後から卵巣機能が整う 18 歳までに運動による介入を行うことで骨密度は最大化すると結論づけた．

太田論文[19] は 19～25 歳（n＝275）の若年日本人女性における血中 25OH ビタミン D 濃度に対するライフスタイルの関与についてのものであった．これらの対象者のビタミン D 摂取量は 10.2 μg（400IU）/ 日，8,600 歩 / 日で，日照時間は最低必要量をすでに満たしており，ビタミン D をはじめ各種栄養素の摂取量も比較的充足状態にあった．これらの諸条件の充足下では骨密度に影響を及ぼ

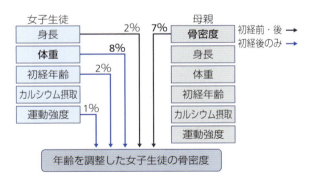

図8 母子間における生活習慣による体格・骨密度への影響のまとめ
母親の骨密度，自身の身長は初経前の女子生徒の骨密度に有意に影響した．
初経後ではこれらに加え，体重，初経年齢，運動習慣における運動強度が女子生徒の骨密度に独立して影響した．
そのうち，自身の体重および母親の骨密度の寄与度が大であった．
(Kuroda T, et al. J Bone Miner Metab. 2009; 27: 379-85[16])

Chapter 1 はじめに——産婦人科医と骨粗鬆症診療

す因子として運動が重要であることを示した．このビタミンD論文はその後，血中25OHVD値とビタミンD摂取量との関係を再解析し，2018年にJBMM[20]に掲載された．その要旨はビタミンD摂取量4分位による血清25OHD 20ng/mL以上の割合を調べたところ，ビタミンD摂取量が多いと血清ビタミンD値が高いことが改めて確認された．そこで血清25OHDが20ng/mL以上になるビタミンD摂取量を識別するためにROC curve解析を行った．日本の食事摂取基準によるとビタミンDの成人における目安量は5.5μg/日であるが，われわれの解析により，ビタミンDは11.6μg/日（AUC＝0/59）の摂取で血清25OHDは20ng/mL以上になることが判明した 図9 ．現在の目安量5.5μg/日では欠乏ラインの20ng/mLすらカバーできないことが判明している．

折戸論文[21]は原発性骨粗鬆症診断基準2012年度改訂版における大腿骨近位部YAM値（20〜29歳）の根拠となるものとして引用されており，骨粗鬆症の予防と治療ガイドライン2011年版，2015年版の若年者における予防の項で「女性における腰椎骨密度の獲得から喪失まで（n＝2,062）」の図の一部としても引

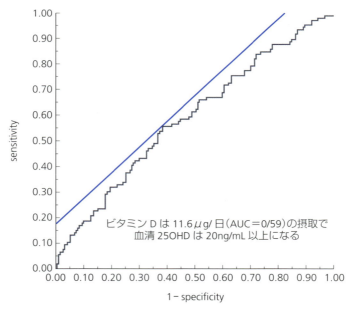

図9 血清25OHD 20ng/mL以上になるビタミンD摂取量を推測するROC curve解析
(Ohta H, et al. J Bone Miner Metab. 2018; 36: 620-5[20])

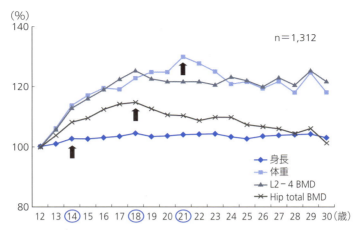

図10 若年女性における体格と骨密度の年齢分布
身長は14歳以降一定値を示したが,体重は21歳が最大値であった.
L2-4 BMDの分布は体重と一致し,Hip total BMDとともに18歳が最大値であった.
(Orito S, et al. J Bone Miner Metab. 2009; 27: 698-704[21] より)

用されている 図10. 女性の12歳から80歳を超えるまでの2,000例のDXA測定を行ったものとして意義のあるものと考える. なおこの論文ではBAPと血清NTXの測定も行っており,腰椎,大腿骨近位部骨密度は18歳でピークに達し,それと時を同じくして骨吸収マーカー,骨形成マーカーは鎮静化し,思春期には骨吸収も骨形成も閉経後女性に比べると異常に高値を示していたことが特筆される 図11.

▶ おわりに

人生100年時代の到来を見すえ,健康長寿を阻害するリスク対策によって長生きリスクに備える必要がある. わが国の男女の健康寿命は75歳で損なわれ,人生の晩年に人生の10%以上の期間,健康を損なって過ごす現実がある. この問題は,要介護高齢者の増加に直結する. 要支援・要介護に至るプロセスは立ち上がりや歩行の不安定,不能から始まり,その後は排泄,入浴,着替え,食事の順番で介助が必要になる. 背景疾患は認知症が最も多く,次いで脳血管疾患(脳卒中),高齢による衰弱と続く. すなわち,要介護となる要因はメタボリックシンドローム(メタボ),ロコモティブシンドローム(ロコモ),フレイルに集約される. またメタボからの心血管イベントの発生要因と終末像は,ロコモから骨折

Chapter 1 はじめに——産婦人科医と骨粗鬆症診療

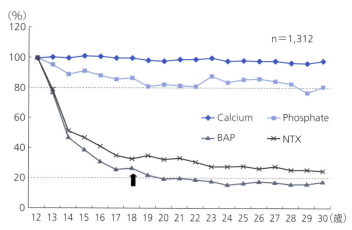

図11 血清 Ca, P, BAP, NTX の年齢分布
Ca は一定であったが，P は緩やかに約 20％ の低下を示した．
また BAP と NTX の低下は 18 歳まで約 80％ 低下した．
最大骨量値の獲得には 18 歳までに介入する必要がある．
(Orito S, et al. J Bone Miner Metab. 2009; 27: 698-704[21] より改変)

イベントの発生要因と終末像にほぼ一致[22]する．

　ではどうすればメタボ，ロコモ，フレイルといった長生きリスクを回避できるのか．メタボの構成要素である高血圧については，より厳格な治療が主流になりつつある．収縮期血圧が 130mmHg 未満であっても介入により主要心血管イベント，冠動脈疾患，全死亡が減少するというメタ解析[23]が報告されている．そして，このような知見を踏まえて米国心臓病学会（ACC）／米国心臓協会（AHA）の高血圧ガイドラインが改訂され，高血圧の基準が米国高血圧合同委員会第 7 次報告（JNC-7）の 140/90mnHg 以上から 130/80mgHg 以上に引き下げられた．

　一方，ロコモの主因である骨粗鬆症については平均的な日本人女性では 45 歳で骨量の低下が始まり，55 歳で骨量減少（骨密度が若年成人平均値 YAM の 70 〜80％），65 歳で骨粗鬆症（YAM の 70％ 以下）となる．昨今，婦人科の骨粗鬆症領域に対する関心が薄れているが，人生 100 年時代の長生きリスクである骨粗鬆症に対峙するためには，婦人科からの関与が不可欠である．そこで私案として 65 歳で YAM 80％ 保持を目指す「65-80（老後をハッピーに）運動」を婦人科から提唱したいと思う．

参考文献

1) Ohta H, Makita K, Suda Y, et al. Influence of oophorectomy on serum levels of sex steroids and bone metabolism and assessment of bone mineral density in lumbar trabecular bone by QCT-C value. J Bone Miner Res. 1992; 7: 659-65.

2) Ohta H, Masuzawa T, Ikeda T, et al. Which is more osteoporosis-inducing, menopause or oophorectomy? Bone Miner. 1992; 19: 273-85.

3) Ohta H, Ikeda T, Masuzawa T, et al. Differences in axial bone mineral density, serum levels of sex steroids, and bone metabolism between postmenopausal and age- and body size-matched premenopausal subjects. Bone. 1993; 14: 111-6.

4) Ohta H, Sugimoto I, Masuda A, et al. Decreased bone mineral density associated with early menopause progresses for at least ten years: cross-sectional comparisons between early and normal menopausal women. Bone. 1996; 18: 227-31.

5) Masuzawa T, Miyaura C, Onoe Y, et al. Estrogen deficiency stimulates B lymphopoiesis in mouse bone marrow. J Clin Invest. 1994; 94: 1090-7.

6) Onoe Y, Miyaura C, Kaminakayashiki T, et al. IL-13 and IL-4 inhibit bone resorption by suppressing cyclooxygenase-2-dependent prostaglandin synthesis in osteoblasts. J Immunol. 1996; 156: 758-64.

7) Onoe Y, Miyaura C, Ohta H, et al. Expression of estrogen receptor beta in rat bone. Endocrinology. 1997; 138: 4509-12.

8) Onoe Y, Miyaura C, Ito M, et al. Comparative effects of estrogen and raloxifene on B lymphopoiesis and bone loss induced by sex steroid deficiency in mice. J Bone Miner Res. 2000; 15: 541-9.

9) Soda MY, Mizunuma H, Honjo S, et al. Pre- and postmenopausal bone mineral density of the spine and proximal femur in Japanese women assessed by dual-energy X-ray absorptiometry: a cross-sectional study. J Bone Miner Res. 1993; 8: 183-9.

10) Okano H, Mizunuma H, Soda M, et al. The long-term effect of menopause on postmenopausal bone loss in Japanese women: results from a prospective study. J Bone Miner Res. 1998; 13: 303-9.

11) Gorai I, Taguchi Y, Chaki O, et al. Specific changes of urinary excretion of crosslinked N-telopeptides of type I collagen in pre- and postmenopausal women: correlation with other markers of bone turnover. Calcif Tissue Int. 1997; 60: 317-22.

12) Taguchi Y, Gorai I, Zhang MG, et al. Differences in bone resorption after menopause in Japanese women with normal or low bone mineral density: quantitation of urinary cross-linked N-telopeptides. Calcif Tissue Int. 1998; 62: 395-9.

13) Tojo Y, Kurabayashi T, Honda A, et al. Bone structural and metabolic changes at the end of pregnancy and lactation in rats. Am J Obstet Gynecol. 1998; 178: 180-5.

14) Kurabayashi T, Nagata H, Takeyama N, et al. Bone mineral density measurement in puerperal women as a predictor of persistent osteopenia. J Bone Miner Metab. 2009; 27: 205-12.

15) Kuroda T, Ohta H, Onoe Y, et al. Intake of omega-3 fatty acids contributes to bone mineral density at the hip in a younger Japanese female population. Osteoporos Int. 2017; 28: 2887-91.

16) Kuroda T, Onoe Y, Miyabara Y, et al. Influence of maternal genetic and lifestyle factors on bone mineral density in adolescent daughters: a cohort study in 387 Japa-

nese daughter-mother pairs. J Bone Miner Metab. 2009; 27: 379-85.

17） Ohta H, Kuroda T, Onoe Y, et al. Familial correlation of bone mineral density, birth data and lifestyle factors among adolescent daughters, mothers and grandmothers. J Bone Miner Metab. 2010; 28: 690-5.

18） Miyabara Y, Onoe Y, Harada A, et al. Effect of physical activity and nutrition on bone mineral density in young Japanese women. J Bone Miner Metab. 2007; 25: 414-8.

19） Ohta H, Kuroda T, Onoe Y, et al. The impact of lifestyle factors on serum 25-hydroxyvitamin D levels: a cross-sectional study in Japanese women aged 19-25 years. J Bone Miner Metab. 2009; 27: 682-8.

20） Ohta H, Kuroda T, Tsugawa N, et al. Optimal vitamin D intake for preventing serum 25-hydroxyvitamin D insufficiency in young Japanese women. J Bone Miner Metab. 2018; 36: 620-5.

21） Orito S, Kuroda T, Onoe Y, et al. Age-related distribution of bone and skeletal parameters in 1, 322 Japanese young women. J Bone Miner Metab. 2009; 27: 698-704.

22） Binkley N, Blank RD, Leslie WD8, et al. Osteoporosis in Crisis: It's Time to Focus on Fracture. J Bone Miner Res. 2017; 32: 1391-4.

23） Ettehad D, Emdin CA, Kiran A, et al. Blood pressure lowering for prevention of cardiovascular disease and death: a systematic review and meta-analysis. Lancet. 2016; 387: 957-67.

〈太田博明〉

2 ▶ 女性医学と骨粗鬆症診療

POINT

● 女性医学は女性に特有な疾患を女性の一生を通じて主として予防的観点から取り扱うことを目的とする産婦人科の新しい診療分野である.

● 骨粗鬆症は閉経, 両側卵巣摘出, 性成熟期の女性に特有な疾患を由来とし, 高齢になって発病してくる.

● したがって, 女性医学では, 骨粗鬆症の予防は当該症例の骨量減少や骨粗鬆症のリスクとなる疾患や病態を理解し, 骨粗鬆症の発症を予防する先制医療の展開が重要である.

　女性医学は「産婦人科の専門領域の一つで, QOL の維持・向上のために, 女性に特有な心身にまつわる疾患を主として予防医学の観点から取り扱うことを目的とする」と定義される新しい診療分野である[1]. 一方, 予防医学とはヒトの健康を阻害するさまざまな疾患を未然に防ぐことを目的とする医学であり, したがって, 女性医学は文字通り, 女性を対象とした予防医学ということができる. 骨粗鬆症の終末像は骨折と骨折に起因する死亡リスクの上昇にあるので, 女性医学における骨粗鬆症診療は, (1) 骨粗鬆症リスク因子の早期発見と予防対策をどう行うか, (2) 骨粗鬆症に併発する合併症対策をいかに行うか, および (3) 女性ホルモンをどう活用するか, の視点で行うとよい.

▶ 女性医学から眺めた骨粗鬆症診断のポイント

　閉経後のエストロゲン欠乏は高齢女性の骨粗鬆症発症の最大の要因である.
　閉経に伴う骨量減少は月経周期が不規則になった段階で開始し, 閉経後の数年間は加速的に進行する[2]. その後, 急激な骨量減少は緩和されるが, それでも閉経後 10 年間で約 20〜25％もの骨量が減少することになる 図1 . このため, 閉経後骨粗鬆症予防のポイントは更年期にあるといっても過言ではなく, 更年期女性 (月経が不規則となった) はその時点で骨密度測定を行い, 10 年後の骨量を予測し, 適切な対策を講ずるべきである. 一例をあげるならば, 更年期における骨量がたとえ YAM 値で 80％以上であっても, 10 年後にはさらに 20％の低下が予測され, かなりの確率で YAM 値の 70％以下, すなわち骨粗鬆症にまで進行している可能性がきわめて高いと予想される. このような症例では, 生活習慣の見

Chapter 1　はじめに——産婦人科医と骨粗鬆症診療

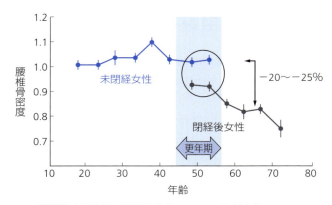

図1 本邦女性の腰椎骨密度 (L1-4) の加齢変化
(Soda MY, et al. J Bone Miner Res. 1993; 8: 183-9[2])

直しと改善を図ることが最も重要で，他のリスクなどを考慮の上，必要に応じて薬物療法を含む予防対策を考慮するとよい．

　図2は骨密度低下および骨粗鬆症の年齢別頻度を示したものであるが，閉経期である50歳以降の女性では骨量低下ならびに骨粗鬆症の頻度が急増することが明らかである（未発表）．一方，50歳以前の性成熟期にあると考えられる女性においても低骨密度者や骨粗鬆症レベルの骨密度しかもっていない女性が少なか

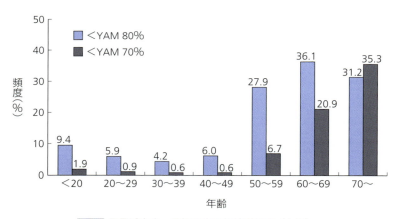

図2 骨量減少症，骨粗鬆症の年齢別頻度（女性）
平成21年度青森県骨粗鬆症検診事業より (N = 8,101)
（未発表：著者作図）

らず存在しており，これらの女性の早期発見をどのように行い適切な対応をとるかも女性医学にとって大きな責務である．ただ若年期の女性においては，骨密度測定を行う機会はきわめて少なく，リスク因子を元に骨密度測定に進むことが推奨される．低骨量を示す疾患を 図3 に示したが[3]，これらの中で産婦人科医が最初に遭遇する可能性のあるものは，（1）無月経（原発無月経を示す場合や体重減少性無月経の場合には必須），（2）他科疾患でステロイド薬，甲状腺ホルモンなどの骨代謝に影響を与える薬物を服用している場合，（3）両側卵巣摘出後女性，（4）長期間の授乳を行っている女性，（5）妊娠後骨粗鬆症などである．これらの女性を診る場合には低骨密度のリスクも念頭に受診の機会となった原疾患の治療を進めることが重要である．なお，子宮内膜症の治療目的で GnRH アナログを使用している場合も骨密度は低下するが，多くの場合に GnRH アナログ使用中止に伴い骨密度は回復する．

低骨量を呈する疾患

原発性骨粗鬆症

閉経後骨粗鬆症
男性骨粗鬆症
特発性骨粗鬆症（妊娠後骨粗鬆症など）

続発性骨粗鬆症

内分泌症
副甲状腺機能亢進症
甲状腺機能亢進症
性腺機能不全
クッシング症候群

栄養性
吸収不良症候群，胃切除後
神経性食欲不振症
ビタミン A または D 過剰
ビタミン C 欠乏症

薬物
ステロイド薬
性ホルモン低下療法治療薬
SSRI（選択的セロトニン再取り込み阻害薬）
その他の薬物（ワルファリン，メトトレキサート，
　ヘパリンなど）

不動性
全身性（臥床安静・対麻痺・
　廃用症候群，宇宙旅行）
局所性（骨折後など）

先天性
骨形成不全症
マルファン症候群

その他
関節リウマチ
糖尿病
慢性腎臓病（CKD）
肝疾患
アルコール依存症

その他の疾患

Ⅰ）各種の骨軟化症
Ⅱ）悪性腫瘍の骨転移
Ⅲ）多発性骨髄腫
Ⅳ）脊椎血管腫
Ⅴ）脊椎カリエス
Ⅵ）化膿性脊椎炎
Ⅶ）その他

図3 低骨密度を示す疾患
（日本骨代謝学会雑誌. 2001;18:78 より改変）

Chapter 1 はじめに——産婦人科医と骨粗鬆症診療

▶ 骨粗鬆症に対する生活習慣病の影響

　骨粗鬆症の発症には骨量減少や骨の脆弱性のきたす要因が関与している．特に脂質異常症，高血圧症，動脈硬化症，糖尿病，慢性閉塞性肺疾患，慢性腎疾患などの生活習慣病は酸化ストレスを介してそれ自体が骨代謝，特に骨質の劣化をもたらし骨折リスクを高めていると考えられている 図4 表1 ．しかも高齢者においてはこれらの生活習慣病が単独あるいは複合して合併していることが少なくない 図5 ．生活習慣病の予防は発病前の段階から開始することが重要であり，女性医学的には，生活習慣病の発症に関係する病態を理解し，早期の対応を行っておくことが求められる．生活習慣病の発症に関係すると考えられる産婦人科疾患を 図6 に示したが，性腺機能不全ややせを伴う無月経，早発閉経あるいは両側卵巣摘出などはそれ自体が骨量低下を誘発するので，生活習慣病対策と並行して骨粗鬆症予防を目的とした早期の介入が求められる．

▶ 女性医学からみる骨粗鬆症の薬物療法

　骨粗鬆症の治療薬のゴールデンスタンダードといわれたアレンドロネートが骨

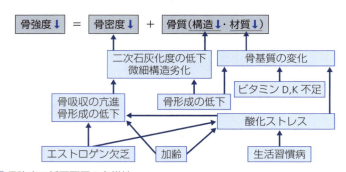

図4 骨強度の低下要因の多様性
骨質は，骨の素材としての質である材質特性と，その素材を元に作り上げられた構造特性（微細構造）により規定される．エストロゲン欠乏や加齢に伴い骨吸収が亢進し骨密度が低下し，骨の微細構造が破綻する．また，エストロゲン欠乏や加齢，さらには生活習慣病の罹患により酸化ストレスが増大し，骨吸収の亢進を助長する．酸化ストレスは，骨密度のみならず骨質に対しても悪影響をもたらす．骨質の良し悪しは，骨の新陳代謝機構である骨リモデリングや，細胞機能の良し悪し，基質周囲の環境（酸化や糖化のレベル），ビタミンDやビタミンKの充足状態によって制御されている．
（骨粗鬆症の予防と治療ガイドライン作成委員会，編．骨粗鬆症の予防と治療ガイドライン2015年版．東京: ライフサイエンス出版; 2015: p.9より転載）

表1 生活習慣病と骨折リスク

生活習慣病	研究デザイン	骨折リスク
糖尿病	メタ解析	2型: 大腿骨近位部骨折　PR = 1.7 (1.3～2.2) 　　　その他の部位 (橈骨遠位端, 上腕骨近位端, 踵, 椎体) 　　　PR = 1.2 (1.0～1.5) 1型: 大腿骨近位部骨折　PR = 6.3 (2.6～15.1)
	メタ解析	1型: 大腿骨近位部骨折　PR = 6.9 (3.3～14.8) 2型: 大腿骨近位部骨折　PR = 1.4 (1.3～1.5)
メタボリック 症候群	コホート	骨折有病率と関係なし 骨折発生率　OR = 2.6 (1.2～5.4)
脂質異常症	コホート	いずれかの骨折, 椎体骨折と負の関係
高血圧	コホート	大腿骨近位部骨折　PR = 1.42 (1.23～1.64)
脳卒中	双生児コホート	大腿骨近位部骨折　RR = 5.09 (4.18～6.20)
動脈石灰化	コホート	上昇なし
虚血性心疾患	双生児コホート	大腿骨近位部骨折　RR = 2.32 (1.91～2.84)

(日本骨粗鬆症学会, 生活習慣病における骨折リスク評価委員会, 編. 生活習慣病骨折リスクに関する診療ガイド. 東京: ライフサイエンス出版; 2011[4] より転載)

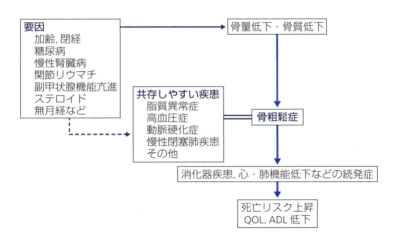

図5 骨粗鬆症の臨床像 (著者作図)

粗鬆症の治療薬として導入されるまで, 効果の確実な治療薬といえばエストロゲン製剤の一つであるプレマリンに限られていた. わが国では1980年代にプレマリンを用いたホルモン補充療法が骨粗鬆症の治療薬としても普及してきたが,

Chapter 1　はじめに――産婦人科医と骨粗鬆症診療

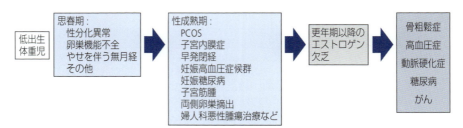

図6　産婦人科疾患と生活習慣病
Reproductive ageの産婦人科疾患は生活習慣病の発症リスクを持つ．
(著者作図)

2002年のWHI (Women's Health Initiative) 報告以降,骨粗鬆症の治療薬として使用される機会はかなり少なくなってしまった．しかしながら,ホルモン補充療法 (HRT) は更年期障害の治療薬として唯一,有効かつ有用な治療法であり,また,骨代謝ばかりでなく,糖代謝,脂質代謝などにも作用して脂質代謝の改善効果や糖尿病の発症を軽減するなどの効果が期待できるというメリットをもつ．WHI報告に対しては,その研究の方法やデータの解釈を巡りさまざまな批判がなされていたが,近年では,WHIのデータを他の集団に当てはめることは正しくないとの認識に到っている[5]．HRTは産婦人科医にとり,最も重要な治療法の一つであり,HRTを使いこなすことで,他科とは異なる骨粗鬆症の管理が可能となる．

参考文献
1) 日本産科婦人科学会,編.産科婦人科用語集・用語解説集　改訂第4版.日本産科婦人科学会事務局; 2018.
2) Soda MY, Mizunuma H, Honjo S, et al. Pre- and postmenopausal bone mineral density of the spine and proximal femur in Japanese women assessed by dual-energy X-ray absorptiometry: a cross-sectional study. J Bone Miner Res. 1993; 8: 183-9.
3) 骨粗鬆症の予防と治療ガイドライン作成委員会,編.骨粗鬆症の予防と治療ガイドライン2015年度版.東京: ライフサイエンス出版; 2015. p.19.
4) 日本骨粗鬆症学会,生活習慣病における骨折リスク評価委員会,編.生活習慣病骨折リスクに関する診療ガイド〔キースライド〕.東京: ライフサイエンス出版; 2011.
5) 水沼英樹.ホルモン補充療法ガイドラインの改訂. HORM FRONT GYNECOL. 2017; 24: 255-9.

〈水沼英樹〉

3 ▶ 女性のライフサイクルと骨代謝
―――産婦人科医によるこれからの骨粗鬆症診療

▶ 産婦人科医と閉経後骨粗鬆症――WHI 以前

産婦人科医が骨粗鬆症や骨代謝の世界に足を踏み入れるきっかけは，多くの場合に閉経後骨粗鬆症であると思われる．エストロゲンが低下することによって起こる女性特有の疾患を，エストロゲンを処方することによって治療する．エストロゲンのもたらすベネフィットとリスクについて熟知する産婦人科医こそ，この疾患に対する診療の主体であるべきだ．この領域を開拓した先駆者たちは，おそらくそのように感じていたに違いない．

閉経と骨代謝との関連を最初に明らかにしたのは，アメリカ内分泌学会の巨星 Fuller Albright である．Albright は 1940 年に「予想される自然閉経よりも早期に卵巣摘出された女性に椎体骨折が多い」ことを[1]，ついで 1947 年に「骨折を有する女性はカルシウムバランスが負になっており，そのインバランスはエストロゲンの使用によって補正される」，すなわち「閉経によってエストロゲンが欠乏すると骨からカルシウムが失われ，脆弱性骨折の原因となる」ことを報告した[2]．この報告は，「閉経後骨粗鬆症」という疾患概念を確立しその病態を明らかにしただけでなく，エストロゲンによる治療が有効であることをもすでにこの時点で示している点で，瞠目すべきものである．現在では，閉経後には破骨細胞による骨吸収が異常に亢進し，骨芽細胞による骨形成も亢進するものの骨吸収には追いつかないという，"uncoupled high turnover"（カップリングが失われた高骨代謝回転）の状態になることがわかっている．

なぜこのような仕組みがわざわざ女性の身体にプログラムされているのだろうか？　世界人口の平均寿命が 50 歳を超えたのがようやく 1960 年になってからであることを考えると，20 万年の人類の歴史の中で「閉経後」が問題になったのはごく最近のことであり，エストロゲン低下による骨吸収亢進は，あくまで生殖のための機能であったはずである．妊娠後骨粗鬆症の発症機序にも関わる問題であるが，分娩直後にすぐ次の妊娠をしないようプロラクチンにより排卵が阻害されエストロゲンが低値に抑えられている授乳期には，また一方で乳児において爆発的に高まるカルシウム需要を母乳からの供給のみで満たさなければならない．

Chapter 1　はじめに──産婦人科医と骨粗鬆症診療

そのために，エストロゲンが低下すると破骨細胞による骨吸収が亢進して骨から
カルシウムを動員する仕組みが備わっている，と理解することが可能である．「閉
経後骨粗鬆症は産婦人科の病気ではない」という意見をときに耳にするが，筆者
にとっては分娩と授乳に起源を有するきわめて産婦人科的な疾患であると感じら
れる．

　ところでエストロゲン欠乏が骨吸収亢進をもたらす詳細な分子機構は，未だに
明らかにされていない．というよりもむしろ，この点に関する研究が無数にある
ためにその機構を一義的に決定できない，というのが実情である．一例として，
エストロゲン欠乏によって起こる IL-7 発現の亢進，TGF-β 発現の抑制，IFN-γ
発現の亢進，活性酸素産生の亢進などが T 細胞の TNFα 産生を刺激し，それが
骨芽細胞の発現する M-CSF や RANKL と強調して破骨細胞分化を促進するとい
う仮説があげられる[3] 図1．現時点では閉経から骨吸収亢進に至る道筋，もし
くはエストロゲン製剤が骨粗鬆症に対して効果を発現するメカニズムは決して単
純ではなく，多様な経路が複合的に関与すると考えるのが妥当である．

　いずれにせよ，エストロゲン欠乏に伴って破骨細胞による骨吸収が亢進する機
序が解明されるにつれて，「閉経後骨粗鬆症に対してエストロゲン投与が有効で
ある」という概念も受容された．閉経期ホルモン療法（menopausal hormone
therapy: MHT）による骨密度増加効果は多くの研究によって実証され[4]，MHT
は骨粗鬆症治療の gold standard としての地位を確立した．一方で Evi-
dence-based Medicine の時代は，骨折予防を主要アウトカムとする大規模臨床
試験を要請した．MHT が閉経後骨粗鬆症治療のみならず心血管疾患予防の第一
選択とされた 2000 年代前半に，MHT にまつわる負の側面を強調して世界に冷
水をあびせかけた Women's Health Initiative（WHI）研究[5]によって初めて MHT
の骨折予防効果が立証されたのは，皮肉なことであった．WHI 研究結果の公表
に前後してアレンドロン酸の発売が日本でも開始され，以降毎年のように多種多
様な治療薬の導入が繰り返される中で，閉経後骨粗鬆症診療におけるエストロゲ
ンの存在は矮小化され，それとともにこの分野における産婦人科医のプレゼンス
も低下した．「骨粗鬆症の予防と治療ガイドライン」においても女性ホルモン薬
の位置づけが必ずしも高くない今日，産婦人科医は閉経後骨粗鬆症診療から撤退
すべきなのだろうか？

　一方で，女性の高齢化が歴史上初めて，かつ世界に類をみない高さを更新しつ

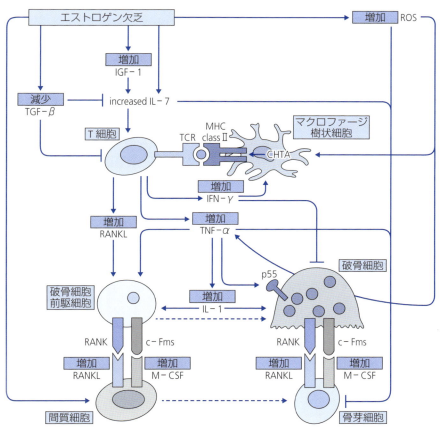

図1 エストロゲン欠乏とT細胞，骨芽細胞，破骨細胞とを結ぶサイトカイン・ネットワーク
(Weitzmann MN, et al. J Clin Invest. 2006; 116: 1186-94[3]より)

づけるわが国において，平均寿命と健康寿命との約12年間の断層をいかにして埋めるかという問題は，単なるキャッチフレイズではなく，サステイナブルな社会構造を維持する上で喫緊の課題である．現状のまま人口減少・高齢化が進めば，大腿骨近位部骨折→手術→リハビリテイションというサイクルを完遂するための医療資源は早晩に枯渇し，その他の加齢性疾患による負担とともに，わが国の社会福祉制度が機能不全に陥ることは明らかである．生涯にわたる女性のヘルスケアを担当する産婦人科医は，この状況を目前にして何をすればよいのだろうか？

▶産婦人科医と閉経後骨粗鬆症——WHI 以後

まず全般的に，WHI 報告から 15 年を経て，MHT に対する見直しが進んでいることをあげておきたい．Early vs Late Intervention Trial with Estradiol（ELITE）研究によるタイミング仮説の実証[6]を経て，WHI 研究の再検討は，50〜59 歳で MHT を開始した女性の死亡ハザード比［95%信頼区間］は，平均してエストロゲン単独療法（ET）7.2 年間，エストロゲン・黄体ホルモン併用療法（EPT）5.6 年間の介入期間中に 0.69［0.51-0.94］，平均 18 年間の経過観察期間中にも 0.89［0.79-1.01］と低下していたことを明らかにした[7]．骨粗鬆症性骨折も当然ながら減少しており，50〜59 歳女性では 10,000 人年あたり ET で 16 件，EPT で 25 件の骨折が抑制されていた[8]．

WHI 研究で明らかにされた MHT による骨折抑制の最大の特徴は，他の骨粗鬆治療薬がすべて脆弱性骨折ハイリスク群を対象として治験を行っているのに対し，「骨粗鬆症ではない患者の骨折を抑制した」ことにある．平均年齢 63 歳の健康

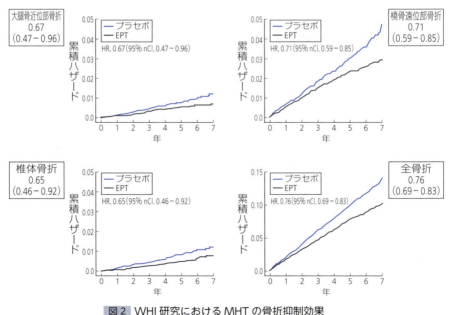

図2 WHI 研究における MHT の骨折抑制効果
（Cauley J, et al. JAMA. 2003: 290: 1729-38[9]より）

女性に行われた EPT によって，椎体 0.65 ［0.46-0.92］，橈骨遠位 0.71 ［0.59-0.85］，大腿骨近位 0.67 ［0.47-0.96］と，すべての部位で骨折が有意に抑制された（累積ハザード［95%信頼区間］）図2[9]．椎体骨折を有さない女性や骨量減少女性ではアレンドロン酸の骨折抑制効果が得られなかったこと[10]，ラロキシフェンではこれらの女性でも骨折抑制効果が得られていたこと[11, 12]を考慮すると，「骨折を経験しておらず骨密度もあまり低下していない閉経移行期から閉経後早期の女性に閉経期ホルモン療法を含むエストロゲン受容体アゴニストによる治療を行うことにより，その後の長い人生における骨折を予防することが可能である」ということになる．「骨粗鬆症の予防と治療ガイドライン」においては，治療開始時の年齢や骨密度による層別化を行わず各薬剤に対して一律の評価を行っているが，臨床の現場においては患者一人一人の状態を個別に評価して治療を選択する必要がある．現在初発骨折の診療を契機として続発性骨折を防ぐ "Stop at One" が国際的な標語となっているが，われわれ産婦人科医は初発骨折を防ぐことも不可能ではない立場にある．

▶ 女性のライフサイクルと骨代謝

　もう一つ強調したいことは，「女性のライフサイクルと骨代謝」というテーマには，「閉経後骨粗鬆症の治療に MHT を選択するべきか否か」という single-issue を超えて，思春期，妊娠・産褥期から老年期に至る女性の生涯のさまざまな局面に関連する多くの魅力あるトピックスが残されている，ということである．わが国の産婦人科医はこの分野で大きな貢献をしてきた．表1 に，産婦人科医こそが取り扱うべき骨代謝のトピックスの一覧を示した．

① 女性のライフサイクルと骨代謝マーカーの変動
　　横浜市大産婦人科の野村らは，血清骨代謝マーカー濃度と年齢との関係に関する解析を行い，血清 CTX 濃度は 10 歳代後半から減少し，40 歳代前半で最低となることを示した[13]．
② 妊娠後骨粗鬆症の病態・診断・治療
　　新潟市民病院産婦人科の倉林らは，産褥期骨密度の縦断的追跡を行い，産褥期に骨密度検査を行うことによって早期介入の必要な女性を抽出することが可能であることを示した[14]．

Chapter 1　はじめに——産婦人科医と骨粗鬆症診療

表1　産婦人科医こそが取り扱うべき骨代謝のトピックス

① 女性のライフサイクルと骨代謝マーカーの変動
② 妊娠後骨粗鬆症の病態・診断・治療
③ 原発性無月経女性の骨・カルシウム代謝
④ 若年女性に対する OC/LEP 投与が骨・カルシウム代謝に及ぼす影響
⑤ 女性のエストロゲン / アンドロゲンバランスと骨・カルシウム代謝
⑥ 女性の悪性腫瘍治療と骨・カルシウム代謝
⑦ 女性アスリートの疲労骨折
⑧ 女性のライフサイクルに応じた骨・カルシウム代謝改善のための栄養療法
⑨ 女性のライフサイクルに応じた骨量増加のための運動・スポーツ

---

③ 原発性無月経女性の骨・カルシウム代謝

日生病院産婦人科の小玉らは，Turner 女性に対するホルモン療法の骨密度に対する効果に関する解析を行い，Turner 女性の骨密度はホルモン療法の期間ではなく開始年齢に依存することを示した[15]．

④ 若年女性に対する OC/LEP 投与が骨・カルシウム代謝に及ぼす影響

ナポリ大学産婦人科の Nappi らは 129 論文の review を行い，若年女性における OC の骨密度に対する効果は主に EE の量に依存しており，EE 30μg であれば若年期における骨獲得に十分だが，EE 20μg の場合には peak bone mass の獲得に十分ではない可能性があることを明らかにした[16]．

⑤ 女性のエストロゲン / アンドロゲンバランスと骨・カルシウム代謝

カリフォルニア大学デイヴィス校の Lee らは，WHI のデータを基にホルモン濃度と大腿骨骨折リスクについての解析を行い，大腿骨骨折と関係するのは E2 ではなくむしろ T と SHBG であることを明らかにした[17]．

⑥ 女性の悪性腫瘍治療と骨・カルシウム代謝

山形大学産婦人科の吉田らは，婦人科手術を受けた女性を縦断的に追跡し，外科的閉経（両側付属器切除）1 年後の腰椎骨密度減少率は 6.7％と大きいことを示した[18]．

⑦ 女性アスリートの疲労骨折

東京大学産婦人科の大須賀，能瀬らは若年女性のスポーツ障害に関する解析を行い，持久系・審美系の女性アスリートに無月経が多いこと，無月経の多い持久系・審美系のアスリートに疲労骨折が多いことを示した[19]．

⑧ **女性のライフサイクルに応じた骨・カルシウム代謝改善のための栄養療法**

新潟医療福祉大学の小林らは給食の内容と中学 2 年生の踵骨量（QUS）についての解析を行い，中学 2 年生の踵骨量は完全給食生徒において高いことを示した[20].

⑨ **女性のライフサイクルに応じた骨量増加のための運動・スポーツ**

エアランゲン・ニュルンベルク大学の Kemmler らは閉経後女性の骨密度に対する長期的な運動の効果について検討し，閉経後早期女性に対する運動の効果は長期にわたり維持されることを示した[21].

以上のように，女性のライフサイクルと骨代謝に関しては，「閉経後骨粗鬆症と MHT」以外にも数多くの魅力的なトピックスが存在する．生涯にわたる女性のヘルスケアを担当する産婦人科医に要求されているのは，日常臨床経験に根差した研究を行い，それをさらに臨床の現場にフィードバックすることであると思われる．この書籍をたまたま手に取った若き医師・研究者に，この領域の魅力を感じていただくことができればと切に願っている．

参考文献

1) Albright F, Bloomberg E, Smith P. Postmenopausal osteoporosis. Trans Assoc Am Physicians. 1940; 55: 298-305.

2) Reifenstein EC, Albright F. The metabolic effects of steroid hormones in osteoporosis. J Clin Invest. 1947; 26: 24-56.

3) Weitzmann MN, Pacifici R. Estrogen deficiency and bone loss: an inflammatory tale. J Clin Invest. 2006; 116: 1186-94.

4) Effects of hormone therapy on bone mineral density: results from the postmenopausal estrogen/progestin interventions (PEPI) trial. The Writing Group for the PEPI. JAMA. 1996; 276: 1389-96.

5) Rossouw JE, Anderson GL, Prentice RL, et al. Risks and benefits of estrogen plus progestin in healthy postmenopausal women: principal results from the Women's Health Initiative randomized controlled trial. JAMA. 2002; 288: 321-33.

6) Hodis HN, Mack WJ, Henderson VW, et al. Vascular effects of early versus late postmenopausal treatment with estradiol. N Engl J Med. 2016; 374: 1221-31.

7) Manson JE, Aragaki AK, Rossouw JE, et al. Menopausal hormone therapy and long-term all-cause and cause-specific mortality: the Women's Health Initiative randomized trials. JAMA. 2017; 318: 927-38.

8) Manson JE, Chlebowski RT, Stefanick ML, et al. Menopausal hormone therapy and health outcomes during the intervention and extended poststopping phases of the Women's Health Initiative randomized trials. JAMA. 2013; 310: 1353-68.

9) Cauley J, Robbins J, Chen Z, et al. Effects of estrogen plus progestin on risk of fracture and bone mineral density: the Women's Health Initiative randomized trial. JAMA. 2003: 290: 1729-38.

10) Cummings SR, Black DM, Thompson DE, et al. Effect of alendronate on risk of fracture in women with low bone density but without vertebral fractures: results from the Fracture Intervention Trial. JAMA. 1998: 280: 2077-82.

11) Ettinger B, Black DM, Mitlak BH, et al. Reduction of vertebral fracture risk in postmenopausal women with osteoporosis treated with raloxifene: results from a 3-year randomized clinical trial. Multiple Outcomes of Raloxifene Evaluation (MORE) Investigators. JAMA. 1999; 282: 637-45.

12) Kanis JA, Johnell O, Black DM, et al. Effect of raloxifene on the risk of new vertebral fracture in postmenopausal women with osteopenia or osteoporosis: a reanalysis of the Multiple Outcomes of Raloxifene Evaluation trial. Bone. 2003; 33: 293-300.

13) Nomura Y, Yoshizaki A, Yoshikata H, et al. Study of the distribution by age group of serum cross-linked C-terminal telopeptide of type I collagen and procollagen type I N-propeptide in healthy Japanese women to establish reference values. J Bone Miner Metab. 2013; 31: 644-51.

14) Kurabayashi T, Nagata H, Takeyama N, et al. Bone mineral density measurement in puerperal women as a predictor of persistent osteopenia. J Bone Miner Metab. 2009; 27: 205-12.

15) Kodama M, Komura H, Kodama T, et al. Estrogen therapy initiated at an early age increases bone mineral density in Turner syndrome patients. Endocr J. 2012; 59: 153-9.

16) Nappi C, Bifulco G, Tommaselli GA, et al. Hormonal contraception and bone metabolism: a systematic review. Contraception. 2012; 86: 606-21.

17) Lee JS, LaCroix AZ, Wu L, et al. Associations of serum sex hormone-binding globulin and sex hormone concentrations with hip fracture risk in postmenopausal women. J Clin Endocrinol Metab. 2008; 93: 1796-803.

18) Yoshida T, Takahashi K, Yamatani H, et al. Impact of surgical menopause on lipid and bone metabolism. Climacteric. 2011; 14: 445-52.

19) 大須賀　穣, 能瀬さやか. アスリートの月経周期異常の現状と無月経に影響を与える因子の検討. 平成27年度 日本医療研究開発機構　女性の健康の包括的支援実用化研究事業　若年女性のスポーツ障害の解析. 2016: 4-15.

20) 小林奈穂, 塚原典子, 小築康弘, 他. 給食形態と児童・生徒の体格及び食習慣との関係. 日給食経営管理会誌. 2010; 4: 87-95.

21) Kemmler W, Engelke K, von Stengel S. Long-term exercise and bone mineral density changes in postmenopausal women--are there periods of reduced effectiveness? J Bone Miner Res. 2016; 31: 215-22.

〈寺内公一〉

4 行政的な視点からみた骨粗鬆症検診 および治療の現状と課題

▶はじめに

　わが国の総人口の長期的推移をみてみると，すでに少子高齢化社会に突入しており今後の人口減少は不可避である．一般的には産婦人科医に求められる人口減少対策は，生殖医療や周産期医療の観点から少子化に少しでも歯止めがかかるような周産期医療提供体制の構築，子どもを持ちたいと願うカップルに対する支援などが求められているように思うが，子育てを取り巻く環境は複雑であり，小手先で容易な解決策は見当たらない．一方で，健康寿命の延伸に資する対策として，すべての女性が活躍する環境を整備するなど，女性医学領域が担う役割も非常に大きい．本稿では，わが国における骨粗鬆症に対する考えかたを整理したうえで，産婦人科医としてどのように骨粗鬆症と向かい合っていくべきか考えてみたい．

▶わが国における健康づくり対策と健康日本 21（第 2 次）

　わが国の健康づくり対策は，1978 年の第 1 次国民健康づくり対策にさかのぼるが，2000 年に 21 世紀における国民健康づくり運動として「健康日本 21」が策定された．そして 9 つの分野で 80 項目に及ぶ評価指標のうち，約 6 割で一定の改善が認められた．わが国特有の健康をめぐる現状として，人口の減少に加え急速な高齢化が進行しており，疾病構造が変化したことにより生活習慣病が増加している点があげられる．生活習慣病の医療費に占める割合は約 3 割あるとされ，国民の医療費は 65 歳以上が 55％を占めている．そして，社会経済の変化に対応する必要性や新たな課題も出てきたため，さらに 10 年後を見すえて 2013 年より「健康日本 21（第 2 次）」が走り出した[1]．その中で健康の増進に関する基本的な方向としては，① 健康寿命の延伸と健康格差の縮小，② 生活習慣の発症予防と重症化予防の徹底，③ 社会生活を営むために必要な機能の維持および向上，④ 健康を支え，守るための社会環境の整備，⑤ 栄養・食生活，身体活動・運動，休養，飲酒，喫煙，歯・口腔の健康に関する生活習慣の改善および社会環境の改善，などが謳われている．

　健康寿命とは，日常生活に制限のない期間のことであり，平成 25 年の女性の

Chapter 1 はじめに——産婦人科医と骨粗鬆症診療

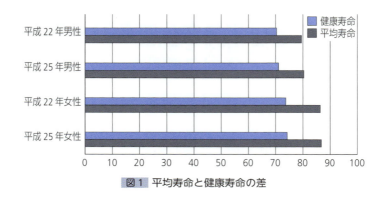

図1 平均寿命と健康寿命の差

健康寿命は 74.21 年となっている 図1．これは平成 22 年と比較すると 0.59 年延伸しており，実際に日常生活に制限のある期間は 0.28 年短縮している．一方で，わが国の主要な死亡原因は，がんや循環器疾患であり，重大な合併症を引き起こす恐れのある糖尿病や閉塞性肺疾患（COPD）に対する対策が健康寿命の延伸を図るうえで重要とされている．事実，1991 年から 2000 年における日本人女性糖尿病患者の平均死亡時年齢は 71.6 歳であり，当時の平均寿命と比べても 13 年も短い[2]．糖尿病患者の健康寿命はさらに短くなるので，糖尿病対策はやはり重要である．

しかし残念ながら，健康日本 21 を見渡しても「骨粗鬆症」を明示的に解説している箇所はみあたらない．骨折に至っていない段階である骨粗鬆症そのものが生命予後や健康寿命に直結した疾病として捉えられていないのが現状といえよう．とはいえ，介護が必要となった主な原因の構成割合をみてみると，女性の介護の 44％が運動器疾患に起因していることがわかっている 図2 [3]．具体的には，骨折・転倒，関節疾患や高齢による衰弱などが上位を占める．このことは，骨粗鬆症は直接的ではないにしても間接的に重要な疾病であり，高齢による衰弱は女性の介護予防の観点からも重点的に取り組む必要性の高い疾病であることに意味しているに他ならない．

このように，骨折・転倒に関しては辛うじて記載もあるものの健康日本 21（第 2 次）の目標設定においては，主要な生活習慣病の発症予防と重症化予防の徹底としては，がん，循環器疾患，糖尿病，閉塞性肺疾患（COPD）のみが記載されている．しかも，高齢者対策やこころの健康に焦点が当たっているのが現実であ

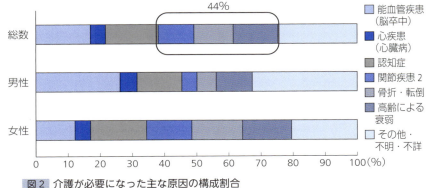

図2 介護が必要になった主な原因の構成割合
(厚生労働省大臣官房統計情報部, 編. 平成25年度国民生活基礎調査. 2014[3] より改変)

り，将来を担う次世代の健康を支えるためとして，子どもや妊婦の健康増進が部分的に記されているにすぎない．

▶ スマート・ライフ・プロジェクト

スマート・ライフ・プロジェクトは「健康寿命をのばしましょう」をスローガンに，国民全体が人生の最後まで元気に健康で楽しく毎日が送れることを目標とした厚生労働省の国民運動である．運動，食生活，禁煙の3分野を中心に，具体的なアクションの呼びかけを行っており，2014年度からは，健診・検診の受診を新たなテーマに加え，さらなる健康寿命の延伸を，プロジェクトに参画する企業・団体・自治体と協力・連携しながら推進している．しかしながら，ここでも強調されている「けんしん」は，特定健診やがん検診であり明示的に骨粗鬆症検診の記載はなされていない．

▶ 骨粗鬆症検診

上記の国民運動を総論として見渡す限り，骨粗鬆症対策は脆弱と言わざるを得ないが，それでも予防対策として重要なのは骨粗鬆症検診であろう．現在の骨粗鬆症検診は健康増進法を法的根拠としており，早期に骨量減少者を発見し骨粗鬆症を予防することを目的としている．対象者は，当該市町村の40歳，45歳，50歳，55歳，60歳，65歳，70歳の女性となっている．具体的には，問診により運動習慣や食生活の内容などを聴取し，骨量測定を行うが，実施回数は原則として

Chapter 1 はじめに――産婦人科医と骨粗鬆症診療

〈健康増進法第 19 条の 2 に基づく骨粗鬆症検診〉
(1) 目的：早期に骨量減少者を発見し，骨粗鬆症を予防すること
(2) 対象者：当該市町村の 40 歳，45 歳，50 歳，55 歳，60 歳，65 歳，70 歳の女性
(3) 骨粗鬆症検診の実施
　① 検診項目
　　ア　問診：運動習慣，食生活の内容などを聴取
　　イ　骨量測定
　② 実施回数：原則として同一人について年 1 回

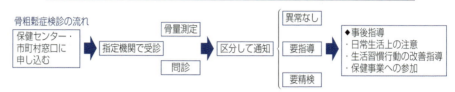

図 3　骨粗鬆症検診の流れ

同一人に対して年 1 回を上限としている．そして，「異常なし」「要指導」「要精検」に区分し事後指導として，日常生活上の注意，生活習慣行動の改善指導，保健事業への参加を促している 図3 ．

そもそも，骨粗鬆症検診は平成 7 年に開始されたが，当時は老人保健事業の健康診査として位置づけられていた．その後平成 12 年に対象が 40 歳，50 歳の節目検診として独立し，平成 17 年に現在のように対象年齢が拡大し，40 歳から 70 歳の 5 歳ごとの女性になっている．一方平成 20 年より「老人保健法」は「高齢者の医療の確保に関する法律」に全面改正され，骨粗鬆症は「健康増進法」に基づき市町村が実施する健康増進事業となった．

実際の現場で行われている骨粗鬆症検診は平成 13 年より確実に拡大し，平成 17 年には 64.9％まで増加したが，現在は約 60％の市町村で行われているにとどまっており 表1 　表2 ，まだまだ市町村における骨粗鬆症検診の実施を促す必

表 1　骨粗鬆症検診の実施市区町村数および検診実施率の年次推移

	平成 24 年度	平成 25 年度	平成 26 年度	平成 27 年度	平成 28 年度
実施市区町村数	1,063	1,068	1,084	1,076	1,082
検診実施率 (%)	61.2	61.4	62.4	61.9	62.3
全国市区町村数	1,738	1,738	1,737	1,737	1,737

(厚生労働省政策統括官付参事官付行政報告統計室，編．平成 28 年度地域保健・健康増進事業報告の概況．2018[4]）より改変)

要がある[4].

　さらにいうと，これは骨粗鬆症検診を行っている市町村の数であり，実際に受検している人数を反映していない．推測値ではあるが，骨粗鬆症検診率は全国平

表2　骨粗鬆検診の実施状況

	受検者数	要精検者数	要精検率(%)	要指導者数	要指導率(%)	異常なし者	異常なし率(%)
総数	305,434	47,673	15.6	85,240	27.9	172,507	56.5
40歳	36,192	668	1.8	4,073	11.3	22,664	86.9
45歳	26,267	520	2.0	3,082	11.7	22,664	86.3
50歳	32,804	946	2.9	4,438	13.5	27,420	83.6
55歳	34,112	2,886	8.5	8,618	25.4	22,577	66.2
60歳	47,253	7,832	16.6	16,338	34.6	23,083	48.8
65歳	65,189	15,382	23.6	24,796	38.0	25,005	38.4
70歳	63,617	63,617	30.6	23,865	37.5	20,307	31.9

(厚生労働省政策統括官付参事官付行政報告統計室，編．平成28年度地域保健・健康増進事業報告の概況．2018[4] より改変)

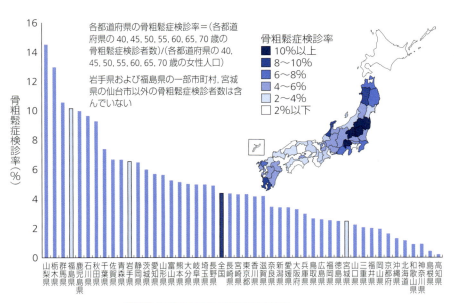

図4　各都道府県の骨粗鬆症検診率
各都道府県の骨粗鬆症検診率（平成22年度）

均で5％に満たないとする報告もあり 図4 ，現状は深刻である[5].

　現在の施策としては，健康寿命の延伸のためには，骨折などの運動器疾患を予防することが重要であり，骨粗鬆症が進行すると骨折しやすくなるため，骨粗鬆症の悪化を防ぎ，将来の骨折を予防するためにも適度の運動やバランスの良い食事を心がけ，骨の状況を確かめるために骨粗鬆症検診を受けましょう，というスタンスであることが読み取れる．骨粗鬆症予防あるいは治療の前提としての食事，運動療法については他稿にゆずるが，少なくとも骨粗鬆症検診をさらに強力に推し進めていく必要はあるだろう．

▶ 産婦人科医における骨粗鬆症対策

　産婦人科医にとって，骨粗鬆症診療のメインターゲットは，閉経周辺期，性成熟期，思春期であろう．筆者が骨粗鬆症診療に初めて携わった約20年前は，ちょうど「骨粗鬆症」が定義づけられたころであり，すべての女性を対象として骨量や骨質の評価を行っていた．その後，さまざまなガイドラインも刊行され，一見すると骨粗鬆症の認知は広がり，身近な存在になってきたようにも思えるが，実際は上述の通り道半ばである．確かに骨密度測定も身近になったし，骨質評価としての骨代謝マーカー測定も種類が増えて保険収載もされたが，薬剤も数多く発売され，組み合わせやスイッチなど治療選択の幅も増えて治療が複雑になっている．

　すでに整形外科や内科でも骨粗鬆症を扱うようになっており，産婦人科医としては女性をエストロゲンの見地から骨粗鬆症を診るのが自然であるとも思う．それは，糖尿病すべてを診るわけではないが，妊娠中の糖尿病は産婦人科医として関与することに通じる．

　そのような理由から，女性のライフステージを俯瞰すると，思春期における最大骨量の獲得，性成熟期における関連骨量の維持（月経異常，妊娠，アスリートが抱える諸問題など），周閉経期の骨量減少の予防が産婦人科医の最大の出番といえよう．

　骨量減少の予防として，閉経周辺期や性成熟期における骨密度測定を含む骨粗鬆症検診は有用であり，40歳を超えれば健康増進事業としての骨粗鬆症検診を受検することが可能になるので，大いに活用したい．現行の枠組みの有効な活用を目指すことも重要である．そして，性成熟期として，40歳以前であれば，妊

娠前や産後の骨密度測定を考慮してもいいだろう．骨粗鬆症検診の対象者をさらに拡大するような戦略を立てることも一考すべきである．最大の骨密度を知っておくことは，その先の運動指導や栄養指導にも有効である．

　厚生労働省は，検診の重要性とともに適切な運動や食事指導についても重きを置いている．適切な運動やバランスの良い食事は骨密度を増加させて，転倒予防に貢献し，ひいては骨折予防につながるとしている．したがって，外来心労や市民公開講座などを通じて対象者と接する機会があれば，薬物療法を始める必要があるのか判断し，栄養や運動についても確実な情報提供を行うべきである．医師の負担軽減という点においては，骨粗鬆症リエゾンサービス[6]などを通して情報提供されてもよい．

　薬物を用いた骨粗鬆症治療となると，医療の範疇となり疾病予防や健康増進の観点とは対策のストラテジーは大きく異なる．厚生労働省の所管としても，前者は健康局であり，後者は医政局となる．ただし，現在のところ骨粗鬆症対策としての医療政策にはさほど重きは置かれておらず，他の疾病と同様の認識であると思われる．脂質異常症や高血圧，糖尿病と同様に疾病単独では日常生活そのものにはあまり支障をきたさないからである．合併症の進展，あるいは骨折の予防という観点からは，やはり生活習慣の改善が根本的な解決になりえるともいえる．しかしながら，生活習慣の改善を声高に叫んでも，実際の行動変容を促すことは容易ではない．生活習慣病と同様，どのように診療体制を築いて効果的な介入ができるのかが重要な課題ではないだろうか．その点でいえば，骨粗鬆症リエゾンサービスのような制度の下，多職種連携で骨粗鬆症診療体制を確立することを目指すのは，ある意味正しい方向性といえよう．

　骨折が生命予後を悪化させるエビデンスは充分出そろっている[7]が，骨粗鬆症そのものの生命予後に関する研究結果，多職種連携体制による骨折予防のエビデンス，骨粗鬆症治療薬による大規模な対費用効果など社会学的な実証効果（public based medicine）などをさらに蓄積し，骨粗鬆症治療の有効性を訴えつづける必要がある．

▶終わりに

　骨粗鬆症の疾患概念は 1940 年代より提唱されていたが，原発性骨粗鬆症が定

義されたのは 1990 年代である．この 20 年間で目覚ましい検査，治療法が確立されたが，まだまだ新しい疾患ともいえよう．ロコモティブシンドローム，フレイルなど耳新しい概念が次々と提唱されているが，まずは健康増進法に基づく国民運動である「健康日本 21（第 2 次）」や「スマート・ライフ・プロジェクト」に骨粗鬆症検診を明示的に組み込み，教育・啓発，検診を強力に推し進めていくことが肝要である．そして，同時に骨粗鬆症リエゾンサービスのような活動に対する全面的な支援を仰ぐことができるように充実させていく必要がある．

参考文献
1) 厚生労働省健康局がん対策・健康増進課, 編. 健康日本 21（第 2 次）の推進に関する参考資料. 2012. www.mhlw.go.jp/bunya/kenkou/dl/kenkounippon21_02.pdf
2) 堀田　饒, 中村二郎, 岩本安彦, 他. アンケート調査による日本人糖尿病の死因 1991 〜 2000 年の 10 年間, 18,385 名での検討. 糖尿病, 2007; 50: 47-61.
3) 厚生労働省大臣官房統計情報部, 編. 平成 25 年度国民生活基礎調査. 2014. http://www.mhlw.go.jp/toukei/saikin/hw/k-tyosa/k-tyosa13/dl/16.pdf
4) 厚生労働省政策統括官付参事官付行政報告統計室, 編. 平成 28 年度地域保健・健康増進事業報告の概況. 2018. http://www.mhlw.go.jp/toukei/saikin/hw/c-hoken/16/dl/kekka2.pdf
5) 山内広世. 骨粗鬆症検診の実態. 日骨粗鬆症会誌. 2013; 21: 60-1.
6) Cauley JA, Thompson DE, Ensrud KC, et al. Risk of mortality following clinical fractures. Osteoporos Int. 2000; 11: 556-61.
7) 中藤真一. 骨粗鬆症検診とリエゾンサービス. BONE. 2017;31: 51-5.

〈倉澤健太郎〉

1 ► 性腺機能不全に続発する骨粗鬆症

► 症例

➤ 16 歳の女性

- **現病歴**: 原発無月経であり，身長が低く，これまで小児科で成長ホルモンの投与が行われてきたが，思春期となり婦人科での治療の依頼があり紹介来院した.
- **妊娠分娩歴**: なし
- **月経歴**: 初経初来なし
- **既往歴**: 13 歳の時に心房中隔欠損症の診断で，心臓血管外科で手術治療を受けている.
- **生活歴**: 特記すべきことはない
- **家族歴**: 特記すべきことはない
- **身体所見**: 血圧 112/75mmHg，身長 145.4cm，体重 41.8kg

  外診所見　翼状頸および外反肘を認める. 乳房発育は不良.

  内診所見　外陰に陰毛を認めない. 直腸診にて子宮を触知するが低形成.
- **検査所見**: 基礎体温は一相性

  ホルモン検査　LH 29.5mIU/mL，FSH 116.3mIU/mL，エストラジオール 11pg/mL，プロラクチン 3.5ng/mL

  骨代謝マーカー BAP 58.9μg/L（健常閉経前女性の平均±1.96SD: 9.6〜35.4），血清 NTx 39.1nmolBCE/L（健常閉経前女性の平均±1.96SD: 7.5〜16.5）

  経腹超音波診断にて，子宮の大きさは 41.6×27.2mm，両側卵巣は同定できず

  腰椎骨密度検査: BMD 0.737g/cm^2 (L2-4)，T score 68％ (-3.1)

問題　この疾患について正しいものはどれか. 1 つ選べ.

1. エストロゲン投与は成長ホルモンによる成長を妨げる可能性がある.
2. 骨密度増加の点から，18 歳以降での HRT 開始が望ましい.
3. ホルモン薬は第 2 次性徴に対する効果も期待できる.
4. 30 歳までは黄体ホルモンは併用せず，エストロゲン単独で治療する.
5. ホルモン薬の投与は 50 歳までとする.　　　　　　　（解答は本文末尾）

> **Chapter 2** 産婦人科医の遭遇する骨粗鬆症の症例と病態

▶ 診断

原発性骨粗鬆症　ターナー症候群

▶ ここがポイント

- ☑ 原発無月経であり，外表にみられる特徴を見逃さない.
- ☑ 腰椎骨密度の低下および骨代謝マーカーの亢進を確認する.
- ☑ エストロゲンは低値であり，LH，FSH は高値である.
- ☑ 子宮は低形成であり，両側卵巣が同定できない.

▶ 症例へのアプローチ

　本症例は原発無月経であり，外表にみられる特徴から内分泌学的状態および内性器である子宮や卵巣の状態を確認することが大切である．原発無月経には，視床下部性，下垂体性，卵巣性および性分化異常症，子宮性があり，これらを鑑別する．そのためにエストラジオールと下垂体ホルモンである LH，FSH を測定する．身長が低く，翼状頸や外反肘といった特徴を認め，小児科で成長ホルモンの投与が行われてきたことを考えると，ターナー症候群が推定される．直腸診で子宮が低形成であり，超音波検査で子宮は小さく，卵巣は同定されておらず，ターナー症候群に合致する.

▶ 検査の読みかたと診断の絞り込み

　検査所見から，基礎体温は一相性であり，排卵はみられないと考える．エストラジオール 11pg/mL と低値であり，LH は 29.5mIU/mL，FSH は 116.3mIU/mL と卵巣性無月経のパターンを示している．骨代謝マーカーは，骨形成マーカーならびに骨吸収マーカーともに亢進しており，高回転型である．腰椎骨密度は低値であり，治療の対象である．なお，本症例では染色体は 46XX/45XO のモザイクであった.

▶ 知っておきたい病態生理

　ターナー症候群とは，低身長，性腺機能不全および外表奇形（翼状頸，外反肘など）を 3 主徴とする女性の先天異常で，細胞遺伝学的に 2 本の X 染色体のうち 1 本の全欠失または短腕の欠失があり，かつ Y 染色体をもたないものと定義

されている．頻度は 1,000〜3,000 女児出生に 1 人と報告されている．骨の脆弱化をきたし，椎体，上腕骨，橈骨，尺骨，中手骨，指節骨，大腿骨，頸骨，腓骨などさまざまな部位で骨折が増加することが知られており，すべての部位の骨折を含めた相対リスクは 2.16（95％ CI 1.50〜3.00）と報告されている[1]．

ターナー症候群女性では，健康不良を訴えていなくても，心血管系疾患，脂質異常症，甲状腺機能低下症，腎奇形，難聴などを合併すること，動脈硬化のリスク因子を有していること，精神的な問題をかかえていることが報告されており[2]，骨粗鬆症とともに認識しておかなくてはならないポイントである．また，ターナー症候群女性は一般女性に比較して body mass index（BMI）が高く，本邦における 17 歳以上（17.1〜42 歳）のターナー症候群女性 492 例での検討においても，肥満，糖尿病，高血圧，脂質異常症，肝機能障害の有病率が高いことが報告されている[3]．

▶ 産婦人科医に求められる治療と対応

本邦では，ターナー症候群女性の約 30％に自然の思春期発来が認められ，約 20％に初経が認められる．ただし，必ずしも正常な性腺機能を有しているわけではなく最終的には約 90％以上がホルモン補充療法（HRT）を必要としている[4]．

成人前のターナー症候群女性への対応として最も重要なのは低身長と性機能低下に対する治療である．低身長には成長ホルモン（GH）補充療法，性機能低下にはエストロゲン補充療法が行われ，第 2 次性徴の促進，QOL の改善，骨密度の上昇が期待される．年齢層により治療の目的は異なり，小児期から思春期においては第 2 次性徴促進や骨量の獲得支援，それ以降では骨量の維持や骨折の予防，および卵巣欠落症状による影響の予防が求められる．

かつては，エストロゲン補充療法を遅くして先に成長ホルモン治療を行うことで身長を高くすることができると考えられてきた．しかし，エストロゲン補充を遅くすることによる身長獲得は 0.3cm/ 年であり，思春期遅発による QOL の低下や骨密度の停滞などのマイナス面が大きいことから，エストロゲン治療を早期に行うことが必要とされている[4]．GH 補充療法を併用し，早期にエストロゲン補充療法を開始することにより，骨密度を維持し，骨の脆弱化を防止することができる．16〜71 歳（平均 31 歳）のターナー症候群女性（70 例）を一般集団女性（740 例）と比較した報告によると，45 歳までは骨折率に有意な差を認めなかっ

たが，45 歳以上になるとターナー症候群女性では 50％，一般集団女性では 5％
と，ターナー症候群女性で有意に高い骨折率を認めており，これらの症例では継
続した HRT が行われていなかったことが指摘されている[5]．

ターナー症候群女性に対するホルモン補充療法

▶ エストロゲン製剤の種類

　エストロゲン製剤には，経口薬として結合型エストロゲン（CEE），エストラジ
オール（E2），エストリオール（E3），エチニルエストラジオール（EE），経皮薬
として E2 含有パッチとゲルがある．E2（1.0mg）と黄体ホルモン（P）であるレ
ボノルゲストレルが配合された経口製剤であるウェールナラ®および経皮 E2 製
剤エストラーナテープ®は閉経後骨粗鬆症の保険適応を有する．エストリオー
ル®は老人性骨粗鬆症の適応をもつ．子宮を有する女性に子宮内膜増殖症や子宮
内膜がんの発生を防ぐ目的で P が用いられるが，P を併用しても骨粗鬆症に対す
る効果は同等である．これまでターナー症候群女性に対して経口薬である CEE
（プレマリン®）が用いられてきた．CEE は妊馬尿より抽出，精製して得られ，エス
トロンやエクイリンなどが含まれており，更年期障害や萎縮性腟炎に適応を有す
るとともに，骨量増加効果や骨折抑制効果が認められている[6]．最近では，純粋
な E2 のみを含有しているパッチ製剤であるエストラーナ®が用いられ，後述す
るように各年齢層に応じて用量が考えられている．なお，エストラーナ®は放出
量約 50 μg であり，血中 E2 濃度は約 50～60pg/mL である．

　一方，性成熟年齢では希望により経口避妊薬の選択肢も考えられる．ただし，
HRT として用いるエストロゲン薬と経口避妊薬に含まれるエチニルエストラジ
オール（EE）の間では骨に与える影響に違いがみられる．EE は E2 に比較して強
力なエストロゲン活性を有する．17～35 歳の合併症のない 17 例のターナー症
候群女性において，CEE（0.625mg/ 日）と EE（30 μg/ 日）を 6 カ月ごとにクロ
スオーバーで投与し，各薬剤の投与終了時に骨関連因子を比較した研究によると，
副甲状腺ホルモンや 1,25(OH)$_2$ ビタミン D はともに増加したが，EE のほうがよ
り強い傾向を示した．EE はアルカリフォスファターゼやオステオカルシンといっ
た骨形成マーカーを正常上限に抑制したが，CEE では抑制されなかった．また，
骨吸収マーカーであるデオキシピリジノリンは EE，CEE いずれも減少したが，
正常範囲内にまでは抑制されなかった．したがって，EE のほうが CEE より骨形

成抑制効果は強いといえる[7]. また，ターナー症候群女性を含む早発卵巣機能不全女性について，腰椎骨密度は経皮 E2（100～150 µg）では 0.019g/cm^2，EE（30 µg）では 0.01g/cm^2 の増加であり，経皮 E2 では治療前の BMD に比較して有意な増加がみられた．骨形成マーカーである骨型アルカリフォスファターゼや procollagen type I amino-terminal propeptide（PINP）は経皮 E2 では増加したが，EE では抑制され，骨吸収マーカーである cross-linked C-terminal telopeptide of type I collagen（CrossLaps）はいずれも抑制された[8]. このように，使用するエストロゲンの種類によって骨代謝に違いがみられる．

▶ エストロゲンの用量

米国の Turner Syndrome Study Group によると，12～13 歳で自然月経の発来がなく，FSH の上昇があれば低用量 E2（経皮 E2 6.25 µg/ 日または 0.25mg 経口 E2）を開始するとしている．低用量であれば成長ホルモンによる成長を妨げる可能性はないと考えられている．12.5～15 歳で E2 用量を漸増し，約 2 年かけて成人用量に到達，14～16 歳で黄体ホルモンの周期投与を開始する[9]. この推奨をうけ，日本小児内分泌学会は，GH 補充療法によって 12～15 歳の間に 140cm に達した時点でエストロゲン少量療法を開始すれば 150cm 前後の成人身長が期待できるとしている．その後は段階的に E2 用量を増量し，約 2 年後に成人量に到達させ，2 年経過した時点または破綻出血が起こった時点で黄体ホルモンを併用する[4]. 児玉らは，67 例のターナー症候群女性を検討し，18 歳までに成人量のエストロゲン投与を開始することが必要であると報告している[10]. なお，エストロゲンの段階的増量を 表1 に示した．140cm を過ぎてからの低用量 ERT 開始が骨密度の点からも望まれる．小児期の導入に関しては，これまで結合型エストロゲン 1 錠を分割して用いられることが多かった．現在では用量の異なるパッチ製剤が発売されており，臨床的に 表2 のように用いられる．

ターナー症候群女性に対するホルモン療法は，可能な限り早期に導入し，高い骨密度を獲得するために成人投与量への到達も速やかに行うこと，思春期以降も長期投与が必要であり，骨の健常的評価とともに生活習慣病のリスク評価も必要であることが示唆されている[11].

Chapter 2 産婦人科医の遭遇する骨粗鬆症の症例と病態

表1 ターナー症候群に対するホルモン補充療法
（米国 Turner Syndrome Study Group による推奨）

年齢	推奨
10〜11歳	ターナーの分類と血中 FSH 値にて自然の思春期発来を観察
12〜13歳	自然発来なく FSH 上昇があれば低用量 E2 を開始 （低用量のエストロゲンは，成長ホルモンによる成長を妨げる可能性はないと考えられる）
12.5〜15歳	E2 用量を漸増し，約2年かけて成人用量に到達
14〜16歳	E2 単独投与で2年経過後または破綻出血が起きた場合にプロゲステロンの周期的投与を開始
14〜30歳	成人用量の Kaufmann 療法を少なくとも30歳まで継続（通常，女性は15〜30歳でエストロゲン最高値）
30〜50歳	骨粗鬆症を充分に予防しうる最低用量のエストロゲンは CEE 0.625mg/ 日に相当
>50歳	エストロゲンを使用するか否かは他の閉経後女性と同様に考慮

（田中敏章, 他. 日小児会誌. 2008; 112: 1048-50[4]）

表2 ターナー症候群に対するエストロゲン補充療法の実際

エストラジオール貼付薬			結合型エストロゲン （プレマリン 0.625mg）		
エストラーナテープ 0.09mg	2日ごとに 貼り替え	6〜12カ月	1/10錠	1日1回経口	6〜12カ月
エストラーナテープ 0.18mg	2日ごとに 貼り替え	6〜12カ月	1/4錠	1日1回経口	6〜12カ月
エストラーナテープ 0.36mg	2日ごとに 貼り替え	6〜12カ月	1/2錠	1日1回経口	6〜12カ月
エストラーナテープ 0.72mg	2日ごとに 貼り替え	6カ月	1錠	1日1回経口	6カ月

（田中敏章, 他. 日小児会誌. 2008; 112: 1048-50[4]）

▶注意事項（治療する上で見逃してはならないこと）

　ターナー症候群女性は骨の健康に目が向けられがちであるが，同時に思春期から性成熟期にかけて生殖機能についても気を配っておく必要がある．ターナー症候群女性の自然妊娠率は 1.8〜7.6% と報告されており，確率は低いが自然妊娠も成立する．特に 45X/46XX の核型では自然妊娠がみられる．自然妊娠後の転

帰については，流産率が30.8％（一般集団15％），帝王切開率が46.7％（一般集団21％）と高い確率でみられている[12]．また，妊娠高血圧症候群や大動脈解離といったリスクも高い．一方，ターナー症候群女性は提供卵子による妊娠という選択肢も考えられ，さまざまなリスクを伴うことが考えられる．

　一方，骨折の他にも生活習慣病についても注意が必要である．平均18年間経口E2あるいは経皮E2を用いてHRTを行った30例のターナー症候群女性（平均32.4歳）における生活習慣病関連因子を同年齢層の健常女性と比較した報告から，ウエスト周囲径，総コレステロール，インスリン，HOMA指数，経口グルコース負荷試験2時間値が有意に高いことが報告されている[13]．

▶ フォローアップ方法

　ターナー症候群女性の合併症には，心臓奇形（30〜50％），高血圧（10〜50％），大動脈拡張（10〜40％）などの急性致死的合併症もあり，長期的管理の際に注意が必要である．ターナー症候群女性の死亡率は一般集団女性に比べて高いことが知られており，早期に診断し管理することが重要である[14]．

　30歳までは，エストロゲンの用量は成人量で投与するが，経口避妊薬の希望があれば個別に対応する．また不正出血時には子宮内膜の評価を行う．

　30〜50歳においては，ホルモン療法とともに骨粗鬆症のリスクを評価し，骨量の獲得，維持を目的として食事や運動の指導も行う．45歳（特に40歳）までに自然あるいは医源的に閉経となった早発卵巣機能不全（premature ovarian insufficiency: POI)の女性では，骨粗鬆症のリスクが高く，心血管系疾患，感情障害，認知症のリスクも増える可能性がある．HRTは症状を改善し，骨密度を保つことができ，観察研究によると心疾患リスクの減少，寿命の延長，認知症リスクの低下との関連も示されている．POIの女性では少なくとも平均的な閉経年齢までHRTをすすめる[15]．推奨されているEの用量は正常月経周期を有する女性の平均的なE2濃度（約100pg/mL）を基本として，E2で2mg/日，CEEで1.25mg，経皮E2で75〜100μgの用量でPを併用する．低用量経口避妊薬を用いた場合，無治療群に比べて骨密度増加効果は認められるが，HRTのほうに増加効果があることが報告されている[16]．

　50歳以降でのエストロゲンの投与は閉経後女性への適応と同様に考える．本邦のHRTガイドラインでは，無症状の閉経後女性においてE欠乏に伴う諸疾患

Chapter 2　産婦人科医の遭遇する骨粗鬆症の症例と病態

のリスク低下やヘルスケアを目的として HRT を行う場合が記載されており，症状がなくても骨粗鬆症のハイリスクを有する場合には HRT が選択できるとしている[6]．CEE，経口 E2，経皮 E2 はいずれの用量でも椎体および非椎体の骨密度について有意な増加を示し，その程度はいずれの種類でも同等であり，用量依存性が示されている．また，超低用量の経皮 E2（14 μg/ 日放出量）においても骨密度増加効果はみられる．一方，骨折抑制効果は，CEE（通常量）では大腿骨近位部，椎体，全骨折いずれも確立されている．HRT 中止後は継続中に比べ骨折リスクは高まるため，他の骨粗鬆症治療薬への切り替えを考慮する．

Clinical Pearl

原発無月経では，ホルモン治療の必要性を念頭におく．特にターナー症候群女性に対しては，早期にホルモン治療を開始し長期投与が必要となる．また骨の評価とともに生活習慣病のリスク評価も必要である．

設問の解答　3

参考文献

1）Gravholt CH, Juul S, Naeraa RW, et al. Morbidity in Turner syndrome. J Clin Epidemiol. 1998; 51: 147-58.

2）Freriks K, Timmermans J, Beerendonk CCM, et al. Standardized multidisciplinary evaluation yields significant previously undiagnosed morbidity in adult women with Turner syndrome. J Clin Endocrinol Metab. 2011; 96: E1517-26.

3）Hanew K, Tanaka T, Horikawa R, et al. Women with Turner syndrome are at high risk of lifestyle-related disease –from questionnaire surveys by the Foundation for Growth Science in Japan. Endcrine J. 2016; 63: 449-56.

4）田中敏章, 横谷　進, 長谷川奉延, 他. ターナー症候群におけるエストロゲン補充療法ガイドライン. 日小児会誌. 2008; 112: 1048-50.

5）Landin-Wilhelmsen K, Bryman I, Windi M, et al. Osteoporosis and fracture in Turner syndrome importance of growth promoting and oestrogen therapy. Clin Endocrinol. 1999; 51: 497-502.

6）日本産科婦人科学会, 日本更年期医学会. ホルモン補充療法ガイドライン 2017 年度版. 日本産科婦人科学会. 2017. p.9-13.

7）Guttman H, Weiner Z, Nikolski E, et al. Choosing an oestrogen replacement therapy in young adult women with Turner syndrome. Clin Endocrinol. 2001; 54: 159-64.

8）Crofton PM, Evans N, Bath LE, et al. Physiological versus standard sex steroid replacement in young women with premature ovarian failure: effects on bone mass acquisition and turnover. Clin Endocrinol. 2010; 73: 707-14.

9) Bondy CA for The Turner Syndrome Consensus Study Group. Care of girls and women with Turner syndrome: a guideline of the Turner syndrome study group. J Clin Endocrinol Metab. 2007; 92: 10-25.

10) Kodama M, Komura H, Kodama T, et al. Estrogen therapy initiated at an early age increases bone mineral density in Turner syndrome patients. Endocrine J. 2012; 59: 153-9.

11) 樋口　毅. ターナー症候群のホルモン療法. 日女性医会誌. 2016; 23: 183-7.

12) Bernard V, Donadille B, Zenaty D, et al. Spontaneous fertility and pregnancy outcomes amongst 480 women with Turner syndrome. Hum Reprod. 2016; 31: 782-8.

13) Giordano R, Forno D, Lanfranco F, et al. Metabolic and cardiovascular outcomes in a group of adult patients with Tuner's syndrome under hormonal replacement therapy. Eur J Endocrinol. 2011; 164: 819-26.

14) Stochholm K, Juul S, Juel K, et al. Prevalence, incidence, diagnostic delay, and mortality in Turner syndrome. J Clin Endocrinol Metab. 2006; 91: 3897-902.

15) De Villiers TJ, Hall JE, Pinkerton JV, et al. Revised global consensus statement on menopausal hormone therapy. Climacteric. 2016; 19: 313-5.

16) Cartwright B, Robinson J, Seed PT. Hormone replacement therapy versus the combined oral contraceptive pill in premature ovarian failure: a randomized controlled trial of the effects on bone mineral density. JCEM. 2016; 101: 3497-505.

〈安井敏之〉

Chapter 2 産婦人科医の遭遇する骨粗鬆症の症例と病態

2 ▶ やせに伴う無月経に続発する骨粗鬆症
──神経性やせ症，アスリートなど

▶ 症例 1

➤ 20 歳　主訴「続発性無月経」

● 現病歴: 初経 12 歳. 18 歳時に 48kg あった体重が約 1 年間で 39kg に減り無月経となった.

　過食はみられず，自己誘発性嘔吐や下剤の使用は否定している．スポーツ歴はない.

● 妊娠分娩歴: 0 経妊 0 経産

● 既往歴: 特記すべきことなし　骨折の既往はない

● 生活歴: 飲酒なし，喫煙なし

● 家族歴: 特記すべきことなし

● 身体所見: 159cm　39.2kg　BMI＝15.5　標準体重の 73.1%

● 検査所見: LH 2.7mIU/mL　FSH 6.0mIU/mL　PRL 6.9ng/mL
estradiol 13.4pg/mL

　　検血，肝機能，腎機能，甲状腺機能異常なし. BAP14.6（2.9 〜 14.5）μg /L
　　尿中 NTX 78.6（9.3 〜 54.3）nmolBCE/mmol・Cr
　　骨密度検査（DXA 法）: 腰椎（L2-L4）YAM 値の 75%　大腿骨頸部 YAM 値の 72%

問題　この疾患について誤っているのはどれか. 1 つ選べ.

1. 無月経の原因検索のために内分泌学的検査を行う.

2. 長期の低エストロゲン状態が疑われるため，骨密度測定を行う.

3. 無月経や骨密度減少の原因は「やせ」であるので，体重を増やすよう本人を強く説得する.

4. 体重増加がみられない場合は，専門医への紹介を考慮する.

5. 無月経と骨密度の減少は，体重減少のためであると説明する.

（解答は本文末尾）

► 診断

神経性やせ症，骨量減少

► ここがポイント

✓ 神経性やせ症では体重の低下に伴い，高頻度に月経異常を呈する.

✓ やせや精神的ストレスが LH，FSH の分泌低下をきたし無月経となる.

✓ 月経の回復には，体重の回復が必須である.

✓ 骨粗鬆症は本症の重要な合併症であり，かつ後遺症として問題となる.

► 症例へのアプローチ

本症例は著明な体重減少に伴う無月経であり，BMI や標準体重から重症度を評価する（標準体重の算出法を 表1 に示す）. DSM-5 の神経性やせ症の診断基準 表2 に従って診断する. 本症は神経性やせ症（制限型）と診断された. BMI＝

表1　15 歳以上での標準体重換算法（平田による）

身長 160cm 以上では，
　〔身長（cm）－ 100〕× 0.9（kg）

身長 150cm 以下では，
　〔身長（cm）－ 100〕（kg）

身長 150 ～ 160cm の間では，
　150cm を超える 1cm につき 0.4kg を 50kg に加える

表2　神経性やせ症の診断基準（DSM-5）

A. 必要な摂取エネルギーの制限により，年齢，性，発育や身体的健康に鑑みて著しい低体重に至る. 著しい低体重とは，正常下限より低い体重を指し，児童・思春期の場合には，期待される最低限の体重よりも低いことを指す.

B. 著しい低体重であっても，体重増加や太ることへの強い恐怖，または体重増加を防ぐための持続的な行動.

C. 体重や体形についての感じかたの障害，自己評価において体重や体形が過度に影響，現在の低体重の重篤さについて，持続的な認識の欠如.

下位分類
　・制限型: この 3 カ月間に過食や排出行動なし
　・過食 / 排出型: この 3 カ月間に過食や排出行動（自己誘発性嘔吐，下剤，利尿剤，浣腸剤）

重症度について: 軽度: BMI≧17kg/m^2　中等度: BMI 16 ～ 16,99kg/m^2
　　　　　　　　高度: BMI　15 ～ 15.99kg/m^2　最重度: BMI＜15kg/m^2

Chapter 2　産婦人科医の遭遇する骨粗鬆症の症例と病態

15.5 であり重症度が高いため専門医への紹介を行うことが望ましい．認知行動療法や栄養療法・家族療法など，疾患の治療を最優先とする．本症が治癒して体重が増加し月経が回復すると骨量の増加をみるが，依然として正常値には達しないという報告が多い．本症は病識がなく治療に抵抗するのが特徴であり，強い肥満恐怖があるため体重増加を迫るのは疾患の治療に対して逆効果である．

▶ 検査の読みかたと診断の絞り込み

　腰椎骨密度が YAM 値 75％と低下しており脆弱性骨折がないことより，骨量減少と診断できる．骨代謝マーカーは高回転型であり，特に骨吸収の亢進が著明である．

▶ 症例 2

➤21 歳女性　主訴「かかとの痛み」

● 現病歴：大学の長距離選手で 1 週間前からの右かかとの痛みを訴える．1 年前に右脛骨疲労骨折で手術し，栄養とトレーニング量の指導を受けた．もともとシーズンオフに年に数回の自然月経がある程度でほぼ無月経の状態であったことから，手術後より低用量エストロゲン・プロゲストーゲン配合薬（LEP 製剤）をすすめられて服用している．最近成績を上げたくて 1 週間当たりの走行距離を増やしたにもかかわらず，1 日 1,800kcal の野菜中心の食事は変えていない．体重の変化はない．

● 月経歴：初経 17 歳

● 既往歴：1 年前右脛骨疲労骨折で手術

● 生活歴：飲酒なし，喫煙なし

● 家族歴：特記すべきことなし

● 身体所見：164cm　47.9kg　BMI＝17.8　標準体重の 83.2％

● 骨密度検査（DXA 法）：腰椎（L2-L4）YAM 値の 80％　大腿骨頸部 YAM 値の 87％

▶ 診断

　MRI により踵骨隆起の疲労骨折が判明した．

► ここがポイント

✓ 運動量を増やしたのにもかかわらずそれに見合うエネルギー摂取が不足していた状態であった.

✓ さらに低体重で遅発初経であったこと,およびその後も月経不順であったことが最大骨量の獲得に影響を与え,低骨量の要因になっている可能性がある.

► 症例へのアプローチ

消費エネルギー量(運動量)に見合った摂取エネルギー量を食事から取ることを指導する.そして,運動量を減らし摂取エネルギー量に見合う程度にすることである.このようにして利用可能エネルギー不足を改善することをすすめる.

► 検査の読みかたと診断の絞り込み

腰椎骨密度の値からは骨粗鬆症,骨量減少の範疇には入っていないが,以下に述べる FAT と診断できるため,介入を必要とする.

► 知っておきたい病態生理

思春期は骨密度が著明に増加する時期であり,骨格部位によって時期は異なるがほぼ 10 歳代後半には最大骨密度に達する.この時期に高い骨密度を獲得していることが,閉経後および老年期の骨粗鬆症のリスクの軽減に最も重要な因子である.体重減少や神経性やせ症,運動に伴う視床下部性の無月経は低エストロゲン状態をもたらし,最大骨量の獲得に影響を与えることが憂慮される.

1)神経性やせ症(anorexia nervosa: AN)

神経性やせ症は体重や体型への顕著なこだわりと肥満への強い恐怖のために食行動に異常をきたす疾患で,思春期に好発する.本症の基本的特徴は,標準体重の最低限を維持することを拒否し,体重の増加を強く恐れ,自己の身体の認知に重大な障害を呈することであり,その診断は,このような患者の症状や異常行動によってなされる.米国精神医学会の診断基準を 表2 にしめす.極端なやせ,体重増加への強い恐怖,体重や体型へのゆがんだ認識をもつことより診断する.

本症の重要な合併症であり,かつ後遺症として問題になるのは骨粗鬆症である.本症では,腰椎および大腿骨頸部の骨密度が正常者に比し有意に減少しており,

腰椎圧迫骨折や多発性骨折の報告がみられる．本症の診断後40年間における骨折率が57％であり，既往のない同年齢女性の2.0〜3.9倍であったことが報告されている[1]．

2) アスリートの無月経

一般に運動することにより骨に対して力学的ストレスがかかり，骨の強度および骨密度は高くなる．スポーツ選手を対象とした横断的な研究では，ラグビー，サッカー，バレーボール，バスケットボールなどスポーツ活動中に強い衝撃を受ける種目の選手の骨密度は高い[2]．しかしながら，体脂肪率が低く無月経を呈している女性アスリートでは骨密度が低く，疲労骨折のリスクとの関連が重要な問題点として指摘されている．競技の上達のための心理的ストレスは，しばしば低体重を維持したまま運動量を増加させることになり，トレーニング量の増加とエネルギー摂取の低下は心理的ストレスによるストレスホルモンとあいまって，視床下部−下垂体系の障害を引き起こし無月経となる．無月経による低エストロゲン状態は将来の骨粗鬆症のリスクを増加させる．さらに骨密度の低下は疲労骨折を引き起こし競技生活に支障をきたすことにもなる．

このような状態は，やせていることが要求される新体操，体操，陸上長距離などのスポーツ選手に多くみられ，female athlete triad（FAT 女性アスリートの3主徴）として注目を集めている．3主徴とは，① low energy availability（Low EA），すなわち利用可能エネルギー不足（摂食障害の有無を問わない），② 視床下部性の無月経，③ 低骨量（骨粗鬆症）の3徴候である[3] 図1．利用可能エネルギー（EA）とは，エネルギー摂取量から運動によるエネルギー消費量を差し引いた値と定義される．EAの値が除脂肪体重1kgあたり30kcal/日未満になると，排卵障害がみられ，骨代謝に影響が出るとされる．

女性アスリートは競技性確保のため体重コントロールを余儀なくされる．アスリート自身の完璧主義で高い自己期待感をもつという点，真面目に練習すること，自分の感情に対する気づきが少ないことなどの特徴が，神経性やせ症のリスク因子となっている．

3) 骨代謝動態

健常思春期女性では骨形成および骨吸収マーカーは亢進し骨代謝回転は亢進し

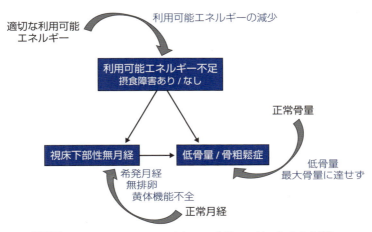

図1 Female athlete triad（FAT- 女性アスリートの3主徴）
(Nattiv A, et al. Med Sci Sports Exerc. 2007; 39: 1867-82[3])

ているが，思春期の神経性やせ症患者では，これらはともに低下し低骨代謝回転の状態であると報告されている[4]．一方成人期では骨形成と骨吸収は平衡して骨代謝が保たれているが，成人の神経性やせ症患者では骨代謝の異常は体重依存性に変化することが報告されている．BMI＜16の著しい低体重の場合骨形成マーカーは低下し骨吸収マーカーは増加するが，BMIが増加するにしたがって骨形成マーカーも増加しBMI＞18の回復期では骨形成および骨吸収がともに亢進しているとの報告がある[5]．いずれにしても，エストロゲンの低値が骨吸収マーカーの低値に関与していると考えられる．

アスリートに関する骨代謝マーカーの検討は数少ないが，利用可能エネルギー不足の女性では骨吸収マーカーは増加して骨形成マーカーは低下しているとの報告がある[6]．神経性やせ症の場合と同様に，エストロゲンの低値により骨吸収が亢進している．

4）骨代謝に関与するホルモン
▶ 視床下部-下垂体-卵巣系

神経性やせ症による極端な体重減少，あるいはアスリートにおける利用可能エネルギー不足は，視床下部における神経伝達物質の変調をきたし，ゴナドトロピン放出ホルモン（GnRH）の分泌低下をきたす．このためGnRHのパルス状分泌

が著しく低下し，脳下垂体からのゴナドトロピンの分泌が低下して低エストロゲンとなり，無排卵，無月経を引き起こす．エストロゲン受容体は破骨細胞，骨芽細胞の両者に存在しており骨への直接作用が示されている．一方間接作用としては，エストロゲン欠乏状態で，局所において IL-1，IL-6，TNF-αの産生充進が報告され，これらのサイトカインはいずれも骨芽細胞や骨髄間質細胞に作用してRANKL（receptor activator of nuclear factor-kappaB ligand）の発現を充進させ，骨吸収因子として作用することが知られている．骨形成，骨吸収に対するこれらの作用により，エストロゲンは骨量維持作用を示していると考えられる．エストロゲン分泌低下は，思春期における最大骨量の獲得や成人期における骨代謝回転動態に大きな影響を与えている．

▶ **GH IGF-1 系**

GH の作用により分泌される IGF-1 は強力な骨形成因子であるが，低栄養状態では肝臓での IGF-1 の産生が低下するため，神経性やせ症や FAT では血清 IGF-1 の低下を認める．一方 GH の基礎値は高値である．

▶ **視床下部-下垂体-副腎系**

体重減少やエネルギー不足というストレスのため視床下部での CRH の分泌が増加し，コーチゾールは高値を示す．CRH は摂食抑制作用を有し，また炎症性サイトカインや，βエンドルフィンなどのオピオイドを介して GnRH 分泌を抑制する．このため CRH は本症の月経異常の発症にも関与している．コーチゾールは骨に対し骨形成抑制と骨吸収亢進の作用により骨密度の低下を引き起こす．

▶ **アディポカイン**

レプチンは脂肪細胞から分泌され，摂食抑制作用とエネルギー消費増加作用を有する．レプチンは体脂肪量を反映しており，肥満で増加しやせでは減少する．レプチンは kisspeptin を介して GnRH 分泌を促進しており，栄養不良によりレプチンが低下すると kisspeptin の作用が低下し，GnRH 分泌が低下すると推測される．

以上のようなホルモン動態は神経性やせ症，アスリートの利用可能エネルギー不足に共通してみられる．図2には，アスリートにおける過度のトレーニングがホルモン動態の変化を引き起こし，骨密度に影響している状態を示した[7]．

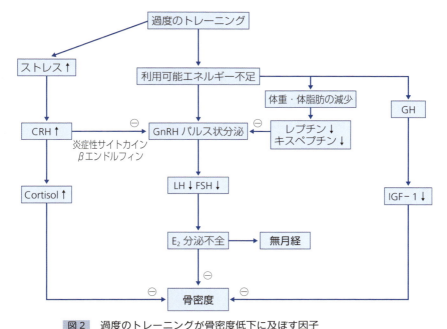

図2 過度のトレーニングが骨密度低下に及ぼす因子
(Maïmoun L, et al. J Clin Endocrinol Metab. 2014; 99: 4037-50[7])

▶産婦人科医に求められる治療と対応

1) 神経性やせ症

▶体重増加と月経の回復

　本症が治癒し体重が回復して月経が再開することが，長期的にみた骨量改善の基本であると考えられる．もし性腺機能が回復せずに体重の回復だけであれば，骨量は一部改善するにすぎない[8]．18歳以前の思春期でのANの罹患は，それ以降の年齢に発症したANに比べてより骨量が低く，たとえ短期間の罹患であっても長期に続く骨量の減少をきたすことが報告されている[9]．

▶女性ホルモン治療

　閉経後の女性ホルモン補充療法が骨密度増加に有効であることは明らかであるが，神経性やせ症ではその効果は限られている．特に体重の増加がみられない場合には，エストロゲンを投与しても骨量のさらなる減少を防ぐことはできない．結合型エストロゲン投与の効果については対象と有意差がなかったという否定的

な報告が多い．また経口避妊薬での検討では，1年後に骨密度の増加に有意差はみられなかったとの報告がある[10]．これには経口避妊薬に含まれる高用量のエストロゲンがIGF-1を抑制することが関係しているとされ，IGF-1が抑制されない生理的なエストロゲン量の経皮エストロゲン製剤では骨密度増加させたとの報告[4]があり，今後の検討が期待される．

▶ カルシウム，ビタミンDとビタミンK

カルシウム薬，活性型ビタミンD_3薬，ビタミンK_2薬はいずれも骨代謝に重要であり，これらの薬剤の投与が推奨される．

▶ その他

強力な骨吸収抑制作用を有するビスホスホネートの効果に関して検討されているが，閉経前女性の骨折を減らすというエビデンスはない．さらに長期の安全性に関する研究はないことから，若年女性にビスホスホネートを使用するに当たっては注意が必要であり，クリニカルトライアルに限られるべきであるとされる[8]．テリパラチドやデノスマブについてもその副作用の面などから現時点では若年女性には推奨されない．

処方例

エストラーナテープ® (0.72mg) 1枚　隔日　10枚
　デュファストン® (5mg) 1回1錠　1日2回　食後　12日間　周期の後半に服用
エディロール® (0.5 ～ 0.75μg) 1回1錠　1日1回　食後
グラケー® (15mg) 1回1錠　1日3回　食後

2) アスリートの無月経

▶ 利用可能エネルギー不足を改善する

エネルギー摂取量を増加させトレーニングによるエネルギー消費を減少させることにより，利用可能エネルギー（energy availability: EA）を増加させることが治療の基本である[11]．すなわち体重の増加とそれに続く月経の回復が，さらに骨量が減少することを防ぐために重要である．状況が改善されない場合は1年に2～3％骨量が減少すると推測される[12]．このためには栄養調査と栄養指導が効果的であるし，摂食障害が疑われる場合には専門家にコンサルトする．

▶ エネルギー不足の改善を試みても効果のない場合，薬物治療を考慮する

上に述べた食事内容や運動量に介入してエネルギー不足の改善を試みることを

1年間程度行っても骨密度の増加がみられない場合は，薬物治療を行うことになる．無月経に対し女性ホルモン治療を行うが，骨密度増加に寄与するかどうかについて現在のところコンセンサスが得られていない．女性ホルモン治療を行って骨密度が増加した群は体重増加を伴っていたという報告や，また体重増加の効果は女性ホルモン治療の効果を上回っていたなどの報告がある．さらに骨粗鬆症であるアスリートに対する薬物療法開始のタイミングや骨量測定のガイドラインは現在のところ存在しない[10]．

神経性やせ症の項で述べたように，アスリートにおいてもビスホスホネート投与には慎重を要する．テリパラチドおよびデノスマブも推奨されない．活性型ビタミン D_3 薬，ビタミン K_2 薬は病態に応じて使用する．選択的エストロゲン受容体拮抗薬はドーピング禁止物質を含むため，注意を要する．

処方例

> エストラーナテープ® (0.72mg) 1枚　隔日　10枚
> 　デュファストン® (5mg) 1回1錠　1日2回　食後　12日間　周期の後半に服用
> エディロール® (0.5〜0.75µg) 1回1錠　1日1回　食後
> グラケー® (15mg) 1回1錠　1日3回　食後

▶注意事項

神経性やせ症において女性ホルモン治療は，身体の消耗を防ぐため，体重が標準体重の70％以上になってから行うのが望ましい[13]．70％未満である場合には，体重減少が高度になると生命に危険が及ぶため，精神科や心療内科など本症の専門医への紹介を行い疾患の治療を最優先とする．

アスリートでは，エストロゲンのパッチ剤は発汗ではがれやすいため好まれないことも多い．しかし，ジェル剤であるル・エストロジェル®やディビゲル®には保険適用はない．

| Chapter 2 | 産婦人科医の遭遇する骨粗鬆症の症例と病態 |

Clinical Pearl

RED-S:近年国際オリンピック委員会ではFATの概念を拡大して，relative energy deficiency in sport（RED-S）という概念を提唱している[14]．これはアスリートにおける相対的エネルギー不足は，月経異常や骨の問題のみならず，内分泌系，代謝，精神面，成長発達，心血管系，免疫系など全身に影響を与えて，パフォーマンス低下をもたらす可能性があるとするもので，運動量に見合ったエネルギー摂取の重要性について強調している．骨量低下およびそれに伴う低エストロゲン状態が競技中のリスクばかりでなく，その女性の将来の健康へも影響を及ぼすことを念頭に置いて診療にあたる必要がある．

設問の解答　3

参考文献

1) Lucas AR, Melton LJ 3rd, Crowson CS, et al. Long-term fracture risk among women with anorexia nervosa: a population-based cohort study. Mayo Clinic Proc. 1999; 74: 972-7.

2) Egan E, Reilly T, Giacomoni M, et al. Bone mineral density among female sports participants. Bone. 2006; 38: 227-33.

3) Nattiv A, Loucks AB, Manore MM, et al. American College of Sports Medicine position stand. The female athlete triad. Med Sci Sports Exerc. 2007; 39: 1867-82.

4) Misra M, Katzman D, Miller KK, et al. Physiologic estrogen replacement increases bone density in adolescent girls with anorexia nervosa. Bone Miner Res. 2011; 26: 2430-8.

5) Hotta M. High prevalence of vitamin D insufficiency and deficiency among patients with anorexia nervosa in Japan. Osteoporos Int. 2015; 26: 1233.

6) Papageorgiou M, Dolan E, Elliott-Sale KJ, et al. Reduced energy availability: implications for bone health in physically active populations. Eur J Nutr. 2018; 57: 847-59.

7) Maïmoun L. Georgopoulos NA, Sultan C. Endocrine disorders in adolescent and young female athletes: impact on growth, menstrual cycles, and bone mass acquisition. J Clin Endocrinol Metab. 2014; 99: 4037-50.

8) Jayasinghe Y, Grover SR, Zacharin M. Current concepts in bone and reproductive health in adolescents with anorexia nervosa. BJOG. 2008; 115: 304-15.

9) Biller BM, Saxe V, Herzog DB, et al. Mechanisms of osteoporosis in adult and adolescent women with anorexia nervosa. J Clin Endocrinol Metab. 1989; 68: 548-54.

10) Strokosch GR, Friedman AJ, Wu SC, et al. Effects of an oral contraceptive (norgestimate/ethinyl estradiol) on bone mineral density in adolescent females with anorexia nervosa: a double-blind, placebo-controlled study. J Adolesc Health. 2006; 39: 819-

27.

11) De Souza, MJ, Nattiv A, Joy E, et al. 2014 female athlete triad coalition consensus statement on treatment and return to play of the female athlete triad: 1st international conference held in San Francisco, California, May 2012 and 2nd international conference held in Indianapolis, Indiana, May 2013. Br J Sports Med. 2014; 48: 289.

12) Misra M, Prabhakaran R, Miller KK, et al. Weight gain and restoration of menses as predictors of bone mineral density change in adolescent girls with anorexia nervosa-1. J Clin Endocrinol Metab. 2008; 93: 1231-7.

13) 日本産婦人科学会, 日本産婦人科医会, 編集・監修. 産婦人科診療ガイドライン婦人科外来編. 2017. p.226-7.

14) Mountjoy M, Sundgot-Borgen J, Burle L, et al. The IOC consensus statement: beyond the Female Athlete Triad--Relative Energy Deficiency in Sport (RED-S). Br J Sports Med. 2014; 48: 491-7.

〈甲村弘子〉

Chapter 2 産婦人科医の遭遇する骨粗鬆症の症例と病態

3 ▶ 妊娠後骨粗鬆症

▶症例

▶28歳　主訴「突然の腰背部痛で立っていられない」

- 現病歴：妊娠経過は特に問題なく，妊娠40週で2,960gの児を正常分娩．産後2カ月，順調に母乳栄養していた．初めての育児で慣れないため，外出せずに買い物できるネット通販を利用，自分の食事は育児の合間に菓子パンで済ませることが多かった．昨日，椅子から立ち上がろうとした時に，背中に激痛が走り，立てずに座り込んでしまった．今も背中の痛みは持続している．授乳中のため，鎮痛薬の相談で産婦人科に来院．
- 妊娠分娩歴：1経妊1経産
- 既往歴：18歳，卵巣機能不全による無月経
- 生活歴：中学，高校は卓球部．大学受験期にストレスで体重が8kg減少．機会飲酒，喫煙歴なし
- 家族歴：特記すべきことなし
- 身体所見：160cm，45kg
- 持続的な腰背部痛．ADL低下（起居動作に介助が必要）
- 検査所見：
    - ▶画像検査　図1　図2

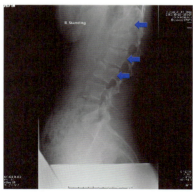

図1　腰椎立位　単純X線写真

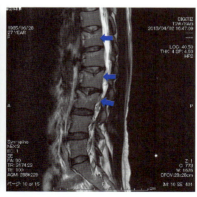

図2　MRI画像

第 12 胸椎，第 2, 3 腰椎の圧迫骨折あり

▶ 血液・尿検査〔 〕は基準値

生化学：Ca 9.6mg/dL〔8.4-10.0〕

P 4.8mg/dL ALP 384IU/L〔100-350〕

尿 Ca 6mg/dL 尿クレアチニン 84mg/dL

内分泌：25(OH)D 11ng/mL〔20 未満は欠乏〕

intact PTH 32pg/mL〔10-66〕

骨代謝マーカー：骨型酒石酸抵抗性酸性フォスファターゼ（TRACP-5b）

810mU/dL〔120-420〕

1 型プロコラーゲン -N- プロペプチド（total P1NP）142μg/L〔16.8-70.1〕

低カルボキシル化オステオカルシン（ucOC）24.5ng/mL〔＜4.5〕

問題　この患者に対し次に行うべきことは何か，すべて選べ．

1. 骨折があるので整形外科へ紹介し，コルセット装着指導をしてもらう．
2. 母乳栄養を継続できるように，鎮痛薬の種類を吟味する．
3. 産後の育児疲れによる腰痛として経過観察とする．
4. 栄養摂取不良に対し食事指導を行う．
5. 骨密度検査を行う．

（解答は本文末尾）

▶ **診断**

妊娠後骨粗鬆症疑い　脊椎多発骨折

▶ **ここがポイント！**

☑ 授乳中で突然発症した腰背部痛が持続している場合，骨折を疑って単純 X
線の検査をしておく．

☑ 若年でも，骨密度測定をすることが大切．

☑ この症例の骨密度は DXA 法（dual-energy X-ray absorptiometry）で腰
椎　L2-4: 0.702g/cm^2　Z score − 2.8SD，大腿骨頸部: 0.579g/cm^2
Z score − 1.9SD であり，妊娠後骨粗鬆症であった．

☑ 骨折の急性期は授乳を中止すべきであり，2. は不正解となる．

☑ 整形外科との連携は大切であるが，脊椎多発骨折は外傷性骨折ではなく脆弱

性骨折であり，紹介の際に留意すべきである．

▶ 症例へのアプローチ

　問診が症例のアプローチとして重要であり，授乳中に突然発症した持続性の腰背部痛では念のため骨折の有無を診ておく必要がある．また，若年の骨折でも，骨粗鬆症性の骨折があることを念頭に置きたい．骨粗鬆症が高齢者の疾患であるという先入観でいると，骨密度測定に進むことができず，確定診断に至らない．

　本症例は急激に発症した脊椎多発骨折から妊娠後骨粗鬆症との診断に至ったが，なかには，妊娠後期からの腰痛が持続している程度で，単純X線では発見できない micro fracture から骨折の連鎖を起こし，数週間かけて多発骨折に進行していく症例もあり，育児の姿勢による筋肉疲労として見逃されることがある．授乳中に持続する腰背部痛がある場合は，念のため骨密度測定を行い，画像検査で骨折の有無をフォローするのが望ましい．

　初発骨折の診断後は，なるべく速やかに授乳を禁止すべきである．断乳によって骨吸収の亢進状態を解除し，骨折の連鎖を断ち切る必要がある．その際は，助産師と連携し，乳腺炎などの乳房トラブルに注意しながら，スムーズに断乳できるよう指導する．また，骨粗鬆症の治療を開始する際には，患者の ADL，年齢，今後の妊娠希望などを考慮し，包括的な治療方針を立てていく．

▶ 検査の読みかたと診断の絞り込み

　検査データより，25(OH)D 11ng/mL とビタミンD欠乏，ucOC 高値にてビタミンK不足と診断される．身体所見より BMI 17.6 と低体重，標準体重を20%下回る「るい痩」であり，骨粗鬆症の high risk 群である．問診から，母乳栄養のため骨代謝が亢進している時期であると推察され，実際に骨代謝マーカーでは，骨吸収マーカーの TRACP-5b，骨形成マーカーの total P1NP ともに高値であり，高回転型になっていた．骨密度検査では，腰椎骨密度 Z score で−2.8SD と骨粗鬆症であった．外出していないということから日光に当たる時間が少なく，栄養摂取に偏りがあることからビタミンD, K，カルシウムの供給不足が疑われる．妊娠前の体重や，患者の母親の骨折歴も追加聴取するとリスク因子の抽出がより詳しくなる．

　脊椎圧迫骨折，妊娠後骨粗鬆症と診断され，問診，検査結果から今後の治療方

針についてアプローチしていく.

▶知っておきたい病態生理

1）妊娠・授乳期のカルシウム動態

　妊娠期は胎盤を介し，母体から胎児へ250〜300mg/日のカルシウムが供給される．血中1,25-dihydroxyvitamin D〔$1,25(OH)_2D$〕濃度が妊娠初期から上昇するため，腸管からのカルシウム吸収が非妊時の2倍に増加する．カルシウム腎排泄も増加するので，厚生労働省の食事摂取基準2015年度版では妊娠期のカルシウム摂取推奨量に付加量は示されていない．しかしながら，推奨量に達していない妊婦が多く，1日650mgのカルシウム摂取を促すべきである.

　授乳期にはカルシウムの腸管吸収は非妊時に戻る．また，プロラクチン（PRL）の作用でエストロゲンが低下し，乳腺からのPTH関連ペプチド（PTHrP）が増加することで，母体骨の吸収が高まり，母乳を介して280〜400mg/日のカルシウムが失われる 図3 .

　図4 に示すように，授乳中のカルシウム代謝は，母体骨からの骨吸収と，腎臓での再吸収で血中カルシウム濃度を維持する．骨代謝回転が亢進した状態である.

2）妊娠後骨粗鬆症の病態

　妊娠後骨粗鬆症の病態は，多因子が関与した疾患と考えられている 図5 .

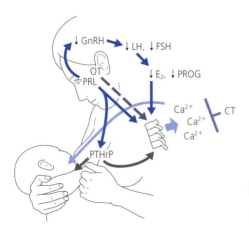

図3　授乳期の骨吸収に関係するホルモン
(Kovacs CS, Endocr Rev. 1997; 18: 832-72[1]より)

Chapter 2 産婦人科医の遭遇する骨粗鬆症の症例と病態

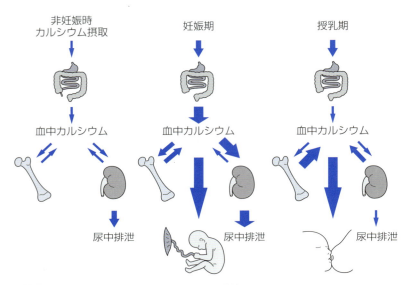

図4 非妊時・妊娠期・授乳期のカルシウム動態
矢印の太さは非妊時と比較した増加，減少程度を示す．
(Kovacs CS, et al. Endocr Rev. 1997; 18: 382-72[1] より)

　多くの場合，健康な女性が妊娠後期から産後授乳中に突然骨折するため，発症予測は難しい．妊娠前からの低骨量，栄養摂取不良，低体重などの基本的なリスクに加え，続発性骨粗鬆症のリスク因子であるステロイド，ヘパリン，抗けいれん薬，GnRH アナログを使用している場合も妊娠後骨粗鬆症の発症要因となりうる．

　最近の知見から DXA 法での授乳婦の骨量低下は，主に海綿骨の豊富な脊椎で観察され，末梢骨などの皮質骨では骨量低下は少ないとの報告がある[2,3]．一方HR-pQCT（high resolution peripheral quantitative computed tomography）にて，授乳中の末梢骨で microarchitectural deterioration が起きていることがわかった[2〜4]．また，授乳中の骨量低下の機序として破骨細胞による骨吸収の亢進と osteocytic osteolysis が指摘されている[2,5]．

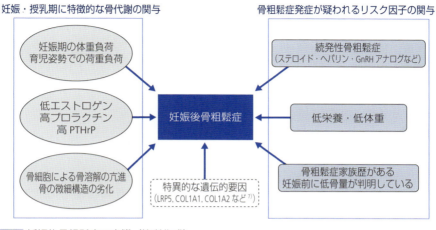

図5 妊娠後骨粗鬆症の病態(筆者作成)

> **目指せ! オステオマスターへの道**
>
> ✓ 多発骨折の場合,本症は,母体のQOLを著しく低下させる断乳や薬物治療に加え,適切な時期にリハビリテーションを行うことが大切.骨密度を上昇させることだけが目標ではなく,なるべく早く普通の生活に戻れるようにトータルケアすべきである.
> ✓ 患者のライフステージを見極めて治療方針を考える.骨折に至っていない妊娠後骨粗鬆症では,生活指導と,骨密度 follow up として,閉経前後で治療開始となることもある.

▶産婦人科医に求められる治療と対応

骨折後早期では,骨代謝マーカーなどのチェックをして,断乳・食事指導・骨粗鬆症治療薬・鎮痛薬を処方する.整形外科,リハビリテーションと連携をとる.

処方例

エディロール®(0.75μg) 1日1回服用 28日間
グラケー®(15mg) 1日3回服用 28日間

骨代謝調節・ビタミンD補充目的でエディロールが選択されることが多い.ucOC高値,ビタミンK不足の場合はグラケーを追加する.1カ月服用後,カル

シウム尿排泄をチェックし，随時尿で尿カルシウム / 尿クレアチニン＞40% の場合はエディロールを 0.5 μg に減量する．問題なければ最低 6 カ月は処方継続し，骨密度，骨関連マーカーのチェックを行う．

▶ 患者への説明

「授乳を中止したことで，骨の溶けるスピードがゆっくりになります．今後しばらくビタミン補充で経過をみていきましょう」

処方例

> アルファロール®（1 μg）1 日 1 回服用　28 日間
> プラリア皮下注®（60mg）　6 カ月ごと

骨折の急性期（骨折後 2 〜 3 週間以内）であり，強い疼痛と ADL の低下が認められる場合は，骨吸収抑制剤の投与も考慮する．プラリアに代わり，テリパラチド〔フォルテオ®　1 日 1 回 20 μg 皮下注，テリボン®（56.5 μg）週 1 回皮下注〕，またはビスホスホネート製剤も選択肢のひとつになる．テリパラチドは疼痛コントロールに優れ，QOL の回復が早かったという報告もある[6]．ただし，若年者に使用するという点では，投与可能期間 2 年の薬剤であり，将来のために保留しておくべきという考えかたもある．ビスホスホネート製剤は骨への親和性が高いので，次回妊娠に向けた薬剤の wash out には時間を要する．プラリア投与後は半年間，低カルシウム血症に注意しながら経過観察を続ける．

▶ 患者への説明

「現在の強い痛みがなるべく早く改善し，日常生活を元に戻すことができるように，強力な治療から始めましょう」

［ビスホスホネート製剤の例］
・ フォサマック®（5mg）　ボナロン®（5mg）　1 日 1 回服用
・ フォサマック®（35mg）ボナロン®（35mg）　アクトネル®（17.5mg）
　 ベネット®（17.5mg）　週 1 回服用
・ ボンビバ®（100mg）　アクトネル®（75mg）　ベネット®（75mg）
　 ボノテオ®（50mg）　リカルボン®（50mg）　月 1 回服用

▶ フォローアップ方法

一般的な骨粗鬆症治療のフォローと同様に，半年〜 1 年ごとに骨密度，骨代謝マーカーのチェックをしながら治療内容を検討するが，妊娠後骨粗鬆症のフォ

ローアップとして特徴的なのは，日常生活動作が改善しているかどうかが治療方針の方向性を決めるカギとなる点である．断乳後，急激に骨密度が増加してくるが，児を抱っこした時の痛みは続くことが多い．治療を継続し，骨折後リハビリテーションを併用しながら，本人が自信をもって育児に向かえるように支援すべきである．治療後3年ほどで骨密度増加率が減弱してくることが多く，骨代謝マーカーが正常であれば骨吸収抑制剤を中止することを考慮する．また，高齢出産の増加に伴い，妊娠後骨粗鬆症から連続して閉経期に突入してしまう症例もあり，継続的なフォローアップと骨密度検診を推奨する．

Clinical Pearl

女性の一生で，初めて骨粗鬆症チェックができるのは妊娠授乳期であり，その指南ができるのは産婦人科医しかいないのです！

設問の解答　1. 4. 5.

参考文献

1) Kovacs CS, Kronenberg HM. Maternal-fetal calcium and bone metabolism during pregnancy, puerperium, and lactation. Endocr Rev. 1997; 18: 832-72.
2) Kovacs CS. The skelton is a storehouse of mineral that is plundered during lactation and (fully?) replenished afterwards. J Bone Miner Res. 2017; 32: 676-80.
3) Brembeck P, Lorentzon M, Ohlsson C, et al. Changes in cortical volumetric bone mineral density and thickness, and trabecular thickness in lactating women postpartum. J Clin Endocrinol Metab. 2015; 100: 535-43.
4) BjOrnerem A, Ghasem-Zadeh A, Wang X, et al. Irreversible deterioration of cortical and trabecular microstructure associated with breastfeeding. J Bone Miner Res. 2017; 32: 681-7.
5) Kaya S, Basta-Pljakic J, Seref-Ferlengez Z, et al. Lactation-induced changes in the volume of osteocyte lacunar-canalicular space alter mechanical properties in cortical bone tissue. J Bone Miner Res. 2017; 32: 688-97.
6) Ijuin A, Yoshikata H, Asano R, et al. Teriparatide and denosumab treatment for pregnancy and lactation-associated osteoporosis with multiple vertebral fractures: a case study. Taiwan J Obstet Gynecol. 2017; 56: 863-6.
7) Butscheidt S, Delsmann A, Rolvien T, et al. Mutational analysis uncovers monogenic bone disorders in women with pregnancy-associated osteoporosis: three novel mutations in *LRP5, COL1A1*, and *COL1A2*. Osteoporos Int. published online 2018, 29.

〈善方裕美〉

Chapter 2 産婦人科医の遭遇する骨粗鬆症の症例と病態

4-1 ▶ 性ホルモン低下療法に続発する骨粗鬆症

▶ 症例

▶50 歳女性　主訴：「骨量減少を指摘」

● 現病歴：7 年前（43 歳時）より高度の月経困難症状を自覚していたため産婦人科を受診．子宮筋腫および子宮腺筋症の診断にて，gonadotropin releasing hormone agonist: GnRHa（リュープリン®）の注射薬を 6 カ月投与，6 カ月休薬を 1 サイクルとして合計 6 サイクル施行した．最近近所の薬局で，エコー下での骨密度検査 quantitative ultrasound: QUS 法にて異常（判定 5: 20～44 歳比較　70%以下）を認めたとのことで精査希望があり，来院となった．更年期症状は特に認めておらず，GnRHa の投与は 8 カ月前が最後の使用歴となるが，その後月経は再開していない．

● 妊娠分娩歴：0 妊 0 産．

● 身長　153cm，体重 42Kg．

● 既往歴：上記の子宮筋腫および子宮腺筋症以外には，特記すべきことなし．

● 生活歴：骨折歴なし，飲酒は機会飲酒程度，喫煙歴なし．

● 家族歴：母　高血圧　父　高血圧，脂質異常症．両親に大腿部近位部骨折歴なし．

● 身体所見：特記すべきものなし．

● 内診所見：子宮　前傾後屈，やや大．

● 経腟超音波断層法：子宮はびまん性に腫大．後壁優位の子宮腺筋症を認める．

● 採血結果：Estradiol（E2）20pg/mL 未満，FSH 78 mIU/mL
カルシウム 9.2mg/dL，リン 3.2mg/dL, intact-PTH 27pg/dL,
TRACP-5b 524mU/dL，オステオカルシン 3.5ng/mL, ucOC 3.2ng/mL.
であった．

● Dual-energy X-ray absorptiometry（DXA）法：
L2-4　BMD　0.690g/cm^2（YAM 値 68%）
大腿骨頸部　BMD　0.518g/cm^2（YAM 値 66%）

> **問題　この疾患で正しいものはどれか，1つ選べ.**
>
> 1. GnRHa の投与中は骨吸収が骨形成を上回る高回転型の骨代謝動態を示す.
> 2. 骨粗鬆症は原発性でなければ YAM 値が 70%未満でも経過観察する.
> 3. QUS 法は骨粗鬆症の確定診断に用いる検査法である.
> 4. GnRHa による骨粗鬆症は時間経過とともに自然回復するため, 経過観察で
>   よい.　　　　　　　　　　　　　　　　　　　　　　　　（解答は本文末尾）

▶診断

性ホルモン低下による骨粗鬆症

▶ここがポイント！

- ☑ 子宮筋腫および子宮腺筋症に伴い，これまでに複数回の GnRHa 投与を施行されている.
- ☑ QUS 法でスクリーニング陽性になっている.
- ☑ 骨吸収マーカーが高値を示している.
- ☑ DXA 法で骨量が低下している.
- ☑ 性ホルモン検査からは閉経を疑う状況であり，投与終了後も月経が再開していないことから GnRHa の投与により閉経を迎えたものと考えられる.

▶症例へのアプローチ

本症例は GnRHa 投与を長期にわたり繰り返し施行しているため，卵巣機能の抑制による低エストロゲン状態が定常化していたと考えられる. 続発性骨粗鬆症の可能性を念頭に置いて骨量に対する評価を行う必要がある. また食事歴や運動歴も確認し，介入していくことが求められる.

▶検査の読みかたと診断の絞り込み

本症例は採血で FSH 40mIU/mL 以上, E2 20pg/mL 未満であること，かつ GnRHa 使用後の月経再開がないことから，自然閉経したものと考えられる.

腰椎骨密度値および大腿骨頸部骨密度値から「骨粗鬆症の予防と治療ガイドライン 2015 年版」に従って診断していくと,「骨粗鬆症」の診断となる. この場合,

Chapter 2 産婦人科医の遭遇する骨粗鬆症の症例と病態

閉経からはまだ間もないと考えられるため GnRHa 投与による低エストロゲン状態における続発性骨粗鬆症と考えられる.

この症例の場合,薬剤治療が必要となる. ucOC の値は正常値のため,ビタミン K の摂取は十分と考えられる.

▶知っておきたい病態生理

本症例は子宮筋腫および子宮腺筋症に対して複数回の GnRHa 療法を施行されている.

GnRHa 療法は,下垂体からのゴナドトロピン分泌をうながし,卵巣からのエストロゲン分泌を低下させるため,投与中は子宮筋腫や子宮腺筋症を縮小させ,骨代謝動態が閉経後と同様に,骨吸収＞骨形成の高回転型を示す. 既報においても Leuprorelin Acetate(リュープリン®)投与 6 カ月後の骨量変化率は−4.9％程度[1,2]とされており,これは両側卵巣摘出後にほぼ匹敵する骨量低下率とされている[3].

GnRHa 再治療が必要になる場合,前回投与から期間を開けることで骨量は自然に回復するがその回復のために必要な期間はあまり周知されていない. 使用上は半年の期間をおいての再投与が可能であるが,投与後 1 年骨密度を追跡調査した結果では,1 年後でも投与前値に回復せずなお有意に低下したとの報告もある[4]. よって,本症例のように GnRHa を短期間に反復投与していた症例に関しては,投与していない期間での骨量回復が不十分のまま再投与となり,結果的に骨量減少 / 骨粗鬆症を発症している可能性があり,反復投与例に関しては骨量に対しての評価を適宜施行すべきであると考えられる.

また,健康診断で QUS 法を行ったことがきっかけで骨量減少を指摘されることもある. この場合 QUS 法はスクリーニングの検査としては有用であるが,最終的な骨量減少 / 骨粗鬆症の診断は DEX 法が定量的な確定診断の方法であり,QUS 法の診断で処方を開始せず,DXA 法を行うことが必要である[5].

治療としては GnRHa 投与による骨の状態は高回転型の骨量減少となるので,骨吸収抑制薬の使用が一般的な方法となる.

骨吸収抑制薬には,エストロゲン製剤や,selective estrogen receptor modulator(SERM)や bisphosphonate(BP)製剤などがあり,いずれも骨密度改善の有用性が示されている[6~8]. また,現代人の多くはビタミン D 不足であることか

ら[9]，活性型 $VitD_3$ 製剤の併用，または使用を検討する．

目指せ! オステオマスターへの道

✓ 骨折リスクと年齢因子によって使用薬剤を使い分けよ！

✓ 長期投与が見込まれる閉経直後症例，かつ既存骨折がない症例
　→ SERM, または，かつ活性型 $VitD_3$ 製剤

✓ またエストロゲン製剤は骨折予防効果はあるが，骨量増加目的単独では使用できないことに留意．更年期障害がある患者のケースで副次的作用を期待して使用することが望ましい．

▶ 産婦人科医に求められる治療と対応

　続発性骨粗鬆症の診断となり，現状の骨量では骨折リスクが高いため薬物療法が必要となる．この場合，高回転型の骨量減少をきたすので，薬物療法としては骨吸収抑制薬の使用が理にかなっている．

　骨吸収抑制薬としてはエストロゲン製剤，SERM, EP 製剤などがあげられる．このうちエストロゲン製剤を使用した加療の場合，閉経後に子宮筋腫や子宮腺筋症の増大をみることもあり，「ホルモン補充療法ガイドライン 2015 年度版」においても，使用は可能であるが，再燃，悪性転化に留意とのコメントがなされている．

　これらから総合すると，本症例はエストロゲン製剤よりは SERM を使用するのが妥当である．

　また，活性型ビタミン D_3 製剤は骨吸収作用には関連しないがビタミン D の不足があると治療反応性が低下すること[10]や，骨密度の増加効果が認められており，かつ大きな副作用が少ないという利点をもっており，他剤との併用を考慮すべき薬剤である．

　特に SERM との併用は単剤より骨温存効果が高いとの報告[11]もある．

　BP 製剤は薬理上は有効であるが本症例の年齢を考えると，使用が長期にわたる可能性があり，顎骨壊死や非定型骨折を起こす可能性があるため，second choice とするのが妥当であろう．

Chapter 2　産婦人科医の遭遇する骨粗鬆症の症例と病態

> **処方例**
> ① エビスタ® (60mg) 1 錠　分 1　1 日 1 回
> 　　または　ビビアント® (20mg) 1 錠　分 1　1 日 1 回

▶ 患者への説明

　「骨には女性ホルモンと同様に作用する薬剤で，子宮内膜や乳腺には悪影響のない薬剤です．副作用としては，頻度はきわめて低いですが静脈血栓症のリスクがあるため，内服後に下肢の疼痛や浮腫，突然の呼吸困難感などがある場合には病院を受診してください．またほてり，発汗といった更年期症状や乳房緊満感が出現することがありますので，その際にも申し出てください」

> **処方例**
> ② ①に併用して
> 　　ワンアルファ®錠 (1.0μg) 1 錠　分 1　1 日 1 回
> 　　または　エディロールカプセル® (0.75μg) 1 錠　分 1　1 日 1 回

▶ 患者への説明

　「活性型ビタミン D_3 製剤であり，内服することで骨密度上昇効果，骨折抑制効果があることが知られています．副作用としては，高カルシウム血症をきたすことがあるため，内服中は数カ月に 1 回採血を行います」

▶ 注意事項

- SERM の保険病名は閉経後骨粗鬆症のみとなっている．
- SERM は静脈血栓塞栓既往，高リン脂質抗体症候群，長期不動状態には禁忌となる．
- 活性型ビタミン D_3 製剤は高齢者，腎機能低下，脱水などで高カルシウム血症をきたすことがある．
- 活性型ビタミン D_3 製剤の内服で高カルシウム血症に副作用が出る場合，稀に原発性副甲状腺機能亢進症が同時に存在するケースがあるので，留意すること．
- また近年登場した Eldecalcitol（エディロール®カプセル）には骨量増加効果，骨折予防効果（椎体）があるとされており，ガイドラインにて骨量増加，椎体骨折予防に対して有効性グレード A となっている[12]．

▶ フォローアップ方法

1年に1回程度のDXA法を行う．この際，腰椎および大腿骨近位部の2カ所で測定することが望ましい．

また，治療前に骨代謝マーカー（TRAP5-b）の上昇を認めていることから，薬剤投与後効果判定のために再度測定を行うことが望ましい．その場合3～6カ月で測定し，マーカーの値が最小有意変化（MSC）を超えて変化せず，または閉経前女性の基準値内へ達しない場合は，さらなる原因を検討し，状況によっては薬剤変更を行う．しかしながら，薬剤アドヒアランスの不良が主な原因であるケースもあるので，服薬状況は必ず確認するべきである．

Clinical Pearl

GnRHaを長期に施行している症例では，投与している産婦人科医が骨量について留意しておく．

設問の解答

1. GnRHaの投与中は骨吸収が骨形成を上回る高回転型の骨代謝動態を示す．上記の通りであり〇.
2. × → 続発性であってもYAM値が70%未満であれば，骨粗鬆症の診断となるため治療を開始する．
3. × → QUS法は骨密度のスクリーニング検査であり，確定診断には用いない．
4. × → 骨粗鬆症の診断基準を満たしていれば，治療介入が必要となる．

参考文献
1) Surry ES, Howard IJ. Reduction of vasomotor symptoms and bone mineral density loss with combined norethindrone and long-acting gonadotropin-releasing hormone agonist therapy of symptomatic endometriosis: a prospective randomized trial. J Clin Endocr Metab. 1992; 75: 558-63.
2) Wheeler JM, Knittle JD, Miller JD, et al. Depot leuprolide acetate versus danazol in the treatment of women with symptomatic endometriosis: a multicenter, double-blind randomized clinical trial: II. Assessment of safety. Am J Obstet Gynecol. 1993. 169: 26-33.
3) Kazunori H, Masahiro N, Yoshihito I, et al. The chronological change of vertebral bone loss following oophorectomy using dual energy X-ray absorptiometry: the cor-

relation with specific markers of bone metabolism. Maturitus. 1995; 22: 185-91.

4) 松尾博哉. GnRHa 治療に伴う骨量減少. 日臨. 2003; 61: 314-8.

5) 伊藤昌子. QUS 法使用の実際. 臨床応用－臨床的意義. Osteoporsis Jpn. 2005; 13: 36-8.

6) Doren M, Niksson JA, Johnell O. Effects of specific postmenopausal hormone therapies on bone mineral density in post-menopausal women: a meta-analysis. Hum Reprod. 2003; 18: 1737-46.

7) Pieer DD, Kristne EE, Jonathan D. et al. Efficacy of raloxifene on vertebral fracture risk reduction in postmenopausal women with osteoporosis: four-year results from a randomized clinical trial. J Clin Endocrinol Metab. 2002; 87: 3609-17.

8) Hagino H, Nishizawa Y, Sone T, et al. A double-blinded head-to-head trial of minodronate and alendronate in women with postmenopausal osteoporosis. Bone. 2009; 44: 1078-84.

9) 岡野登志夫, 津川尚子. 日常診療に潜む骨折危険性―ビタミン D- カルシウム摂取不足の現状. 治療学. 2008; 42: 873-6.

10) Ishijima M, Sakamoto Y, Yamanaka M, et al. Minimum required Vitamin D level for optimal increase in bone mineral density with alendronate treatment in osteoporptic women. Calcif Tissue Int. 2009; 85: 398-404.

11) Itsuo G , Shin H, Yaku T , et al. Alfacalcidol-supplemented raloxifene therapy has greater bone-sparing effect than raloxifene-alone therapy in postmenopausal Japanese women with osteoporosis or osteopenia. J Bone Miner Metab . 2012; 30: 349-58.

12) 骨粗鬆症の予防と治療ガイドライン作成委員会, 編. 骨粗鬆症と治療のガイドライン 2015 年版. 東京: ライフサイエンス出版; 2015.

〈横田めぐみ, 平沢 晃, 青木大輔〉

4-2 ▶ 乳がんに対する内分泌療法に続発する骨粗鬆症

▶ 症例

❯症状「更年期症状（ほてり），不眠，不安」

- 年齢 54 歳，女性
- 妊娠分娩歴: 4 妊 3 産
- 身長 155cm，体重，43Kg
- 現病歴: 50 歳時に両側乳がん（ステージ I）にて手術を施行されている．病理検査にてエストロゲン受容体（ER）陽性であったため，術後に gonadotropin releasing hormone agonist: GnRHa（ゾラデックス®）の皮下注射を 2 年間施行した．

  その後，tamoxifen（ノルバデックス®）の服用を開始する（月経は再開せず）も，服用後 2 年目に子宮内膜異常を指摘されたため，アロマターゼ阻害薬（alomataze inhibitor: AI）の anastrozole（アリミデックス®）に変更した．それまで骨密度の検査を一度も施行していなかったが，アリミデックス®を服用し始めて 1 年後，たまたま薬の処方で来院した時の担当医から骨密度検査をするように勧められた．ちょうどその頃，不眠や不安感，ほてりなどの症状もあり，更年期症状も疑い，院内紹介にて婦人科更年期外来を受診した．
- 生活習慣: 機会飲酒，喫煙歴なし．
- 家族歴: 母 骨粗鬆症に起因する大腿部近位骨折歴（−） 父 脂質異常症．
- 身体所見: 特記すべきものなし．
- 内診所見: 子宮は前傾前屈で小，付属器は触知せず．
- 経腟超音波断層法: 子宮は萎縮傾向あり．子宮内膜厚は 0.5mm. 両側付属器は同定できず．
- 子宮頸部および内膜細胞診: ともに陰性．

血液検査所見: Estradiol（E2）10pg/mL 未満，FSH 108mIU/mL, カルシトニン 18pg/mL，カルシウム 9.00mg/dL，リン 3.1mg/dL, ALP 356IU/L, TRAP5-b 497mL/dL

Chapter 2 産婦人科医の遭遇する骨粗鬆症の症例と病態

● DXA 法による骨密度: 腰椎骨 (L2-4 BMD): 0.794g/cm^2 (YAM 71％)

大腿骨近位部: 0.710g/cm^2 (YAM 76％)

● FLAX score® major osteoporotic 5.9％, Hip fracture 0.1％

問題　**この疾患で誤っているものはどれか．1つ選べ．**

1. AI 療法は閉経後に使用することで血中，組織中のエストロゲンを低下させる．
2. AI 療法により腰椎，大腿骨の骨密度は低下する．
3. 更年期障害が出現しているため更年期症状の改善と，副次的な骨量増加を考慮して女性ホルモン補充療法を行う．
4. 本症例は薬剤投与により低エストロゲン状態になった結果の続発性骨量低下の診断である．　　　　　　　　　　　　　　　　　　　　（解答は本文末尾）

▶ **診断**

AI 療法に伴う性ホルモン低下による骨量低下

▶ **ここがポイント！**

☑ 乳がんに対して計 5 年間内分泌療法（GnRHa → tamoxifen → AI 療法）を施行している．

☑ ほてり，不眠など更年期症状が出現している．

▶ **症例へのアプローチ**

ER 受容体陽性乳がんに対する内分泌療法中である．閉経前であったため，Gn-RHa＋tamoxifen 併用療法（ゾラテックス®＋ノルバデックス®）を施行していた．その後は閉経が確認されたため AI 療法が追加となり，術後から継続的な低エストロゲン状態となっている．

また自覚的な症状であるほてり，不眠からも低エストロゲン状態による更年期症状の可能性が考えられる．

▶ **検査の読みかたと診断の絞り込み**

本症例は乳がんに対する内分泌療法中であり，血中エストロゲン値が測定感度以下である．

また骨吸収マーカーである TRAP5-b の値が高値であり，DXA 法による腰椎および大腿骨近位部の骨密度値から，性ホルモン低下療法治療薬による続発性骨量減少を疑う．

▶ 知っておきたい病態生理

乳がんに対する内分泌療法は，いずれも非使用時と比較し有意な骨密度低下を引き起こすことが知られている[1]．これは体内が低エストロゲン状態になることにより，破骨細胞の活性化を誘導し，骨形成より骨吸収が優位となる結果である．

本症例において使用している薬剤でみていくと，ノルバデックス®は閉経後には骨保護効果を指摘されているが，閉経前においては骨密度を低下させる[2]．また，GnRHa であるゾラテックス®やリュープリン®も骨密度低下作用が知られている[3]．

また，閉経後からの AI 療法は，通常の閉経後であればわずかに体内に存在するはずの卵巣間質や副腎，脂肪組織から供給されるアロマターゼからのエストロゲンも含めて完全に枯渇させる療法であるので，閉経より強い低エストロゲン状態がもたらされている[4]．

閉経後女性に関して，この微量なエストロゲンがどの程度骨密度の維持に影響しているか明確な証明はないが，少量のエストロゲンであってもエストロゲン値により骨折閾値が変わるという報告もあり[5]，AI 療法中および療法後は骨密度減少により留意する必要がある．実際はこれらの乳がんの補助治療に使用される薬剤の中で，AI 療法は最も有意な骨密度低下をもたらし，かつ実際の骨折リスクの増加も示されている．

これらのリスクを鑑みて，乳がん治療中の骨への観察と治療に関してはアメリカ臨床腫瘍学会（ASCO）のガイドラインに管理の方法が示されている[6]．それによれば，まず適度な運動とカルシウム，ビタミン D の摂取をうながし，high-risk 群（AI 投与，早発閉経など）の患者には骨密度を 1 年おきに測定した上で T-score− −2.5 以上は骨粗鬆症の治療を開始すべきとしている．

薬剤治療に期待する効果としては，① 骨密度の低下を予防すること，② 将来の骨折リスクを下げること，の 2 点が焦点となる．

①に関しては AI 治療による骨密度の減少予防に bisphosphonate（BP）製剤や破骨細胞の分化を抑制することで強力な骨密度上昇効果の得られる receptor aci-

| Chapter 2 | 産婦人科医の遭遇する骨粗鬆症の症例と病態 |

tivator of nuclear factor-κ（B ligand：RANKL 抗体，一般名 denosumab：プラリア®）の投与が効果的であることが既報で示されている[7, 8]．

BP 製剤の個別の薬剤でみると 表1[9] のとおり，Zoledronic acid（リクラスト®，ゾメタ®）や Ibandronate（ボンビバ®），Risedronate（アクトネル®，ベネット®）の投与により骨密度改善効果が報告されている[10〜12]．

②骨折リスクの低下に関しては，ゾレドロン酸投与がメタ解析で骨折を減少させたとの報告がある[13]．最近の知見としてはデノスマブが AI 療法を行っている乳がん患者を対象とした骨折リスクを半分へ減少させることが報告されている[14]．

また，本症例では更年期症状が出ているため，エストロゲンを中心としたホルモン補充を検討したくなるが，産婦人科医として乳がんは治療中，既往に限らず女性ホルモン補充療法が禁忌であることを認知しておくことが大切である．

表1　乳がん患者の骨量減少・骨折予防に対する薬剤の効果

性ホルモン低下療法	薬剤	腰椎 （％増加率）	大腿骨 （％増加率）	骨折
化学療法による人工閉経	Clodronate （1,600mg/d /2 年）	2.9%	3.7%	NS
	Risedronate （30mg/d/12W /2 年）	2.5%	2.6%	NS
GnRHa + tamoxifen	Zoledronic acid （4mg/6M /3 年）	14.4%	8.2%	NS
AI	Zoledronic acid （4mg/6M /3 年）	6.7%	5.2%	NS
	Risedronate （35mg/W/2 年）	4.0%	2.9%	NS
	Ibandronate （150mg/M /2 年）	6.2%	4.5%	NS
	Denosumab （60mg/6M /3 年）	10.0%	7.9%	HR0.5

NS: no significant change　HR: hazard ratio
（高橋俊二. BONE. 2016; 30: 77-82[9]）

目指せ! オステオマスターへの道

✓ AI療法による骨粗鬆症 / 骨折リスクの増大は骨質の悪化も加味されている可能性が示唆されており骨密度による投与基準に限らず, 早めの BP 製剤の使用が推奨されている[15].

▶ 産婦人科医に求められる治療と対応

　DXA 法の腰椎骨および大腿骨近位部の骨密度の結果から続発性骨量減少の状態である. 薬剤性であるので, 使用薬剤を中止, または変更が原則であるが AI 療法は ER 陽性乳がんに治療上きわめて有益な薬であり, 現実問題として代替薬剤の検討は困難である. また,「骨粗鬆症の予防と治療ガイドライン 2015 年版」によれば, 本症例は脆弱性骨折はなく, BMD が YAM 値の 70 ～ 80％, かつ FRAX　score が低値であることから原発性であれば薬物加療は不要となる. しかしながら, AI 療法による骨密度低下は骨折リスクの増加を指摘されており, 骨質の低下が合併していることを示唆されているため, 早めの薬剤投与が勧められている. また AI 療法は長期間 (2～5 年) 施行するため, 今後のさらなる骨密度低下に備える意味でも薬物療法が必要となる.

　また, 産婦人科を受診する骨粗鬆症患者は, 更年期症状などが受診のきっかけであるケースが多いため整形外科や内科を受診する患者よりは比較的若い年代 (50 歳代～60 歳代前半) が中心であり, 結果 FRAX score は低値であることがきわめて多い.

　先述した BP 製剤が骨密度減少の予防, 骨折の抑制に効果があることが知られており, 活性型 VitD$_3$ 製剤との併用療法で新規椎体骨折の発症率を下げるといのう報告もあるため, 併用による効果も期待できる[16]. BP 製剤, または活性型ビタミン D 製剤併用が最も本症例では妥当である. もっと骨量が低下している症例であれば速やかな骨量増加を期待し抗 RANKL 抗体を使用してもよいと思われる. ちなみに SERM は AI と一緒に使用すると相互作用の結果, AI の効果を下げてしまうため AI との併用は避けることが望ましい.

Chapter 2 産婦人科医の遭遇する骨粗鬆症の症例と病態

処方例

① ボナロン®経口ゼリー（35mg）1週間に1回

　またはリカルボン®（50mg）1錠　1カ月に1回

　　アクトネル®（75mg）1錠　1カ月に1回

　　など

　　いずれも起床時　30分横にならないこと

　点滴製剤を希望する場合

　　リクラスト（5mg）1年　1回　15分以上かけて点滴静注

　またはボンビバ®（1mg）1カ月に1回　静脈注射　など

① に併用して

② ワンアルファ®錠（1.0μg）1錠　分1　1日1回

　またはエディロール®（0.75μg）1錠　1日　1回　など

▶ 患者への説明 ①

「この薬剤には骨を壊す細胞の機能を抑制することで，骨の破壊の度合いを抑制する効果が確認されています．

　硬水ではなく，軟水で内服し，吸収率をあげるため30分はほかの飲食物を摂取しないでください．また，上部消化管障害の発症リスクが高いため，食道炎や胃炎のある方は点滴製剤への変更を行うことがあります．

　内服しながら抜歯などを行うと顎骨壊死を起こすリスクがあるため，この薬を使用する前に歯科的治療を行っておいてください．また治療が必要な場合は，休薬期間が必要なこともあるので，歯科医師に治療前に必ず伝えてください．

　また，インフルエンザにかかった時のような発熱，筋肉痛，疲労，骨痛がみられることが時にあります．この場合，同系の連日内服する製剤に変更することで改善することがあります（急性期反応）」

▶ 患者への説明 ②

「活性型ビタミン D_3 製剤であり，内服することで骨密度上昇効果，骨折抑制効果があることが知られています．副作用としては高カルシウム血症をきたすことがあるため，内服中は数カ月に1回血清カルシウムなどの血液検査を行います」

▶ 注意事項

　BP製剤の長期使用における稀な有害事象を理解しておく：長期使用による顎

骨壊死，非定型大腿部転子下骨折 / 骨幹部骨折.

腎機能の評価を処方前に行うことが望ましい（eGFR＜30mL/min では使用禁忌）.

▶ フォローアップ方法

少なくとも 1 年に 1 回は，DXA 法による腰椎および大腿骨近位部の骨密度測定を行う.

また，本症例も治療前に骨代謝マーカー（TRAP5-b）の上昇を認めていることから，薬剤投与後その効果判定のために再度測定を行うことが望ましい．その場合 3 ～ 6 カ月で測定し，マーカーの値が最小有意変化（MSC）を超えて変化せず，または閉経後女性の基準値内へ達しない場合，薬剤変更を検討する．この際服薬アドヒアランスが不良であるケースが少なからずあるので，服薬状況は必ず確認する．本症例では，経口薬の BP 製剤を処方しているため，服薬状況含め問題なく改善効果がない場合は，BP 注射製剤への変更や抗 RANKL 抗体への変更を検討する.

Clinical Pearl

乳がんへの治療は女性ホルモン低下療法が中心となることが多く，骨への影響が大きいことを産婦人科医も認知すべきである.

設問の解答

3. ×　乳がん罹患患者への女性ホルモン補充療法は禁忌である（再発リスクが上昇する）.
1. ○ → AI 療法の作用機序である.
2. ○ → 他の補助化学療法群との比較で骨密度低下に有意差があることが知られている.
4. ○ → 骨密度の値から上記診断となる.

Chapter 2 産婦人科医の遭遇する骨粗鬆症の症例と病態

参考文献

1) David MR, Julie D, Richard E , et al. Guidance for the management of breast cancer treatment-induced bone loss: a consensus position statement from a UK Expert Group. Cancer Treatment Rev. 2008; 34: S3-S18.

2) Powles JT, Hickish T, Kanis JA, et al. Effect of tamoxifen on bone mineral density measured by dual-energy X-ray absorptiometry in healthy premenopausal and postmenopausal women. J Clin Oncol. 1996; 14: 78-84.

3) Sverrisdottir A, Fornander T, Jacobsson H, et al. Bone mineral density among pre-menopausal women with early breast cancer in a randomized trial of adjuvant endo-crine therapy. J Clin Oncol. 2004; 22: 3694-99.

4) Hadji P. Aromatase inhibitor-associated bone loss in breast cancer patients is dis-tinct from postmenopausal osteoporosis. Crit Rev Oncol Hematol. 2009; 69: 73-82.

5) Cummings SR, Browner WS, Bauer D, et al. Hormones and the risk of hip and verte-bral fractures among older women. N Engl J Med. 1998; 339: 733-8.

6) Hillner BE, Ingle JN, Chlebowski RT, et al. American Society of Clinical Oncology 2003 update on the role of bisphosphonates and bone health issues in women with breast cancer. J Clin Oncol. 2003; 21: 4042-57.

7) Valachis A, Polyzos NP, Coleman RE, et al. Adjuvant therapy with zoledronic acid in patients with breast cancer: a systematic review and meta-analysis. Oncologist. 2013; 18: 353-61.

8) Ellis GK, Bone HG, Chlebowski R, et al. Randomized trial of denosumab in patients receiving adjuvant aromatase inhibitors for nonmetastatic breast cancer. J Clin On-col. 2008; 30: 4875-82.

9) 高橋俊二. 性ホルモン低下療法に伴う骨粗鬆症. BONE. 2016; 30: 77-82.

10) Brufsky AM, Bosserman LD, Caradonna, et al. Zoledronic acid effectively prevents aromatase inhibitor-associated bone loss in postmenopausal women with early breast cancer receiving adjuvant Letrozole: Z-FAST study 36-month follow-up re-sults. Clin Breast Cancer. 2009; 9: 77-85.

11) Van Poznak C, Hannon RA, Mackey JR. Prevention of aromatase inhibitor-induced bone loss using risedronate: the SABRE trial. J Clin Oncol 2010; 28: 967-75.

12) Lester JE, Dodwell D, Purohit OP, et al. Prevention of anastrozole-induced bone loss with monthly oral ibandronate during adjuvant aromatase inhibitor therapy for breast cancer. Clin Cancer Res. 2008: 14: 6336-42.

13) Coleman RE, Marshall H, Cameron D, et al. Breast-cancer adjuvant therapy with zoledronic acid. N Engl J Med. 2011; 365: 1396-405.

14) Gnant M, Pfeiler G, Dubsky PC, et al. Adjuvant denosumab in breast cancer（ABCSG-18）: a multicentre, randomised, double-blind, placebo-controlled trial. Lan-cet. 2015; 386: 433.

15) Hadji P, Body JJ, Aapro MS, et al. Practical guidance for the management of aorna-tase inhibitor-associated bone loss. Ann Oncol. 2008; 19: 1407-16.

16) Orimo H, Nakamura T, Fukunaga M, et al. Effects of alendronte plus alfacalcidol in osteoporosis patients with a high risk of fracture: the Japanese Osteoporosis Inter-vention Trial（JOINT）- 02. Curr Med Res Opin. 2011; 27: 1273-84.

〈横田めぐみ，平沢 晃，青木大輔〉

5 ▶ 早発卵巣不全に続発する骨粗鬆症

▶ 症例

❯35 歳　主訴「無月経，挙児希望」

● 現病歴: 24 歳頃より月経が不順となり，25 歳で無月経となった．以降，近医にてカウフマン療法を施行されていたが，長期間の通院に強いストレスを感じるようになり，27 歳時より治療を自己中断していた．今回，結婚を契機に無月経の精査および挙児希望を目的として来院した．

● 妊娠分娩歴: 0 妊 0 産

● 既往歴: 20 歳 両側卵巣腫瘍核出術 (子宮内膜症性嚢胞)

● 生活歴: 機会飲酒，喫煙歴はない

● 家族歴: 特記すべきことはない

● 採血検査所見: FSH (卵胞刺激ホルモン) 89.8mIU/mL, LH (黄体形成ホルモン) 42.3mIU/mL, E2 (エストラジオール) <25pg/mL, AMH (抗ミュラー管ホルモン) <0.01ng/mL

● 経腟超音波断層法: 子宮内膜 2mm で子宮の著明な萎縮あり．両側卵巣を検出せず．

問題　この疾患について誤っているものはどれか，1 つ選べ.

1. 卵巣腫瘍切除術と関連がある可能性が高い.
2. 卵巣性無月経である.
3. 骨密度計測を行う.
4. 骨粗鬆症がなければ無治療でよい.
5. ホルモン補充療法の適応である.

(解答は本文末尾)

▶ 診断

早発卵巣不全 (卵巣性無月経)

▶ ここがポイント

☑ 早発卵巣不全の原因は不明な場合が多いが，卵巣腫瘍核出術や抗がん剤治療

Chapter 2 産婦人科医の遭遇する骨粗鬆症の症例と病態

など，医原性に発症するケースも多い．

✓ 早発卵巣不全の代表的な合併症として骨粗鬆症と心血管系障害があり，患者の予後に大きな影響を及ぼす．

✓ 早発卵巣不全の診断時にはすでに骨粗鬆症が進行している可能性があるため，スクリーニング検査として骨密度測定をするべきである．

✓ 骨密度が正常範囲内の症例においても，将来的な骨粗鬆症の発症を予防するため，ホルモン補充療法が必要である．

▶ 症例へのアプローチ

本症例の主訴は挙児希望であり，腰背部痛などの骨粗鬆症に認められるような主訴ではない．実臨床の現場においても，症例のほとんどが無月経や挙児を希望して受診する．そのため，早発卵巣不全症例においては積極的に骨粗鬆症の有無を確認する必要性がある．本症例は骨密度値で YAM80% であり，骨粗鬆症の診断には至らなかったが，骨密度が正常範囲内にある症例においても，将来的な健康を確保するために長期的なホルモン補充療法が必要であることを説明するべきである．さらに挙児を希望する際には，安全性が確立されていないことから，ビスホスホネートの投与は避けるべきである．

▶ 検査の読みかたと診断の絞り込み

血中のホルモン値，特に FSH 値と E2 値に着目する．一般の性成熟期女性では，FSH 値は 10 mIU/mL 未満程度であり，E2 値も 40pg/mL 以上が正常であるため，本症例は明らかな高ゴナドトロピン性低エストロゲン血症である．また AMH 値も感度未満であり，明らかな低値を示していることから，卵胞数の減少による卵巣性無月経であることが示唆される．本症例では，早発卵巣不全の原因と考えられる既往歴を有するため，医原性の早発卵巣不全と考えられるが，他に染色体異常や自己免疫疾患なども早発卵巣不全の原因となるため，症例によってはこれらの疾患について精査をすべきである．

▶ 知っておきたい病態生理

早発卵巣不全は，卵胞の機能異常もしくは卵胞の著しい減少によって生ずる卵巣機能不全症であり[1]，40 歳未満の女性で少なくとも 4 カ月以上の無月経と血中

FSH の異常高値（FSH ＞25 ～ 40mIU/mL，4 週間以上の期間をあけて 2 回以上測定する）が診断の根拠となる[1~3]．その呼称に関してはさまざまな変遷があったが，2018 年に刊行された日本産科婦人科学会による『産科婦人科用語集・用語解説集 改訂第 4 版』では，早発卵巣不全（primary ovarian insufficiency: POI，premature ovarian failure: POF）および早発閉経（Premature menopause）の両方の呼称が併記されているが，早発卵巣不全のほうがより包括的な意味をもつと定義されており，一般に浸透しつつある[4]．早発卵巣不全の発症頻度は 40 歳未満の女性の 1 ～ 2％程度とされており，重症の不妊症を呈する症例が多数存在する一方で，4 ～ 10％が妊娠出産に至ると考えられている[1,5]．また，早発卵巣不全の原因はほとんどの場合で不明なことが多いが，原発性ではターナー症候群に代表される染色体異常や，*FMR1* 遺伝子の異常である脆弱 X 症候群（fragile X-associated disorders）に代表される遺伝子異常などがあげられる[1,3]．さらに，自己免疫疾患である，甲状腺機能低下症および副腎機能低下症を呈する多腺性自己免疫症候群（polyglandular autoimmune syndromes: PAS），リウマチ，全身性エリテマトーデスなどとの関連性も指摘されている[3]．続発性のものとしては，卵巣腫瘍核出術によって早発卵巣不全を発症することが知られており，特に子宮内膜症性嚢胞の卵巣腫瘍核出術との強い関連性が指摘されている[6]．近年，本邦においても妊孕性温存治療が普及しつつあるが，がん治療で用いられる抗がん剤や放射線療法も，続発性に発症する早発卵巣不全の代表的な要因である．

　早発卵巣不全患者における症状および合併症は多岐にわたり，のぼせなどの更年期症状のほか，性器の萎縮，認知機能および精神的な障害のほか，生命予後に影響を与えるものとして，骨粗鬆症や心血管障害の発生が指摘されている 図1 [1~5,7]．

　エストラジオールに代表されるエストロゲンは，骨リモデリングの際の破骨細胞の骨吸収を直接的に抑制し，さらに破骨細胞分化因子（NF-*κ* B 活性化受容体リガンド，receptor activator of nuclear factor kappa-B ligand: RANKL）の発現を抑制することによって骨吸収を抑制する．そのため，早発卵巣不全の際に起こるエストロゲンの低下は破骨細胞の活性化を誘導する[8,9]．また，閉経などによって酸化ストレスが増大することによって，骨吸収優位の骨リモデリング亢進を助長する[10,11]．その結果，早発卵巣不全患者では若年性に骨量の低下が起こり，特に大腿骨頸部および椎骨（特に腰椎）に顕著であることが指摘されている[12,13]．

Chapter 2　産婦人科医の遭遇する骨粗鬆症の症例と病態

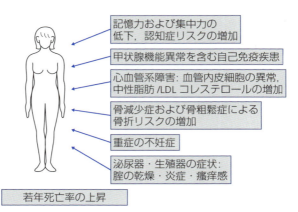

図1　早発卵巣不全患者に起こる合併症
(Podfigurna-Stopa A, et al. J Endocrinol Invest. 2016. 39: 983-90[5])より改変)

さらにPopatらの442人の早発卵巣不全患者を対象にした検証では，整調な月経周期を有する群に比べて早発卵巣不全群の骨密度が低いことが示されており[14]，Nelsonらは早発卵巣不全患者の67％に骨減少症を認めることを報告している[15]．なお，早発卵巣不全患者では，卵巣が機能していた期間が全身の骨密度と強く相関することも示されている[16]．また，限定的なデータではあるものの，早発卵巣不全患者の骨折のリスクは通常群と比較して1.5倍と推定されている[5,17]．

目指せ！オステオマスターへの道

- ✓ 早発卵巣不全患者の場合，無月経や不妊症などが主訴のことが多い．そのため，まずは早発卵巣不全によるエストロゲンの減少が骨に及ぼす影響についてしっかりと理解を促すことが重要である．
- ✓ 無月経への対処では，低用量ピルなどによる単なる月経の誘起ではなく，骨量の維持を考慮した充分なホルモン量を投与する必要性があることを理解しておく．
- ✓ 運動をとりこんだライフスタイルの指導，積極的なカルシウムおよびビタミンD摂取などの指導も必要である．

▶ 産婦人科医に求められる治療と対応

早発卵巣不全患者の骨減少症もしくは骨粗鬆症に対する治療は，通常の閉経婦人に発症する骨粗鬆症の治療と異なり，ホルモン補充療法が第一選択となる．理由としては，早発卵巣不全患者は妊娠する可能性を有していること，青年期の患者に対するビスホスフォネート長期投与の安全性が確立されていないことがあげられる．また，ホルモン補充量は必要充分な量を投与し，少なくとも自然に閉経する年齢である50歳くらいまでは継続するべきである．なお，血中エストラジオール値のモニタリングによるホルモン補充量調整は推奨されていない[7]．以下に，米国産科婦人科学会（The American College of Obstetricians and Gynecologist：ACOG）および欧州ヒト生殖医学会ガイドライン 2016 年版の推奨，薬剤添付文書および『骨粗鬆症の予防と治療ガイドライン 2015 年版』[18]，『ホルモン補充療法ガイドライン 2017 年版』[19] と整合性を保つように設定した処方例を示す[2,7]．

処方例

① エストラーナ®0.72mg（経皮薬 隔日貼り替え）3 週間，後半の 10 ～ 12 日間にプロベラ®錠（2.5mg）1 回 1 錠　1 日 2 回　朝夕食後を併用し，1 週間の休薬期間を設ける．

② ジュリナ®錠 0.5mg（経口薬 連日内服）1 回 1 錠　1 日 2 回 3 週間，後半の 10 ～ 12 日間にプロベラ®錠（2.5mg）1 回 1 錠　1 日 2 回　朝夕食後を併用し，1 週間の休薬期間を設ける．

③ プレマリン®錠 0.625mg（経口薬 連日内服）1 回 1 ～ 2 回 3 週間，後半の 10 ～ 12 日間にプロベラ®錠（2.5mg）1 回 1 錠　1 日 2 回　朝夕食後を併用し，1 週間の休薬期間を設ける．

女性の生理的な状態を考慮し，一般的にはエストロゲン製剤とプロゲステロン製剤を組み合わせ，月経を有する形でのホルモン補充療法を行う．その際，17 βエストラジオール製剤を用いたホルモン補充療法を推奨する報告もある[2]．また，経皮薬では肝臓での初回通過効果がないことが特徴であり，静脈血栓塞栓症のリスクを有意に高めないこと，乳がんのリスクが経口薬に比べて低いことが報告されている．なお，プレマリン®（結合型エストロゲン）では添付文書上は骨粗鬆症での適応は記載されていないが，ジュリナ®（17 βエストラジオール）では添付文書の適応欄に骨粗鬆症の記載がある．また，上記方法以外にエストロゲン製剤を 4 週間投与し，後半 12 日間プロゲステロン製剤を使用する，エストロゲン

| Chapter 2 | 産婦人科医の遭遇する骨粗鬆症の症例と病態 |

製剤の休薬期間を設けない投与方法も存在する（月経は起こる）．

処方例

④ メノエイド®コンビパッチ（経皮薬）1回1枚を貼付し，週に2回貼り替え．
⑤ ウェールナラ®配合錠（経口薬）1回1錠 1日1回内服，連日投与．

月経の発来を好まない患者では④，⑤を選択する．両薬剤ともに17 βエストラジオールを用いた薬剤であるが，添付文書において骨粗鬆症に適応があるのはウェールナラ®である．

▶注意事項

ホルモン製剤において最も重大な副作用として，静脈血栓症があげられる．特に，経口投与によるホルモン補充療法を行った場合，そのリスクは2～3倍に増加することが指摘されている．その一方で，経皮吸収エストロゲンを用いた場合では，静脈血栓症が増加しない可能性があるといわれている[2]．また，高血圧や肥満を合併する早発卵巣不全患者に対しては，経皮吸収エストロゲンが推奨される[2]．

自然閉経後の患者に対するホルモン補充療法によって，乳がんの発症リスクが20～30％増加することが指摘されている[7]．しかしながら，5年以上のホルモン補充療法による乳がんリスクの上昇は生活習慣因子によるリスク上昇と同等かそれ以下であるという研究結果が報告されていること，日本人を対象とした症例対照研究ではホルモン補充療法による乳がんのリスク増加は否定されていること，早発卵巣不全患者は疾患の特徴から基礎的な乳がんのリスクが低いと考えられることから，早発卵巣不全患者へのホルモン補充療法による乳がん発症リスクへの影響は小さいものといえる[7,19]．しかしながら，ホルモン補充療法施行前と定期的な乳がん検診は必須と考えられる．また，子宮内膜がんの発症リスクはエストロゲンのみの投与によって顕著に上昇するものの，プロゲステロン製剤を併用することにより，子宮内膜がんリスクの上昇を予防できるとされている．さらに，持続投与法のほうが周期的なホルモン投与法よりも，子宮内膜に関する安全性が高いといわれているものの[7,19]，こちらも治療開始前のスクリーニングと定期的な検診が必要と考えられる．

▶ フォローアップ方法

早発卵巣不全に対するホルモン治療は，閉経を迎える年齢まで実施されることが推奨されている[7]．一方で治療開始の時期に関しては，成人であれば診断と同時に開始するべきであるし，ターナー症候群などの患者ですでに早発卵巣不全の兆候を呈する場合には，思春期を迎える頃からホルモン補充療法を開始するべきである[2]．思春期の患者へのホルモン補充療法の詳細は他稿へ譲るが，12歳であれば約8分の1程度の投与量から開始するのが一般的である[2]．また，ジュリナ®錠やウェールナラ®錠の添付文書では，投与開始後6カ月から1年後に骨密度測定を行って治療効果を判定することが推奨されており，定期的な治療効果判定が必要と考えられる．

Clinical Pearl

早発卵巣不全は，単に生殖機能だけの問題ではなく，骨密度を含めた全身性の問題を有するため，包括的な健康管理が必要である．

設問の解答　4

参考文献
1) Nelson LM. Clinical practice. Primary ovarian insufficiency. N Engl J Med. 2009; 360: 606-14.
2) ESHRE Guideline Group on POI, Webber L, Davies M, et al. ESHRE Guideline: management of women with premature ovarian insufficiency. Hum Reprod. 2016; 31: 926-37.
3) De Vos M, Devroey P, Fauser BC. Primary ovarian insufficiency. Lancet. 2010; 376: 911-21.
4) 日本産科婦人科学会, 編・監修. 産科婦人科用語集・用語解説集　改訂第4版. 東京: 日本産科婦人科学会; 2018.
5) Podfigurna-Stopa A, Czyzyk A, Grymowicz M, et al. Premature ovarian insufficiency: the context of long-term effects. J Endocrinol Invest. 2016; 39: 983-90.
6) Takae S, Kawamura K, Sato Y, et al. Analysis of late-onset ovarian insufficiency after ovarian surgery: retrospective study with 75 patients of post-surgical ovarian insufficiency. PloS One. 2014; 9: e98174.
7) Committee on Gynecologic Practice. Committee Opinion No. 698: hormone therapy

in primary ovarian insufficiency. Obstet Gynecol. 2017; 129: e134-41.

8) Khosla S, Atkinson EJ, Melton LJ 3rd, et al. Effects of age and estrogen status on serum parathyroid hormone levels and biochemical markers of bone turnover in women: a population-based study. J Clin Endocrinol Metab. 1997; 82: 1522-7.

9) Zebaze RM, Ghasem-Zadeh A, Bohte A, et al. Intracortical remodelling and porosity in the distal radius and post-mortem femurs of women: a cross-sectional study. Lancet. 2010; 375: 1729-36.

10) Manolagas SC. From estrogen-centric to aging and oxidative stress: a revised perspective of the pathogenesis of osteoporosis. Endocr Rev. 2010; 31: 266-300.

11) Kousteni S. FoxOs: Unifying links between oxidative stress and skeletal homeostasis. Curr Osteoporos Rep. 2011; 9: 60-6.

12) Uygur D, Sengul O, Bayar D, et al. Bone loss in young women with premature ovarian failure. Arch Gynecol Obstet. 2005; 273: 17-9.

13) Leite-Silva P, Bedone A, Pinto-Neto AM, et al.（2009）Factors associated with bone density in young women with karyotypically normal spontaneous premature ovarian failure. Arch Gynecol Obstet. 2009; 280: 177-81.

14) Popat VB, Calis KA, Vanderhoof VH, et al. Bone mineral density in estrogen-deficient young women. J Clin Endocrinol Metab. 2009; 94: 2277-83.

15) Nelson LM, Covington SN, Rebar RW. An update: spontaneous premature ovarian failure is not an early menopause. Fertil Steril 2005; 83: 1327-32.

16) Bakhsh H, Dei M, Bucciantini S, et al. Premature ovarian insufficiency in young girls: repercussions on uterine volume and bone mineral density. Gynecol Endocrinol. 2015; 31: 65-9.

17) van Der Voort DJ, van Der Weijer PH, Barentsen R. Early menopause: increased fracture risk at older age. Osteoporos Int. 2003; 14: 525-30.

18) 骨粗鬆症の予防と治療ガイドライン作成委員会, 編. 骨粗鬆症の予防と治療ガイドライン 2015 年版. 東京: ライフサイエンス出版; 2015.

19) 日本産科婦人科学会・日本女性医学学会, 編・監修. ホルモン補充療法ガイドライン 2017 年度版. 東京: 日本産科婦人科学会; 2017.

〈高江正道, 鈴木　直〉

6 ▶ 閉経後骨粗鬆症

▶ 症例

➤ 53 歳　主訴「不定愁訴」

● 53 歳　164cm　58kg
● 妊娠分娩歴：4 妊 3 産
● 既往歴：特記すべきことはない
● 生活歴：機会飲酒，喫煙歴はない
● 家族歴：母 大腿骨頸部骨折　父 心筋梗塞
● 身体所見：Th12-L1 付近に叩打痛あり
● 現病歴：2 年前に閉経し，その頃より顔面のほてりや寝つきの悪さ，さらに寝汗をかくようになっていたが，義理の母親の介護に忙しく，介護のストレスによるものだと考え，病院に行くこともなく放置していた．昨年末に義理の母が亡くなった後も同症状が継続することと，最近，孫が生まれ育児を手伝っていたが孫を抱くたびに腰痛を感じていた．今回，友人の勧めがあり来院した．
● 検査所見：

血圧 141/77mg

E2：11pg/mL, FSH：81.3mIU/mL, LH：41.2mIU/mL, TC：190mg/dL, TG：221mg/dL, HDL-C：55mg/dL, LDL-C：122mg/dL, BUN：10mg/dL, Cr：0.6mg/dL, Ca：10.1mg/dL, IP：3.7mg/dL, 25（OH）ビタミン D：19ng/mL, BAP：35μg/L, TRACP-5b：560mIU/dL, TSH：1.28μU/mL, 遊離 T_3：3.1pg/mL, 遊離 T_4：1.2ng/mL

- ▶ DXA による骨密度検査：腰椎 L2-4：YAM 67%

  　　　　　　　　　　　　　　　大腿骨近位部：YAM 71%
- ▶ FRAX 値：主要部位 8.1%　大腿骨 0.6%
- ▶ 簡便更年期指数：65 点

| Chapter 2 | 産婦人科医の遭遇する骨粗鬆症の症例と病態 |

問題 **本症例において，上記の検査を施行したが，本来，最も追加すべき検査は？**

1. 低カルボキシル化オステオカルシン（ucOC）
2. 終末糖化産物（advanced glycation end products: AGEs）
3. 脈波伝播速度（pulse wave velocity: PWV）
4. 血中メラトニン
5. 胸椎・腰椎X線検査   （解答は本文末尾）

▶診断
閉経後骨粗鬆症・更年期障害・ビタミンD欠乏

▶ここがポイント
☑ 更年期症状がある場合はHRT禁忌症例を除き，更年期症状の治療を兼ねた
エストロゲン投与が第一選択である．

☑ 閉経後骨粗鬆症の患者では骨折の有無を確認し，それ以上の骨折の連鎖を予
防することが重要である．

☑ 閉経後骨粗鬆症はエストロゲン欠乏による高回転型の骨粗鬆症であるため破
骨細胞をターゲットにする．

▶症例へのアプローチ
　本症例は，更年期症状を伴っているためにHRTが禁忌でなければエストロゲンが第一選択となる．また有子宮女性ではプロゲスチンの併用も必要となる．さらに近年ビタミンD不足が問題となっており，高齢者だけでなく，若年女性においても顕著に認められ，わが国のコホート研究においても80％以上の女性が25(OH)ビタミンD: 30ng/mL未満のビタミンD不足の状態であったと報告されている[1, 2]．また，臨床試験でもホルモン補充療法単独群と活性型ビタミンD$_3$製剤を併用した群を比較したRCTでは併用群において骨密度増加効果が高かったことが報告されている[3]．本症例でもビタミンD不足と診断することができるため，積極的な活性型ビタミンD$_3$製剤の併用が推奨される．また，53歳という年齢からは将来にわたって長期的に投与できる薬剤にHRTから変更する時期を検討する必要がある（詳しくはフォローアップ参照）．実際には，SERMかビスホス

ホネート（BP）薬となるが，後者は顕著な骨量増加・骨折抑制効果を認めるものの，長期に伴う非定型大腿骨骨折発生や顎骨壊死の副作用が報告されているため，年齢を考慮するとHRTを休薬した時点でホットフラッシュを認めなくなった場合にはSERMに切り替える必要があると思われる．ただし，SERMには稀にホットフラッシュを副作用として認めることがあるため，その場合にはBP薬やデノスマブを考慮する必要がある（注意事項参考）．また閉経後女性においてBP薬であるアレンドロネートとラロキシフェンを比較したメタ解析によると骨量増加と骨代謝マーカーの反応は2剤の間で差異を認めるものの，全骨折の発症には差を認めなかった[4]．この結果を受けるとビスホスホネートよりもSERMが優れているように思えるが，本症例のように"腰痛を感じていた"とあるため，この症状が既存骨折だった場合には続発骨折を予防するためにBP薬を選択することも十分に考慮する（本症例では実際には骨折は認めてない）．

▶検査の読みかたと診断の絞り込み

▶骨密度

YAM％は70％以下が骨粗鬆症，70〜80％が骨量減少となる．この症例では腰椎L2-4 67％と骨粗鬆症と診断できる．

▶骨代謝マーカー

周閉経期はエストロゲンの低下により，骨吸収・骨形成ともに亢進するが，骨吸収が骨形成を上回るため，骨量の低下が認められる．すなわち周閉経期の骨量低下は相対的な骨形成低下により引き起こされる病態である[5]．本症例でも骨形成マーカーのBAPと骨吸収マーカーのTRACP-5bがともに上昇しているため，高回転型の骨代謝動態を示している．

▶ビタミンD（25（OH）ビタミンD）

食物として摂取された植物性のビタミンD_2と動物性のD_3および皮膚で生合成されたビタミンD_3は肝臓で水酸化され25（OH）ビタミンDとなり，ビタミンD結合タンパク質と結合して腎臓に運ばれ，腎臓で活性型ビタミンDである1,24(OH)2ビタミンDとして合成される．活性型ビタミンDは半減期が16.2時間と短く，PTHや血中リンなどによって影響されやすく，構造体も不安定であることから，ビタミンD結合タンパク質と結合して半減期が3週間と長い25(OH)ビタミンDが測定では用いられる．またビタミンDとして測定される

Chapter 2　産婦人科医の遭遇する骨粗鬆症の症例と病態

25(OH)ビタミンDの基準値としては日本内分泌学会，日本骨代謝学会，厚生労働省ホルモン受容機構異常調査班により，最近の日本人における骨折と血清25(OH)D値の関係の解析を踏まえ，血清25(OH)D値20ng/mL未満をビタミンD欠乏，20〜30ng/mLをビタミンD不足という判定指針が出され，現在はこのガイドラインに従って診断する必要がある[6].

▶知っておきたい病態生理

　骨は破骨細胞で吸収され，骨芽細胞が作る新しい骨で補填されるという骨リモデリングとよばれる新陳代謝機構で制御されているが，閉経後骨粗鬆症の病態生理は，閉経に伴いエストロゲン濃度が急激に減少すると，特に破骨細胞による骨吸収が亢進する高回転型の骨代謝を認めるが，その詳細な機構は未解明のままである．しかしこの時期に認められる急激な骨量低下の第一義的な原因は閉経による卵巣機能低下に伴う女性ホルモンであるエストロゲンの血中濃度の低下であるといえる．エストロゲンは，女性生殖器の発達や機能，維持に重要な働きをする性ホルモンとして広く知られているが，生殖器以外の多様な臓器や組織に作用し，全身的な恒常性維持を司るホルモンであることが近年明らかとなっている．さらにエストロゲンにはエストロゲンが結合し，その機能を発揮するエストロゲン受容体（ER）が重要な役割を果たしており，全身にその受容体は存在していることがわかっており，当然，骨組織もその標的組織であることから，エストロゲンの欠乏が，骨恒常性維持の破綻につながり，骨粗鬆症を発症させるのである．そのため，近年，閉経後骨粗鬆症の発症メカニズムの解明もエストロゲン欠乏に着目したものが大多数を占めている．エストロゲンの直接的な作用による報告と間接的な作用による報告がある 図1 .

　エストロゲンの直接的な作用による報告は，すべてが全身的なER αの遺伝子欠損で生じる内分泌障害による影響を排除し，骨組織での機能を解析できる技術（Cre／loxPシステム）を用いた組織／細胞特異的ER α遺伝子欠損マウスによるものである．骨組織を構成する3種類の細胞（破骨細胞・骨芽細胞・骨細胞）のそれぞれに特異的ER α遺伝子欠損マウスが存在する．破骨細胞特異的ER α遺伝子欠損マウスではオスでは表現型は認めず，メスでのみ高回転型の骨代謝を認めた．そのメカニズムは破骨細胞の寿命がER α欠損により亢進するため，骨吸収が促進されることによるものであった[7].さらに，破骨細胞の寿命調節（エスト

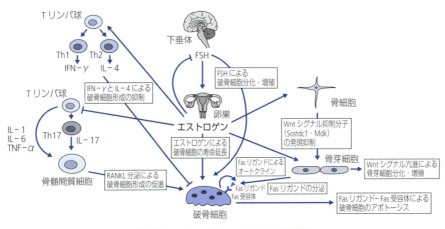

図1 エストロゲンによる骨代謝制御

ロゲンが欠乏すると破骨細胞の寿命延長が起こる）はFasリガンド―Fas受容体を介するものであることも解明された[8,9]．また骨芽細胞特異的ERα遺伝子欠損マウスでも雌マウスでより強い骨量減少を認め[10,11]，その機序としてはWntシグナルを介した骨形成の抑制によるものであることが解明された[12]．このようにエストロゲンは，骨芽細胞に対しても直接的に作用して骨形成を制御していることが考えられている．さらに骨芽細胞分化が最終段階に至ると，自らが作り出す細胞外基質内に閉じ込められ，骨細胞へと分化する．この骨細胞は，骨組織の90％を占める．この骨細胞特異的ERα遺伝子欠損マウスも，雌マウスにのみ骨量減少を認める．さらに，遺伝子発現プロファイル解析の結果からWntシグナル抑制分子であるSostdclやMdkの発現が亢進しているために骨形成が低下し，骨量減少を呈することが解明されている[13]．

一方で，エストロゲン欠乏の結果として間接的に骨量減少を呈するメカニズムも解明されつつある．Pacificiらは，エストロゲン欠乏マウスの骨髄細胞を培養した培養液中には，TNFαやIL-1，6などの炎症性サイトカイン濃度が上昇していることを見出し，これらの炎症性サイトカインがTリンパ球から分泌され，破骨細胞分化を直接的に促進するとともに，骨髄間質細胞からの破骨細胞分化制御因子であるRANKL（receptor activator of nuclear factorrc B ligand）の分泌を誘導し，破骨細胞分化を促進し骨吸収が亢進されることで骨量減少につながることを報告している[14]．エストロゲン欠乏状態では，内分泌制御フィードバック

により下垂体前葉からの卵胞刺激ホルモン（follicle stimulating hormone：FSH）産生が亢進し，血中濃度が上昇する．閉経後では，FSHによる刺激にもかかわらず卵巣からのエストロゲン産生がないため，フィードバックがかからず，FSH濃度は非常に高くなる．Sunらは，マウスによる研究により，エストロゲン欠乏に伴い，上昇するFSHが直接的に破骨細胞を正に制御することで骨吸収が促進して，骨粗鬆症となることを明らかにした[15]．以上のことからエストロゲンは骨組織に対して直接的のみならず間接的に多様なメカニズムを介して，恒常性維持に作用している．これらのメカニズムによって発症する閉経後骨粗鬆症の病態を理解することはエストロゲンや選択的エスロトゲン受容体作動薬の作用機序を理解することは治療法の選択に役に立つと思われる．

▶ 産婦人科医に求められる治療と対応

1）薬物療法

「骨粗霧症の予防と治療ガイドライン2015年版」によれば，脆弱性骨折予防のための薬物治療開始基準として，脆弱性骨折がなくても「骨粗髭症」〔骨密度（bone mineral density：BMD）が若年成人平均値（young adult mean：YAM）の70％以下または-2.5SD以下〕の診断がつけば早期に薬物療法が必要であるが，「骨量減少」（BMDが-2.5SDより大きく-1.0SD未満）の一部であるBMDがYAMの70％より大きく80％未満の場合には，基本的に骨折危険因子を考慮して決定する．骨折危険因子とは，① 大腿骨近位部骨折の家族歴，② 75歳未満でWHO骨折リスク評価ツール（FRAX）による今後10年間の骨粗髭症性骨折の絶対危険率が15％以上，のいずれか1つを有する場合に薬物治療を開始する．実際の臨床現場では，この2つの危険因子がない「骨量減少」でも，続発性骨粗髭症の原因疾患となる糖尿病，慢性腎疾患，卵巣機能不全などがある場合（当然その原疾患の治療も優先される）や更年期障害がある場合などでは，年1〜2回程度の骨量測定による経過観察を行い，年間3％以上の骨量低下が認められた場合などは薬物療法を考慮してもよいと思われる．

　一方で，ガイドラインというものは一般的には，現在までの情報を系統的に収集し，客観的評価のもとに整理して推奨レベルを提示し，診療レベルを均一化することを目的にしているものであって，医師の診療を拘束するものではない．ガイドラインを使用する医師の経験とエビデンス，さらに個々の患者背景を考慮し

て上で，最終的に最も患者の価値観に適した薬物療法を決定することになる．

骨粗鬆症治療薬にはカルシウム薬，女性ホルモン薬，活性型ビタミン D_3 薬，ビタミン K_2 薬，BP薬，SERM，カルシトニン薬，副甲状腺ホルモン薬，抗RANKL抗体薬など多くのカテゴリがあるが，各々に関しての詳細は他項を参考にしていただきたい．これらの中から症例の特性に応じた薬物を選択する必要がある．閉経後骨粗鬆症の病態はエストロゲン欠乏に起因した破骨細胞を中心とした高骨代謝回転であることから，BP薬，SERM，抗RANKL抗体（デノスマブ）などの破骨細胞をターゲットとした，骨吸収抑制薬が理論上合目的な第一選択とされることが多い．

● **処方例**（各薬剤の効果，副作用などは他稿参照）

ビスホスホネート薬

破骨細胞に特異的に取り込まれ，アポトーシスさせることで骨吸収抑制作用があり，優れた骨密度増加効果，椎体および大腿骨骨折抑制効果がある．

処方例

① ボナロン®錠 (50mg)，®経口ゼリー (35mg)：1包　分1　週1回　起床時
② リカルボン®錠 (50mg)，ボノテオ®錠 (50mg)：1錠　分1　4週1回　起床時
③ フォサマック®錠 (35mg)：1錠　分1　週1回　起床時
④ アクトネル®錠，ベネット® (75mg)：1錠　分1　月1回　起床時
⑤ ボナロン®注 (900μg)：1回900μg　4週1回　30分以上かけて点滴静注
⑥ ボンビバ®静注 (1mgシリンジ)：1回1mg　月1回　静注

▶ **処方時のポイント**

上部消化管障害があるため，起床時に水約180mLとともに服用，服用後30分は横にならないように，服薬指導する．また，長期投与により顎骨壊死，非定型大腿骨骨折リスクが上昇することから，治療開始3～5年後に治療継続の必要性について検討する．

SERM

エストロゲンとほぼ同等の親和性でエストロゲン受容体と結合し，組織特異的な作用を発現する．乳房や子宮では抗エストロゲン作用を示し，骨に対してはエストロゲン様作用を示す．骨密度増加効果，骨折抑制効果に優れる．

> **処方例**
> ① エビスタ®錠 (ラロキシフェン塩酸塩) (60mg)：1 錠　分 1　朝食後
> ② ビビアント®錠 (バゼドキシフェン酢酸塩) (20mg)：1 錠　分 1　朝食後

▶ 処方時のポイント

長期投与が必要な閉経後骨粗鬆症では第一選択とする．HRT と同様に有用な骨外作用を有するが HRT と異なり乳がんリスクの心配はない．有害事象として深部静脈血栓症・更年期症状の発生に注意する．

ホルモン補充療法 (HRT)

エストロゲンはその種類，投与方法にかかわらず骨吸収を抑制し，骨量増加効果がある．また，骨量減少に対しても骨折予防効果があり，若年無月経女性や更年期症状を伴う 60 歳未満，もしくは閉経後 10 年以内の女性にはよい適応となる．投与に際しては HRT のメリット，デメリットを「ホルモン補充療法ガイドライン 2017 年度版」に沿って説明する．

特に更年期障害や卵巣機能不全の症例に有用．乳がんや血栓症に注意．

> **処方例**
> ① ウェールナラ®配合錠：1 錠　分 1　朝食後
> ② エストラーナ®テープ (0.72mg)：2 日ごとに 1 枚貼付
> ③ ジュリナ®錠 (0.5mg)：2 錠　分 1　朝食後
> ④ プレマリン®錠 (0.625mg)*：1 錠　分 1　朝食後
> ⑤ プロベラ®錠 (2.5mg)*：1 錠　分 1　朝食後
> ⑥ デュファストン (5mg)*：1 錠 (あるいは 2 錠)　分 1　朝食後
> ＊閉経後骨粗鬆症での保険適用がない

▶ 処方時のポイント

①はエストロゲン・黄体ホルモン配合剤で子宮がある場合に用いる．②〜④はエストロゲン単独製剤で子宮がない場合には単剤で用いるが，子宮がある場合には⑤，⑥を併用する，

活性型ビタミン D_3 薬

消化管からのカルシウム吸収促進作用により骨量増加の効果を示す．さらに新規の活性型ビタミン D_3 製剤である①は破骨細胞数を減らし，骨芽細胞分化を促

進するため骨吸収抑制作用だけでなく骨形成促進作用も持つため，②よりも優れた骨密度増加効果・骨折抑制効果がある[16]．

処方例

① エディロール®錠（エルデカルシトール）(0.75 μg)：1 錠　分 1　朝食後

② ワンアルフ®錠（アルファロール）(1 μg)：1 錠　分 1　朝食後

▶ **処方時のポイント**

重篤な副作用が少ないため，使用しやすい薬剤である．BP 薬・SERM などで効果不十分な場合には①または②を併用させるなど，多剤との併用で使用されることが多い．ただし，高カルシウム血症や尿路結石に注意する．

抗 RANKL 抗体薬（デノスマブ）

破骨細胞の形成・機能・生存に重要な RANKL（NF-κB 活性化受容体リガンド）を標的とするヒト型 IgG2 モノクローナル抗体製剤である．RANK を特異的に阻害し，破骨細胞の形成を抑制することにより骨吸収を抑制し，骨量を増加させて，骨強度を促進する．

処方例

① プラリア®皮下注 60mg：シリンジ，6 カ月に 1 回皮下注

▶ **処方時のポイント**

重大な副作用として低カルシウム血症に注意する必要があり，カルシウム，ビタミン D，マグネシウムの合剤であるチュアブル配合錠を併用することが多い．

2）非薬物療法

骨粗鬆症あるいは骨量減少症と診断された場合には，個々における危険因子を考慮した上で，生活習慣の改善も指導する必要がある．

3）食事療法

1 日 800mg を目標にカルシウムを摂取する．このために，牛乳・乳製品・野菜・大豆製品を意識して摂取させるようにする．特にビタミン D（魚類など）やビタミン K（納豆やほうれん草など）を多く含む食品の摂取をすすめる．特に，日本人女性は日焼けを避ける傾向にあることからビタミン D 不足となる傾向があるためビタミン D 摂取を推奨する必要がある．さらに骨質向上のためにタンパク

質摂取を増やし，規則正しいバランスのよい食生活をすすめる.

4）運動療法

　骨は重力に抗して身体を支えつつ，筋肉と協調して運動機能を維持している．この重要な支持臓器としての機能を維持するため，劣化した部分や損傷を受けた部分の骨を破骨細胞が吸収し，力学的負荷（メカニカルストレス）の強さに応じて骨芽細胞が新たな骨を形成するという再構築を常に繰り返している．そして，健常な成人ではこの再構築バランスが全体として保たれることにより，十分な強度をもつ量と構造および材質を備えた骨が維持されている．そのため運動が骨量低下や骨折防止に有効であるが，ポイントは継続して力学的負荷（メカニカルストレス）をかけることであるため，個々の症例に対して，どの程度の運動が可能か（心肺機能や関節可動性など）を判断して，継続的な運動目標を立てることが必要である.

▶注意事項

　閉経後骨粗鬆症に対する治療薬の選択にははっきりとしたエビデンスに基づいた裏づけがないために 1st choice を決めるのが困難であるため，症例ごとに対応する必要がある．具体的には SERM はホットフラッシュを悪化させる可能性があることから本症例で SERM を処方する場合には，ホットフラッシュの程度を問診により得る必要がある．また BP 薬は有用であるものの顎骨壊死や非定型骨折，食道がんなどがあることを知っておく必要がある．特に大腿骨の骨幹部など通常起こりえない骨折である非定型骨折に対しては 3～5 年の使用後の評価により休薬期間を考慮する場合がある.

目指せ! オステオマスターへの道

✓ 閉経後早期のホットフラッシュなどがある時期にはHRTあるいはHRTの黄体ホルモンの代わりにSERMの併用，その後のホットフラッシュなどが治まってきてからの骨折発症前までのHRTの継続，新規症例ではSERM，デノスマブあるいは低骨密度症例ではBP薬，骨折発症後はBP薬や骨形成促進薬であるテリパラチドという選択になる．ただしテリパラチドは短期間の投与（24カ月）の投与に限られ，その後の他剤への変更も必要なこと，骨折や疼痛を伴うことが多く，手術が必要な重症骨粗鬆症が対象となりやすいことから，使用は整形外科専門医との連携をした上で使用するほうがいいと思われる．

▶ フォローアップ方法

　骨密度や骨代謝マーカーを測定して薬剤の効果判定を行いながら治療を継続する．骨密度は現在の骨の状態を示しているが，骨代謝回転，つまり現在の動的状況を評価することにより，その病態を判断することができる．骨代謝マーカーは治療薬の選択根拠となり，効果判定にも用いることができ，さらには骨密度の将来的な変化も予測することができる．実際に閉経後骨粗鬆症は早期の段階から骨吸収亢進が先行することから骨吸収マーカーを活用する必要がある．骨密度低下の程度が軽微でも骨吸収抑制薬による積極的な投与が推奨される．当然のことながら，骨吸収抑制薬の効果判定は骨吸収マーカーを用いる．骨代謝マーカーの詳しい内容は別項に譲るが，TRACP-5bは破骨細胞機能を反映し，日内変動も少なく，他の骨吸収マーカーよりも優位性が想定されている．骨吸収マーカーは短期間での薬物効果判定に有効であるため，投与後3カ月程度で効果判定を行い，治療薬の継続か治療薬の再検討を行う．ただ，閉経後骨粗鬆症は骨折発生までは無症状であることが少なくないための薬物治療に対する患者の服薬アドヒアランスは低く，治療からドロップアウトすることも多い．特に女性に多い，大腿骨頸部骨折はすべてのがんをも上回る死に直結する病態であること，骨の健康維持が健康寿命を延長させるなど自らの超高齢時代へ備える必要性を外来で指導することも重要である[17]．

　本症例のように更年期の女性で更年期障害がある場合には，副作用に注意しつ

つ HRT の選択もありうる．「ホルモン補充療法ガイドライン 2012 年度版」において HRT に期待される作用・効果の中に，「骨吸収抑制・骨折予防」として，① エストロゲンは骨吸収を抑制し骨密度を増加させる，② エストロゲン製剤は高い骨折予防効果を持つ，③ 結合型エストロゲンの骨折抑制効果は骨量が減少した女性や健常女性でも発揮される，と記載されている．またエストロゲンは骨粗鬆症には保険適応がないものの，「骨粗鬆症の予防と治療ガイドライン 2015 年版」でも結合型エストロゲンは骨密度の上昇効果・（椎体・非椎体・大腿骨近位部）骨折発生抑制効果がいずれもエビデンスレベルが A と評価されている．ただ HRT の長期投与は難しいため，更年期症状を認めない場合には，一般的には 50〜70 歳以前の女性ならば椎体骨折抑制をめざし，かつ長期投与の必要性を考慮すれば，SERM かエルデカルシトールを選択する．これらで効果がない場合や，低骨密度，高骨代謝回転，既存骨折を有する重症骨粗鬆症などでは BP 薬も第一選択となる，またビスホスホネートは連日経口投与に加え，週 1 回投与，最近は月 1 回投与の錠剤や静注製剤，週 1 回のゼリー製剤も発売されており，今後のコンプライアンスの改善が期待される．一方で，BP 薬による上部消化管障害を伴う場合や早朝空腹時の内服に不具合を生じる症例，閉経後早期の生活習慣病予防も考慮に入れた場合などは，トータルヘルスケアの観点から BP 薬よりも SERM を選択する工夫もある．SERM は善玉架橋を増加させて，悪玉架橋である終末糖化産物（AGEs）を減少させることが知られている[18]．AGEs は酸化ストレスや炎症を惹起させて，生活習慣病や骨質劣化に関連していると考えられているため，AGEs の減少効果をもつ SERM は骨のみならず包括的な健康増進作用がある可能性がある．70 歳以上の女性で大腿骨近位部骨折抑制をめざすとすれば，BP 薬が無効の場合や副作用で使用制限がかかる場合は，デノスマブも考慮される．

Clinical Pearl

閉経後骨粗鬆症は比較的に若い年齢での発症のため，骨粗鬆症治療を含めた女性ヘルスケア的フォローをすることは女性の健康寿命の延長に直結する．

設問の解答　5

1. 骨マトリックス（基質）関連マーカーである低カルボキシル化オステオカルシン（ucOC）はビタミンK不足の有無を判断することができるが，この症例では必須ではない.

2. 1と同様に骨マトリックス関連マーカーであるAGEsは骨質劣化を惹起して，骨の脆弱性を亢進させるため骨質マーカーとして期待されているが，骨粗鬆症の臨床では使用されていない.

3. 臨床疫学的観察研究から，高齢者および閉経後女性において，骨粗鬆症の程度と動脈硬化・血管石灰化，あるいはそれを基盤とする疾患との間に関連性を認めるという骨血管相関に関する報告が数多くなされているため，PWVを測定する意義はあるが，追加検査としての優先度は高くない.

4. メラトニンが破骨細胞分化を抑制するために，新規骨粗鬆症治療薬の可能性が示唆されている[19]. 近年，RCTによりメラトニン投与群で1年後の骨密度が上昇を示した臨床研究があり[20]，今後が期待されている. しかし，この症例ではメラトニンを測定する意義はない.

5. 現病歴に"孫を抱くたびに腰痛を感じていた"とあり，すでに腰椎圧迫骨折を疑わせるため，胸椎・腰椎X線検査は必須といえる. また，理学的所見としては，椎体を母指で圧迫して圧痛を認めた場合には骨折を疑う.

Sec.
6

閉経後骨粗鬆症

参考文献

1) Yoshimura N, Muraki S, Oka H, et al. Profiles of vitamin D insufficiency and deficiency in Japanese men and women: association with biological, environmental, and nutritional factors and coexisting disorders: the ROAD study. Osteoporos Int. 2013; 24: 2775-87.

2) Ohta H, Kuroda T, Tsugawa N, et al. Optimal vitamin D intake for preventing serum 25-hydroxyvitamin D insufficiency in young Japanese women. J Bone Miner Metab. 2017. Nov 9.

3) Gallagher JC, Fowler SE, Detter JR, et al. Combination treatment with estrogen and calcitriol in the prevention of age-related bone loss. J Clin Endocrinol Metab. 2001; 86: 3618-28.

4) Lin T, Yan SG, Cai XZ, et al. Alendronate versus Raloxifene for Postmenopausal Women: A meta-analysis of seven head-to-head randomized controlled trials. Int J Endocrinol. 2014; 2014: 796510.

5) Riggs BL, Khosla S, Melton LJ, 3rd. Sex steroids and the construction and conservation of the adult skeleton. Endocr Rev. 2002; 23: 279-302.

6) 日本内分泌学会, 日本骨代謝学会, 他. ビタミンD不足・欠乏の判定指針. 日本内分泌学会雑誌. 2017; 93: 1-10.

7) Martin-Millan M, Almeida M, Ambrogini E, et al. The estrogen receptor-alpha in osteoclasts mediates the protective effects of estrogens on cancellous but not cortical bone. Mol Endocrinol. 2010; 24: 323-34.

8) Krum SA, Miranda-Carboni GA, Hauschka PV, et al. Estrogen protects bone by inducing Fas ligand in osteoblasts to regulate osteoclast survival. EMBO J. 2008; 27: 535-45.

9) Nakamura T, Imai Y, Matsumoto T, et al. Estrogen prevents bone loss via estrogen receptor alpha and induction of Fas ligand in osteoclasts. Cell. 2007; 130: 811-23.

10) Maatta JA, Buki KG, Gu G, et al. Inactivation of estrogen receptor alpha in bone-forming cells induces bone loss in female mice. FASEB J. 2013; 27: 478-88.

11) Melville KM, Kelly NH, Khan SA, et al. Female mice lacking estrogen receptor-alpha in osteoblasts have compromised bone mass and strength. J Bone Miner Res. 2014; 29: 370-9.

12) Almeida M, Iyer S, Martin-Millan M, et al. Estrogen receptor-alpha signaling in osteoblast progenitors stimulates cortical bone accrual. J Clin Invest. 2013; 123: 394-404.

13) Kondoh S, Inoue K, Igarashi K, et al. Estrogen receptor alpha in osteocytes regulates trabecular bone formation in female mice. Bone. 2014; 60: 68-77.

14) Pacifici R. Estrogen deficiency, T cells and bone loss. Cell Immunol. 2008; 252: 68-80.

15) Sun L, Peng Y, Sharrow AC, et al. FSH directly regulates bone mass. Cell. 2006; 125: 247-60.

16) De Freitas PH, Hasegawa T, Takeda S, et al. Eldecalcitol, a second-generation vitamin D analog, drives bone minimodeling and reduces osteoclastic number in trabecular bone of ovariectomized rats. Bone. 2011; 49: 335-42.

17) Cauley JA, Thompson DE, Ensrud KC, et al. Risk of mortality following clinical fractures. Osteoporos Int. 2000; 11: 556-61.

18) Saito M, Marumo K, Soshi S, et al. Raloxifene ameliorates detrimental enzymatic and nonenzymatic collagen cross-links and bone strength in rabbits with hyperhomocysteinemia. Osteoporos Int. 2010; 21: 655-66.

19) Amstrup AK, Sikjaer T, Mosekilde L, et al. Melatonin and the skeleton. Osteoporos Int 2013; 24: 2919-27.

20) Amstrup AK, Sikjaer T, Heickendorff L, et al. Melatonin improves bone mineral density at the femoral neck in postmenopausal women with osteopenia: a randomized controlled trial. J Pineal Res 2015; 59: 221-9.

〈太田邦明，水沼英樹〉

1 ▶ 産婦人科診療における骨粗鬆症の病歴聴取

POINT

- エストロゲンは骨吸収抑制に作用するため，女性の骨量は月経状況と密接に関係する．
- 各ライフステージに特有の骨量低下リスクを個々に評価し，骨量測定や生活習慣の是正，医療介入を行う．
- 特に最大骨量（PBM: peak bone mass）獲得前の思春期や骨量減少が始まる閉経移行期は骨折予防に重要な時期であり，積極的な骨量評価，一次予防が望まれる．
- FRAX®は個々の骨折リスクを簡便に評価することができる計算ツールであり，外来診療での使用に適している．

▶ 産婦人科診療における骨粗鬆症病歴聴取の重要性

骨粗鬆症は「低骨量と骨の微細構造の異常によって骨が脆弱化し骨折の危険性が増す」疾患と定義される[1]．骨粗鬆症は骨折に至るまで自覚症状はほとんどなく，骨折を契機に診断される例が多い．また，一度骨折すると患者の QOL は著しく損なわれ，椎体骨折，大腿骨近位部骨折いずれにおいてもその後の死亡率が上昇する[2]．

本邦における骨粗鬆症の患者数は全体で 1,280 万人と推定されており[3]，年代性差別有病率では男性に比べ特に閉経後の女性で多い[4, 5]．これは，女性において骨量にエストロゲンが大きく関与しているためである．

エストロゲンは破骨細胞の分化・成熟を抑制することによって骨吸収抑制作用を示す[6]．さらに，破骨細胞の分化と機能を調整する間葉系細胞・骨芽細胞由来の RANKL（receptor activator of NF-κB ligand）の発現を抑制することでも破骨細胞の活性を抑制する[7]．このようなエストロゲンによる骨吸収抑制作用のため，女性の骨量は月経状況と密接に関わっている．

産婦人科診療では月経に関する情報を正確に把握することができるため，未治療の骨粗鬆症患者や骨折ハイリスク者を早期に発見し，医療介入を行うにあたりその役割はきわめて大きいといえる．

本稿では，女性のライフステージごとに聴取すべき骨量低下のリスクと簡便に

Chapter 3 産婦人科医の行う骨粗鬆症の検査

個々の骨折リスク評価が可能な FRAX® について述べる.

▶ 女性の各ライフステージにおける聴取すべき骨量低下リスク

1) 思春期から性成熟期

　ヒトの一生において，骨密度は思春期である 12 ～ 17 歳に急激に上昇し，18歳には最大骨量（PBM: peak bone mass）を獲得する．将来の骨粗鬆症を予防するうえで，高い PBM を獲得することは重要であり，若年期の栄養や身体活動の介入効果が報告されている[8].

　産婦人科の診療では過度なダイエットや急激な体重減少による続発性無月経の若年女性に遭遇する機会がある．このような女性はやせ，低栄養，エストロゲン欠乏，身体活動の低下など，骨量低下のリスクを複数抱えているがそのことに無自覚であることが多い．特に思春期の女性は PBM を獲得する大事な時期であり，将来著しく QOL を損なう骨粗鬆症性骨折を予防するために適切な生活習慣指導や必要に応じたエストロゲン補充を行うことが望ましい.

　妊娠中には母体から胎児に 25 ～ 30g の骨が児に供給され，そのほとんどが胎児の骨石灰化が活発となる妊娠後期である．母体ではカルシウム吸収の主な役割を持つ 1.25-dihydroxy vitamin D（Calcitriol）が胎盤より分泌される[9].さらに胎盤から大量のエストロゲンが分泌され，これらのホルモンによって母体のカルシウム供給と骨の保護のバランスが保たれている．一方，産褥期には高回転型の骨量低下が観察される．特に授乳婦においては，乳汁中へのカルシウム分泌と無月経によるエストロゲン欠乏のため骨量低下が顕著となる．この時期における骨量低下は月経再開とともに回復するが，元来低骨密度であった場合は骨粗鬆症性骨折をきたすこともあり注意が必要である．極度なやせや続発性無月経の既往などにより，骨密度の低下が危惧される女性が長期間の授乳を希望する場合は，骨量の評価を検討する.

2) 周閉経期

　閉経に伴うエストロゲンの欠乏は破骨細胞の活性化を誘導し高回転型の骨量低下を招く．さらに，骨リモデリングの亢進によって骨の二次石灰化が不十分となり骨質劣化の原因となる．閉経前後における女性の骨量変化を横断的に観察した岡野らの報告によると，骨量減少は閉経移行期から始まり，閉経後の 1 ～ 3 年

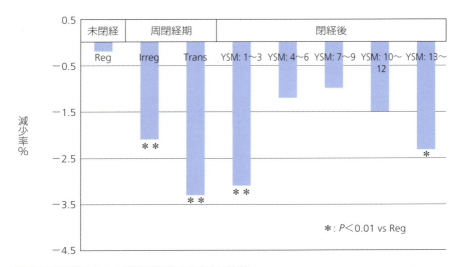

図1 月経状況からみた腰椎骨密度の変化率の比較
Reg: 1年間月経周期が正順，Irreg: 不規則，Trans: 閉経を迎えた群
YSM: years since menopause (Okano H, et al. J Bone Miner Res. 1998; 13: 303-9[10]) より)

間で最も急激に減少する．この急激な骨量減少はいったん終息するが閉経十数年後には再び低下する 図1 [10]．このように周閉経期から閉経後の女性における骨量減少は2相性を示す．その原因として，第1相は閉経に伴うエストロゲン欠乏が大きく寄与し，第2相は加齢に伴うカルシウム吸収能の低下による骨代謝異常が要因と考えられている．

したがって，45歳から50歳の女性では骨量減少が始まる閉経移行期の開始，すなわち月経周期が不規則となった時期を把握することが肝要である．そして，表1 に示すような骨量低下リスクを有する女性においては閉経移行期から骨量を測定し，生活習慣の是正，運動不足の改善などの介入を行うことで，有効な骨粗鬆症予防が可能である．閉経後女性では，遅い年齢での初潮や早発閉経，性成熟期での稀発月経がないか確認し，相対的なエストロゲン欠乏の有無を評価する．

骨量減少が急激に起こる周閉経期は個々の骨折リスクを正しく把握し，必要に応じて医療的介入を行うことで有効な骨折予防ができる．産婦人科診療の場では更年期症状を訴え受診する周閉経期女性と接する機会が多く，そのような女性すべてに対して骨折リスクを評価することが望ましい．実際の診療現場では後述するFRAX®を活用することで，簡便に個々の骨折リスクを評価することができる．

Chapter 3　産婦人科医の行う骨粗鬆症の検査

表1　女性の各ライフステージにおける聴取すべき骨量低下リスク

思春期から性成熟期

- ダイエットなどによる過度な体重減少，やせ
- 続発性 / 原発性無月経
- 稀発月経
- 骨密度が低下しているもしくは危惧される女性の長期間に及ぶ授乳

周閉経期

- 閉経移行期が始まった時期（月経が不規則となった，月経量が少なくなった）
- 閉経年齢（早発閉経の有無）
- 卵巣摘出など医原性閉経の有無

中高年以降

- 骨粗鬆症性骨折の既往（特に大腿骨近位部，椎体，橈骨遠位端，上腕骨近位部）
- 生活活動の低下
- 身長の低下

すべてのライフステージに該当

- 低 BMI
- 運動不足
- 低栄養（特にカルシウム不足，ビタミン D 不足）
- 日照不足
- 喫煙
- アルコール多量摂取
- 骨粗鬆症や骨折の家族歴
- 続発性骨粗鬆症の原因疾患
- ステロイド薬の内服既往

　周閉経期女性の骨折リスクを個々に評価し，高リスク者の骨量を評価し医療的介入を行うことは産婦人科医の大きな役割といえる．

3）中高年以降

　周閉経期から始まる骨量減少は閉経後ゆるやかに続き，骨粗鬆症の有病率も高齢になるほど増加する[5]．中高年以降の女性においては 表1 に示す骨折リスクを把握することに加えて，すでに生じている骨粗鬆症性骨折がないか確認することが大事である．

　骨粗鬆症性骨折として重要なのは大腿骨近位部骨折と椎体骨折であり，これら2 カ所の骨折は QOL を著しく低下させ，生命予後も悪化させる[11~13]．その他の骨折として，本邦では橈骨遠位端骨折，上腕骨近位部骨折が多い[14]．

特に椎体骨折は約3分の2が無症候性であり，多くが気づかないうちに骨折している[15]．無症候性の椎体骨折を把握するためには身長の低下が有益な情報である．Siminoski らは閉経後女性において3年間の身長低下が 2cm, 4cm ではそれぞれ椎体骨折のリスクが 13.5 倍，20.6 倍上昇すると報告している[16]．産婦人科外来では婦人科がん検診目的に定期的に受診する中高年女性も多く，このような機会に毎回身長を測定し記録することで経時的な身長の変化を観察することができる．また，椎体骨折を生じている場合，新たに椎体骨折を生じるリスクは約4倍高く，大腿骨近位部骨折のリスクは 3 ～ 5 倍高くなるため[17, 18]，身長低下や腰背部痛といった椎体骨折を疑う女性には，胸部 X 線写真を行い，椎体骨折の有無を評価する．

▶ 骨折リスク評価ツール: FRAX®

FRAX®（fracture risk assessment tool）とは 2008 年に WHO が開発した骨折発症リスクを評価するツールである[19]．計算ツールはインターネット上に公開されており，骨粗鬆症性骨折に独立して寄与する危険因子を入力すれば個人の 10 年以内の主要な骨粗鬆症性骨折および大腿骨近位部骨折の発症リスクを算出することができる．入力に必要な危険因子を 表2 に示したが，骨密度は空欄でも使用可能である．骨密度以外は問診で得られる情報であり，産婦人科の診療において簡便に個々の骨折リスクを評価できる大変優れたツールである．本邦では骨粗鬆症の予防と治療ガイドライン 2011 年度版で「骨密度が YAM の 70% 以上 80% 未満で FRAX® によって算出された骨折リスクが 15% 以上」の場合を薬物治療開始基準とすることが新たに明記された．しかし，FRAX® による骨折リスクは年齢による影響が大きく，高齢になればなるほどこの 15% という基準値を上回る割合が高くなる．このため，FRAX® を薬物治療開始基準として使用する場合は 75 歳未満を対象としている．

さらに，FRAX® ではエストロゲン欠乏や転倒のしやすさ，骨代謝マーカーなど，取り入れられていないリスク因子があり，このようなリスク因子を持つ集団にとっては過小評価となる可能性が指摘されている[20]．特に，早発閉経や医原性閉経といったエストロゲン欠乏は女性の骨量に大きく関与する．このため，女性の骨折リスクはこれらの情報を必ず加味しながら評価をすることが肝要である．

Chapter 3 産婦人科医の行う骨粗鬆症の検査

表 2 FRAX®で骨折リスク算出に必要な危険因子

入力項目	注意事項
年齢	対象：40 〜 90 歳．ただし，治療開始基準として FRAX® を使用する時は 75 歳未満を対象とする．
性別	
体重（kg）	
身長（cm）	
骨折歴	病的骨折（健康な人であれば骨折には至らなかったと考えられるもの）の既往がある場合「はい」と入力する．X 線撮影で判明した椎体骨折も含む．
両親の大腿骨近位部骨折歴	
現在の喫煙	
ステロイド内服の既往	現在，ステロイドを内服しているもしくは 3 カ月以上，プレドニゾロンを 5mg 以上内服していた既往がある場合「はい」と入力する．
関節リウマチの既往	
続発性骨粗鬆症の有無	以下の疾患があれば「はい」と入力する． 1 型糖尿病，成人での骨形成不全症，長期間未治療だった甲状腺機能亢進症，性機能低下症，早発閉経（45 歳未満），慢性肝疾患，慢性的な栄養失調あるいは吸収不良
アルコール 1 日 3 単位以上摂取	アルコール 1 単位はエタノール 8 〜 10g，ビール 285mL，ワイン 120mL 相当．
骨密度（BMD）	DXA 法による大腿骨頸部の骨密度（g/cm^2）．骨密度が得られない場合，空欄で計算．

参考文献

1) Riggs BL, Melton LJ 3rd. The worldwide problem of osteoporosis: insights afforded by epidemiology. Bone. 1995; 17: 505S-11S.

2) Haentjens P, Magaziner J, Colon-Emeric CS, et al. Meta-analysis: excess mortality after hip fracture among older women and men. Ann Intern Med. 2010; 152: 380-90.

3) 骨粗鬆症の予防と治療ガイドライン作成委員会, 編. 骨粗鬆症の予防と治療ガイドライン 2015 年版. 東京: ライフサイエンス出版; 2015.

4) Yoshimura N, Muraki S, Oka H, et al. Cohort profile: research on Osteoarthritis/Osteoporosis Against Disability study. Int J Epidemiol. 2010; 39: 988-95.

5) Yoshimura N, Muraki S, Oka H, et al. Prevalence of knee osteoarthritis, lumbar spondylosis, and osteoporosis in Japanese men and women: the research on osteoarthritis/osteoporosis against disability study. J Bone Miner Metab. 2009; 27: 620-8.

6) Nakamura T, Imai Y, Matsumoto T, et al. Estrogen prevents bone loss via estrogen receptor alpha and induction of Fas ligand in osteoclasts. Cell. 2007; 130: 811-23.

7) Taxel P, Kaneko H, Lee SK, et al. Estradiol rapidly inhibits osteoclastogenesis and

RANKL expression in bone marrow cultures in postmenopausal women: a pilot study. Osteoporos Int. 2008; 19: 193-9.

8) Ondrak KS, Morgan DW. Physical activity, calcium intake and bone health in children and adolescents. Sports Med. 2007; 37: 587-600.

9) Ardawi MS, Nasrat HA, BA'Aqueel HS. Calcium-regulating hormones and parathyroid hormone-related peptide in normal human pregnancy and postpartum: a longitudinal study. Eur J Endocrinol. 1997; 137: 402-9.

10) Okano H, Mizunuma H, Soda M, et al. The long-term effect of menopause on postmenopausal bone loss in Japanese women: results from a prospective study. J Bone Miner Res. 1998; 13: 303-9.

11) Ensrud KE, Thompson DE, Cauley JA, et al. Prevalent vertebral deformities predict mortality and hospitalization in older women with low bone mass. Fracture Intervention Trial Research Group. J Am Geriatr Soc. 2000; 48: 241-9.

12) Nguyen ND, Center JR, Eisman JA, et al. Bone loss, weight loss, and weight fluctuation predict mortality risk in elderly men and women. J Bone Miner Res. 2007; 22: 1147-54.

13) Suzuki T, Yoshida H. Low bone mineral density at femoral neck is a predictor of increased mortality in elderly Japanese women. Osteoporos Int. 2010; 21: 71-9.

14) Hagino H, Yamamoto K, Ohshiro H, et al. Changing incidence of hip, distal radius, and proximal humerus fractures in Tottori Prefecture, Japan. Bone. 1999; 24: 265-70.

15) Cummings SR, Black DM, Thompson DE, et al. Effect of alendronate on risk of fracture in women with low bone density but without vertebral fractures: results from the Fracture Intervention Trial. JAMA. 1998; 280: 2077-82.

16) Siminoski K, Jiang G, Adachi JD, et al. Accuracy of height loss during prospective monitoring for detection of incident vertebral fractures. Osteoporos Int. 2005; 16: 403-10.

17) Kadowaki E, Tamaki J, Iki M, et al. Prevalent vertebral deformity independently increases incident vertebral fracture risk in middle-aged and elderly Japanese women: the Japanese Population-based Osteoporosis (JPOS) Cohort Study. Osteoporos Int. 2010; 21: 1513-22.

18) Klotzbuecher CM, Ross PD, Landsman PB, et al. Patients with prior fractures have an increased risk of future fractures: a summary of the literature and statistical synthesis. J Bone Miner Res. 2000; 15: 721-39.

19) Kanis JA, Reginster JY. European guidance for the diagnosis and management of osteoporosis in postmenopausal women-what is the current message for clinical practice? Pol Arch Med Wewn. 2008; 118: 538-40.

20) 飯野香理, 樋口　毅, 水沼英樹, 他. FRAX の骨粗鬆症一次スクリーニングの有用性に関する検討. 日女性医学誌. 2013; 20: 195-9.

〈飯野香理〉

2 ▶ 画像診断

POINT

● 閉経後骨粗鬆症を含む原発性骨粗鬆症の診断は，原発性骨粗鬆症の診断基準（2012年度改訂版）[1]に準じて行うことが求められる．産婦人科医が診療する骨量減少および骨粗鬆症の患者は，整形外科や内科を受診する患者よりも相対的に年齢が若いため，明らかな脆弱性骨折を有する者は少なく，骨密度測定を中心とした画像診断が中心となる．

● 診断基準では，骨密度測定は原則として腰椎または大腿骨近位部骨密度とするとされているが，大腿骨近位部の骨密度は腰椎と比べて20歳代以降の減少率が大きいため，この両者を同時に測定し評価することが望ましい．

● ただし，骨粗鬆症のスクリーニングを目的として測定する場合は，上記以外の測定部位／測定機器であっても，まず測定することに意義がある．

▶ 骨粗鬆症の診断手順

骨粗鬆症の診断手順については，骨粗鬆症の予防と治療に関するガイドラインの現時点での最新版である「骨粗鬆症の予防と治療ガイドライン2015年版[2]」の「第Ⅱ章　骨粗鬆症の診断」に詳細に記載されている． 図1 に，そこに掲載されているフローチャートを示す[2]が，一般的に骨粗鬆症の診断は，腰背痛などの有症者や検診での要精検者などが対象となる．

そして診断の流れとしては，まず医療面接（病歴の聴取，特に腰背痛の有無と有りの場合は発症時期），身体診察〔身長や体重の計測とbody mass index（BMI）の算出，脊柱変形の有無などの確認〕，画像診断（必要に応じて，続発性骨粗鬆症も含めて鑑別診断として），血液・尿検査（一般的な末梢血検査や生化学検査，必要に応じて骨代謝マーカー）を行い，その上で骨評価として骨密度測定および脊椎X線撮影を施行した後に，「原発性骨粗鬆症の診断基準」[1]を適用し，診断を確定するとしている．

医療面接および骨代謝マーカーを中心とした血液・尿検査の具体的内容については，他項に譲るが，産婦人科医が骨粗鬆症の診断を検討すべき更年期ならびにその周辺女性では，腰背痛を訴えて産婦人科外来（特に更年期外来）を受診する患者は少なくないものの[3, 4]，身長の低下や脊椎変形を伴うような脆弱性骨折を

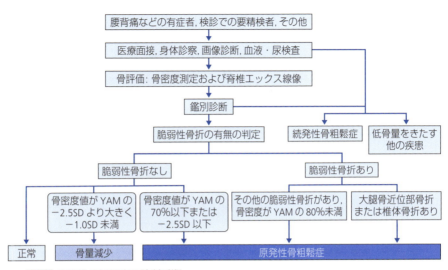

図1 原発性骨粗鬆症の診断手順
(骨粗鬆症の予防と治療ガイドライン作成委員会, 編. 骨粗鬆症の予防と治療ガイドライン2015年版. 東京: ライフサイエンス出版; 2015[2])

有する者は少なく, また腰背痛を訴える患者の骨密度が必ずしも低値ではない[3,4].

しかしながら, 骨粗鬆症が閉経や卵巣全摘出によるエストロゲンの急激な低下を契機に発症しやすいことを考慮すれば, 産婦人科医は問診により将来の骨粗鬆症リスクが高いと判断される症例に対して, 骨粗鬆症の早期発見かつ早期からの薬物治療を指向して, 積極的に骨密度測定を行うことが望まれる.

▶ 原発性骨粗鬆症の診断基準に基づいた画像検査

表1には, 原発性骨粗鬆症の診断基準(2012年度改定版)[1]を示す.

それまでの2000年度改訂版[5]と最も異なる点は, 脆弱性骨折に関して椎体骨折ないし大腿骨近位部骨折がある場合と, それ以外の部位の骨折がある場合とに大別した点である.

その根拠[1]として, 既存骨折があることでの新規骨折の相対リスク(約2倍)に対して, 椎体骨折がある場合の新規椎体骨折の相対リスクが約3〜4倍(骨密度補正後), 新規大腿骨近位部骨折のそれが約3〜5倍であることと, 大腿骨近位部骨折がある場合の新規骨折の相対リスクが2.5〜6.48倍となることをあげて

Chapter 3 産婦人科医の行う骨粗鬆症の検査

表1 原発性骨粗鬆症の診断基準（2012年度改訂版）

原発性骨粗鬆症の診断は，低骨量をきたす骨粗髭症以外の疾患，または続発性骨粗髭症の原因を認めないことを前提とし下記の診断基準を適用して行う．

Ⅰ. 脆弱性骨折[#1] あり

1. 椎体骨折[#2] または大腿骨近位部骨折あり
2. そのほかの脆弱性骨折[#3]があり，骨密度[#4]がYAMの80％未満

Ⅱ. 脆弱性骨折なし

骨密度[#4]がYAMの70％または−2.5SD以下

YAM: 若年成人平均値（腰椎では20〜44歳，大腿骨近位部では20〜29歳）

#1: 軽微な外力によって発生した非外傷性骨折．軽微な外力とは，立った姿勢からの転倒か，それ以下の外力をさす．

#2: 形態椎体骨折のうち，3分の2は無症候性であることに留意するとともに，鑑別診断の観点からも脊椎X線像を確認することが望ましい．

#3: そのほかの脆弱性骨折：軽微な外力によって発生した非外傷性骨折で，骨折部位は肋骨，骨盤（恥骨，坐骨，仙骨を含む）上腕骨近位部，橈骨遠位端，下腿骨．

#4: 骨密度は原則として腰椎または大腿骨近位部骨密度とする．また，複数部位で測定した場合にはより低い％またはSD値を採用することとする．腰椎においてはL1〜L4またはL2〜L4を基準値とする．ただし，高齢者において，脊椎変形などのために腰椎骨密度の測定が困難な場合には大腿骨近位部骨密度とする．大腿骨近位部骨密度には頸部またはtotal hip（total proximal femur）を用いる．これらの測定が困難な場合は橈骨，第二中手骨の骨密度とするが，この場合は％のみ使用する．

付記: 骨量減少（骨減少）[low bone mass (osteopenia)]：骨密度が−2.5SDより大きく−1.0SD未満の場合を骨量減少とする．

（宗圓　聰, 他. Osteoporosis. 2013; 21: 9-21[1] より改変）

いる．また骨量減少レベルでも，既存の椎体骨折がある場合の新規椎体骨折のリスクは，既存の椎体骨折のない骨粗鬆症例の新規骨折リスクの約1.6倍であるという点も踏まえて，この2つの骨折を重要視し，それだけで「骨粗鬆症」と診断可能にしている．

それ以外の骨折に関しての取り扱いは，それまでと同様に骨密度がYAMの80％未満という条件が残っている．

一方で，脆弱性骨折を認めない場合の対応[1]については，デジタル化の普及により脊椎X線像での骨萎縮度判定が困難になっている状況をふまえて，「脊椎X線像での骨粗鬆化」の表記そのものが削除されている．ただし注釈には，「形態椎体骨折の3分の2が無症候性であり，鑑別診断の観点からも脊椎X線像を確認することが望ましい」と記載されている．

このような状況の上で，骨粗鬆症の診断基準を骨密度のYAM 70％以下または

−2.5SD 以下として，SD 表記（WHO）との併記とし，これまで表に示してきた骨量減少（骨減少）については付記に示し，WHO の基準に合わせて骨密度が−2.5SDより大きく−1.0SD 未満の場合と変更している．

また今回の診断基準から，骨密度の測定部位は，国際的に基本となっている腰椎または大腿骨近位部を原則とし，複数部位で測定した場合は，YAM からのより低い％値または SD 値を採用し，診断することとしている．

また大腿骨近位部の骨密度は，腰椎と比して 20 歳代以降の減少率が大きく[6]，国際基準にも合わせる目的で腰椎のような 20〜44 歳のデータではなく，20〜29 歳を YAM の基準としている．

▶ 産婦人科医が画像検査を行う際の留意点

1）脊椎 X 線撮影は必須か？

「骨粗鬆症の予防と治療ガイドライン 2015 年版[2]」に従えば，骨評価として骨密度測定のみならず脊椎 X 線撮影を施行し，脊椎の形態椎体骨折の有無および骨粗鬆症以外の骨疾患の鑑別診断を行うことが望ましいことは改めて言うまでもない．しかしながら，各科が揃った総合病院であれば，それは比較的容易なことであるが，産婦人科のみの診療所では，X 線撮影装置を備えている施設でさえ少なく，ましてや dual energy X-ray absorptiometry（DXA）により脊椎や大腿骨近位部骨密度を測定できる施設となると非常に限られる．

そのため産婦人科のみの診療所では，X 線撮影ならびに骨密度測定についてはそれが可能な医療機関との連携が必須となるが，その際 2 つの検査を同時に行うことが煩雑な場合も少なくないと思われる．

筆者はかつて，慶應義塾大学病院産婦人科に開設した更年期外来（中高年健康維持外来）を受診した患者における腰痛の有無，DXA による腰椎骨密度測定結果，脊椎圧迫骨折の有無について調査した経験があるが，外来開設 5 カ月目での調査では，受診患者 120 例（平均年齢約 51 歳）のうち 5 例（4.5％）に脊椎圧迫骨折を認め，さらに症例を増やした 400 例（平均年齢約 49.2 歳）での調査時には，15 例（3.75％）に脊椎圧迫骨折を認めた．

また，腰痛と腰椎骨密度ならびに脊椎圧迫骨折との関連については，明らかな相関は認めなかった．

以上のような背景を考慮すると，産婦人科外来では明らかな腰背部痛がなく，

Chapter 3　産婦人科医の行う骨粗鬆症の検査

骨粗鬆症のスクリーニング検査として骨評価を行う場合には，まずは骨密度測定を優先してもよいと考える．その上で，腰椎骨密度の測定結果で表示される脊椎の形態に異常を認めた場合や当初腰背部痛がなくてもその後急激な腰背部痛を認めるような場合には，脊椎X線撮影も考慮すべきである．

2）骨密度測定は，腰椎または大腿骨近位部に限るべきか？

「原発性骨粗鬆症の診断基準（2012年度改定版）」[1]には，「骨密度測定は，腰椎または大腿骨近位部を原則とする」と記載されているため，可能であればそれが望ましいことは言うまでもない．筆者が骨粗鬆症の診療に関わり始めた四半世紀前には，DXA法による腰椎骨密度の測定が可能な施設はかなり限られていたが，近年の超高齢社会の中で骨粗鬆症治療の重要性が広く認知されるようになり，腰椎ならびに大腿骨近位部の骨密度が測定可能な施設は格段に増えてはいる．しかしながら，地域によっては，近隣の医療機関でこのような測定が困難な場合はあると思われ，骨粗鬆症のスクリーニング検査に限れば，それ以外の測定機器を用いた検査でもまずは問題はないものと考える．特に前腕骨のDXAや踵骨の超音波法による測定機器は，産婦人科のみの診療所においても十分設置可能である．

表2 に各種骨密度測定法の特徴をまとめた．

ただし，腰椎または大腿骨近位部以外の測定で骨密度低下が認めた場合は，腰

表2　各種骨密度測定法の比較

測定法	部位	長所	短所
MD，CXD，DIP	第2中手骨	簡便，検診にも利用可	末梢骨を測定，治療効果判定には利用しにくい
DXA	躯幹骨	現在最も骨量を測定するのに適している	石灰化や腰椎自体の変形骨折があると正確な評価が難しい
	前腕骨	簡便，検診にも利用可	治療効果判定には利用しにくい
QCT	脊椎	海綿骨の骨量が測定可	放射線被曝量が多い
pQCT	末梢骨	検診への応用が可	DXAのBMDとの互換性が確立されていない
超音波法	踵骨	簡便，X線被曝なし，検診にも利用可	DXAのBMDとの互換性が確立されていない治療効果判定には利用しにくい

椎または大腿骨近位部の骨密度測定を行うべきであることは言うまでもない.

3）DXA による骨密度測定時に気にかけておくべきこと

　現在，骨粗鬆症の診断および薬物治療の治療効果判定に頻用されている DXA 法による腰椎および大腿骨骨密度に関しても，必ずしも万能ではなく，その測定ないし測定結果を読む際に留意すべき事項はある．ここでは 2 つの事項について述べる.

　その 1 つは，測定する椎体周辺に石灰化や椎体自体の変形・骨折がある場合，大腿骨近位部においても測定する際の positioning が悪い場合は正確な評価が難しい[7]ということである．先にも述べたように，産婦人科外来で診療する骨量減少および骨粗鬆症患者は，比較的年齢が若いため，明らかな脊椎圧迫骨折や大腿骨近位部の異常を呈する患者は少ないが，石灰化の所見はさまざまな要因によりみられることがあるので，測定結果をみる際に確認すべきである.

　もう 1 つは，あまりに基本的事項で語られること自体が少ないが，どの測定機器においても少なからず測定による誤差（変動）が存在するという点である．筆者はかつて，ある薬剤の臨床試験において腰椎骨密度による骨量評価を行うに当り，「1 人当り，連続して 2 回測定して評価する」という経験をしたが，表3 にその時のべ 36 例に施行した腰椎骨密度の測定結果（Norland 社製 XR-36 にて測定）について，平均値・標準偏差ならびに誤差率についてはその範囲（range）を示す.

　誤差率（％）は，1 回目の測定値と 2 回目の測定値との差：（2 回目の測定値−1 回目の測定値）/1 回目の測定値×100 として計算した．その結果，平均値でみると第 2・第 3・第 4 腰椎個々の骨密度測定値および第 2 ～第 4 の平均の骨密度測定値ともにその誤差は 1％未満であるが，range で示すと最大で 12％近く差が出ていることが判明した.

　実際に測定精度を示す指標としては，変動係数（coefficient of variation：CV）[7]が知られており，DXA についての CV 値は 1 ～ 2％とされている．したがって，骨密度値の経時的な変化を評価する場合，このような CV 値を考慮して少なくとも 2％以上の変化を認めない限り，明らかな（有意な）差とは言い難いと思われる．また前回測定値と大きく異なる値がみられた際には，個々の測定部位での数値も比較して，状況によっては測定範囲の再設定・再評価が望ましいと言える.

| Chapter 3 | 産婦人科医の行う骨粗鬆症の検査 |

表3 2回同時測定を行った際の実測値およびその誤差率

	平均	SD	range
年齢	56.3	2.83	
身長	155.8	1.4	
体重	51	7.1	
BMI	21.00	2.40	
L2-4BMD 1回目	0.734	0.11	
L2-4BMD 2回目	0.735	0.108	
L2-4BMD 誤差率	0.185	0.517	4.9～-5.1
L2BMD 1回目	0.724	0.049	
L2BMD 2回目	0.722	0.042	
L2BMD 誤差率	0.411	1.015	12.2～-8.2
L3BMD 1回目	0.735	0.121	
L3BMD 2回目	0.741	0.126	
L3BMD 誤差率	-0.787	0.294	5.8～-7.4
L4BMD 1回目	0.740	0.146	
L4BMD 2回目	0.743	0.144	
L4BMD 誤差率	-0.323	0.68	4.3～-7.4

参考文献

1) 宗圓　聰, 福永仁夫, 杉本利嗣, 他. 原発性骨粗鬆症の診断基準　2012年度改定版. osteoporos Jpn. 2013; 21: 9-21.

2) 骨粗鬆症の予防と治療ガイドライン作成委員会, 編. 骨粗鬆症の予防と治療ガイドライン2015年版. 東京: ライフサイエンス出版; 2015.

3) 牧田和也, 太田博明, 小武海成之, 他. 当教室中高年健康維持外来の開設5ヵ月における現況について——骨粗鬆症を中心として. 日更医誌. 1993; 1: 86-92.

4) 牧田和也. 更年期婦人の腰痛並びに脊椎圧迫骨折と骨密度との関係について. 日産婦誌. 1995; 47: 55-62.

5) 折茂　肇, 林　泰史, 福永仁夫, 他. 原発性骨粗鬆症の診断基準　2000年度改定版. 日骨代謝誌. 2001; 18: 76-82.

6) Orito S, Kuroda T, Onoe Y, et al. Age-related distribution of bone and skeletal parameters in 1322 Japanese young women. J Bone Miner Metab. 2009; 27: 698-704.

7) 福永仁夫, 監修. 図説DXAによる骨量測定——腰椎と大腿骨近位部. 東京: ライフサイエンス出版; 2013.

〈牧田和也〉

3 ▶ 骨代謝マーカー測定

POINT

● 骨代謝マーカーには，骨吸収マーカーと骨形成マーカーがあり，個々の薬剤の特徴によりマーカーを選択する．

● 骨代謝マーカーの測定は，骨粗鬆症の病態評価や治療方針の決定，治療の効果判定，服薬アドヒアランスの向上に役立つ．

● 骨粗鬆症の診断には用いられない．

● 治療効果の判定には，最小有意変化（minimum significant change：MSC）以上の低下があれば効果ありと判定する．

● 骨代謝マーカーの測定で有意な変動がみられない場合は，服薬状況や検体採取を確認し，新たな骨折発生や他の骨代謝に影響する疾患の有無を考慮する．

● 現在の健康保険上，骨代謝マーカーの測定は治療開始時に 1 回，薬剤開始 6 カ月以内に 1 回のみ認められている．

▶ 異常値のメカニズム

　骨組織では骨芽細胞による骨形成と破骨細胞による骨吸収が常に繰り返されており（リモデリング），この骨代謝回転の動的状態を反映する検査が骨代謝マーカーである．すなわち，骨吸収マーカーは破骨細胞による骨吸収の状態を示し，骨吸収の亢進は骨量減少の原因と考えられている 図1 [1]．したがって，骨代謝マーカーは骨粗鬆症の診断指標ではなく，骨粗鬆症の病態の評価指標として有用となる．

1）骨代謝マーカーの種類

　骨吸収の程度を評価するには，破骨細胞に特異的な酵素である酒石酸抵抗性酸ホスファターゼ 5b 分画（TRACP-5b）を評価する方法と，破骨細胞により分解された 1 型コラーゲンの代謝産物である，1 型コラーゲン N 末端テロペプチド（NTX）あるいは 1 型コラーゲン C 末端テロペプチド（CTX）の血中濃度あるいは尿中濃度を測定する方法がある．TRACP-5b は日内変動がなく，腎機能や食事の影響を受けないが，1 型コラーゲン代謝産物の測定では，破骨細胞による I 型コラーゲンの分解速度のみならず，分解された断端の腎臓などでの分解・排泄の影

Chapter 3 産婦人科医の行う骨粗鬆症の検査

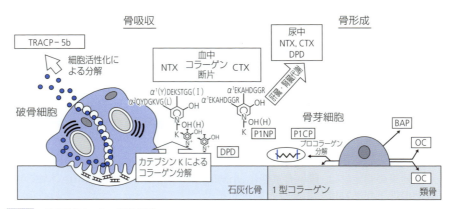

図1 骨代謝マーカーの仕組み
骨代謝マーカーは，骨芽細胞や破骨細胞の産生する酵素やタンパク質コラーゲンの代謝産物から形成され，骨形成や骨吸収の程度の指標となる．

響があり，また，尿中コラーゲン代謝産物で評価する際にはCrで補正するために，筋肉量や腎機能の影響を受ける．つまり，腎機能障害があると，尿クレアチニン排泄量が減少しているために，尿中骨吸収マーカーを測定しクレアチニン補正すると，実際よりも高く評価してしまう可能性があり，腎臓で排泄される骨代謝マーカーは，腎機能が低下すると排泄も低下し，血中濃度が高くなる可能性もある．したがって，高齢者における測定では注意を要する．

また，日内変動が存在するため，午前中に採血・採尿することが推奨されており，同一患者で反復して測定する場合にはできるだけ同じ時刻に測定することが望ましい．さらに，CTXは食事の影響を受けることに注意する．

一方，古くなった骨が除去された跡に，骨芽細胞が出現し骨コラーゲンを産生する．このコラーゲンにCaやPが沈着して新しい骨が形成される．骨形成の程度は，骨芽細胞膜に存在する骨型アルカリフォスファターゼ（BAP），あるいは骨芽細胞が産生される過程で血中に出現する1型コラーゲンN末端プロペプチド（P1NP）の血中濃度を測定する．オステオカルシン（OC）は骨に特異的なタンパクの1つで骨芽細胞から産生され，骨芽細胞機能の評価に利用される．なお，ビタミンK欠乏状態ではOCのカルボキシル化（グラ化）が不十分となり，低グラ化オステオカルシン（ucOC）が増加するので，ucOCはビタミンK欠乏を評価する骨マトリックス関連マーカーとして用いられる．

表1[2)]に骨粗鬆症診療に用いられる骨代謝マーカーを示す．骨粗鬆症の治療

表1 骨粗鬆症診療に用いられる骨代謝マーカー

マーカー	略語	検体	測定方法
骨形成マーカー			
オステオカルシン	OC	血清	IRMA・ECLIA
骨型アルカリフォスファターゼ	BAP	血清	EIA・CLEIA
Ⅰ型プロコラーゲン-N-プロペプチド	P1NP	血清	RIA・ECLIA
骨吸収マーカー			
ピリジノリン	PYD	尿	HPLC
デオキシピリジノリン	DPD	尿	HPLC・EIA・CLEIA
Ⅰ型コラーゲン架橋 N-テロペプチド	NTX	血清・尿	EIA・CLEIA
Ⅰ型コラーゲン架橋 C-テロペプチド	CTX	血清・血漿・尿	EIA・ECLIA
酒石酸抵抗性酸フォスファターゼ -5b	TRACP-5b	血清・血漿	EIA
骨マトリックス関連マーカー			
低カルボキシル化オステオカルシン	ucOC	血清	ECLIA
ペントシジン	—	血漿・尿	HPLC・EIA
ホモシステイン	HCY	血漿・尿	HPLC・酵素・CLIA

IRMA: immunoradiometric assay, ECLIA: electrochemiluminescent immunoassay, EIA: enzyme immunoassay, CLEIA: chemiluminescent enzyme immunoassay, RIA: radio immunoassay, HPLC: high performance liquid chromatography, CLIA: chemiluminescent immunoassay

においては，骨吸収マーカーは治療方針を決定する際にいずれかのマーカーを1回，治療開始後6カ月以内に治療効果判定のために1回の測定が保険算定できる．

2) 原発性骨粗鬆症における骨代謝マーカーの異常

　骨リモデリングの異常をきたしているときは，骨代謝マーカーも異常値を示す．閉経によるエストロゲン分泌低下が骨吸収を亢進させるメカニズムの詳細は未だ明らかにはされていないが，炎症性サイトカイン説，卵胞刺激ホルモン（FSH）説，破骨細胞直接作用説などさまざまな知見が報告されており，多様な経路が複合的に関与していると考えられる．閉経期には骨代謝マーカーは亢進するが，その経過のどの時点で骨吸収の亢進が始まるのかを検討した研究がある．それによると，血清エストラジオール（E_2）濃度の低下と血清 FSH 濃度の上昇が開始する閉経2年前から骨吸収マーカーである血清 NTX 値の上昇が始まっていた **図2** [3]．

　閉経後十数年以上経過した高齢者では，加齢に伴うエストロゲンの緩徐ではあるが持続的な低下により骨代謝マーカーは軽度に上昇する．また，骨折を生じた際には一過性の骨芽細胞ならびに破骨細胞の機能亢進に伴い，骨代謝マーカーも

Chapter 3　産婦人科医の行う骨粗鬆症の検査

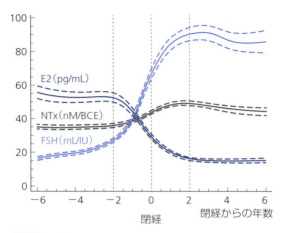

図2　閉経と血清ホルモン濃度，尿中骨吸収マーカー

一過性に上昇する．骨代謝の亢進の程度に相関して骨密度の低下が進行することから，骨代謝マーカーの上昇が著しいほど骨折の危険性が高いと推察される．

▶検査データの見方

骨代謝マーカー値だけでは骨粗鬆症の診断はできないが，骨粗鬆症診療のさまざまな場面で活用されている 表2．

表2　骨粗鬆症診療における骨代謝マーカー測定の目的

1. 将来の骨量減少の予測
    - 骨粗鬆症の危険性の予知（fast bone loser の早期発見）
    - 治療開始時期の評価
2. 骨折リスクの評価
3. 治療効果のモニタリング
    - 骨代謝動態の評価
    - 治療薬の選択
    - 治療効果の評価（治療効果の予測や早期評価）
    - 薬剤の適正量の評価
    - 服薬アドヒアランスの確認，向上
4. その他
    - 他の骨代謝疾患との鑑別

1) 将来の骨量減少の予測

骨吸収マーカーの高値は骨量減少に傾き，特に閉経直後の骨吸収マーカー高値例では，将来の骨量減少が大きい．しかし，すでに骨量が低下している高齢者においては必ずしも将来の骨量減少率は予測できない．

2) 骨折リスクの評価

低骨密度で骨吸収マーカーが高値の場合は，骨微細構造が破綻し骨折リスクが高いとされる．高齢者では骨代謝回転の亢進は骨密度と独立した骨折危険因子となることが報告されている[4]．骨代謝マーカーの亢進の有無は閉経前女性の基準値を基に算出され，それぞれの骨代謝マーカーで基準値が設定されている 表3．基準値の 1.96SD（標準偏差）を超える場合は高骨代謝回転とし，脊椎骨折リスクが高いと判断されるので，骨密度が YAM 値の 70 ～ 80％の骨量減少の領域でも骨吸収抑制作用をもつ薬物治療を開始する．

3) 治療薬の選択

骨粗鬆症の診断確定後，骨代謝に影響する薬剤や疾患がないかを確認し，骨吸収マーカーと骨形成マーカーを測定する．例えば，骨吸収マーカーが基準値上限

表3　骨代謝マーカーの基準値と最小有意変化（MSC）

マーカーの種類	基準値	MSC（%）
骨形成マーカー		
BAP（CLEIA）	2.9 ～ 14.5μg/L	9.0
BAP（EIA）	7.9 ～ 29.0 U/L	－
P1NP	17.1 ～ 64.7μg/L	12.1
骨吸収マーカー		
DPD	2.8 ～ 7.6nmol/mmol/Cr	23.5
sNTX	7.5 ～ 16.5mmol BCE/L	16.3
uNTX	9.3 ～ 54.3nmolBCE/mmol/Cr	27.3
sCTX	0.100 ～ 0.653ng/mL	23.2
uCTX	40.3 ～ 301.4μg/mmol/Cr	23.5
TRACP-5b	120 ～ 420mU/dL	12.4
骨マトリックス関連マーカー		
ucOC	3.94 ng/mL *	32.2

*基準値としての設定はなされておらずカットオフ値 4.5ng/mL が臨床検査としては汎用されている

Chapter 3 産婦人科医の行う骨粗鬆症の検査

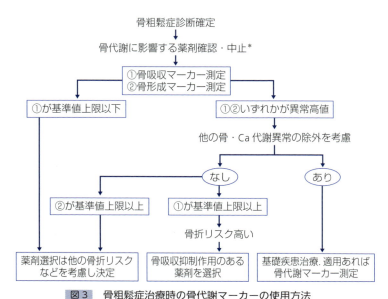

図3 骨粗鬆症治療時の骨代謝マーカーの使用方法
*1カ月以上治療を中止してから測定
ビスホスホネート製剤の場合は少なくとも3カ月以上中止

以上の高値を呈した場合は，骨吸収抑制作用をもつ薬剤を推奨し，基準値上限以下では骨折の有無，骨量の程度，危険因子，合併症などの患者背景を考慮して薬剤を選択する 図3．一般的に骨吸収が亢進している場合には骨吸収抑制剤，また低骨代謝回転では骨形成促進剤が望ましいとされる．ビタミンK不足が疑われる場合にはucOCを測定し，カットオフ値以上であればビタミンK製剤を選択する．

4) 治療効果のモニタリング

骨代謝マーカーには日内変動のみならず，大きな測定変動も存在する．その変動の大きさは最小有意変化（日内変動の2倍の値，minimum significant change：MSC）として表され 表3 ，治療効果はその変動を超える低下があった時，効果ありと判定する．ただし，具体的なマーカーの目標数値は設定されていない．骨代謝亢進状態を抑制する意義は明白なのだが，MSC以上の抑制でオーケーなのか，閉経前の基準域に入ればオーケーなのか，どこまで抑制すればよいのか明らかでない．過剰な抑制は骨折予防効果がないばかりかむしろ骨折を増加させるという

報告もあり，今後の課題である．

　骨代謝マーカーが最も有効活用されている場面は，早期治療効果判定であろう．骨密度は骨折の危険性を示す最良の指標であり，骨粗鬆症の診断には欠かせないものであるが，治療が開始され効果判定を行う際には比較的大きな骨密度変化がないと評価できない 表4 [5]．そのため少なくとも半年〜1年の観察期間が必要である．それに対し骨代謝マーカーは，低侵襲で全身的な骨代謝状態を鋭敏に反映するため，ビスホスホネート製剤では，骨吸収マーカーは治療後1〜3カ月で，骨形成マーカーは約6カ月でMSCを用いた判定が可能である．TRACP-5bはビスホスホネート投与1カ月で，ほとんどの症例でMSCを超える変化を示す 図4 [6]．選択的エストロゲン受容体モジュレーター（selective estrogen receptor modulator: SERM）は骨代謝をマイルドに抑制するため，骨密度の変化ではその有効性

表4　骨密度と骨代謝マーカーの比較

	骨密度（BMD）	骨代謝マーカー
目的	骨粗鬆症の診断	骨粗鬆症のリスク
反映するもの	過去の骨代謝の総決算	リアルタイムな骨代謝
評価の対象	局所骨の評価が可能	全身骨の平均評価
測定	施設に制限あり	簡便
治療効果判定	1〜2年後	1〜6カ月後

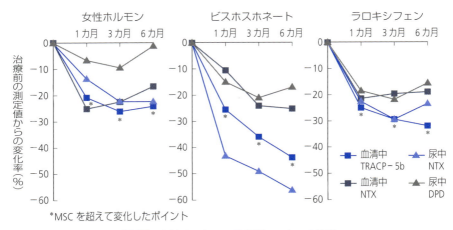

*MSCを超えて変化したポイント

図4　各治療における骨吸収マーカーの推移

Chapter 3 産婦人科医の行う骨粗鬆症の検査

を捉えづらい．しかし，骨吸収マーカーである TRACP-5b は 1 カ月目で有意な減少を示し，生理的な範囲に維持されることが示されている[7,8]．

骨形成促進作用のある PTH を投与した場合は，骨形成マーカーである P1NP あるいは BAP を測定し，ビスホスホネート，SERM，エストロゲン，デノスマブ，ビタミン D 誘導体であるエルデカルシトールは骨吸収抑制剤であることから骨吸収マーカーを測定する．骨代謝に影響を与えない活性型ビタミン D_3（エルデカルシトール以外）やカルシトニン，カルシウム，イプリフラボンでは骨代謝マーカーによる評価は困難である．

5）服薬アドヒアランスの向上

現在，骨粗鬆症診療では薬物治療の脱落や中断が多いことが問題となっている．服薬が容易な SERM でも開始 1 年目の脱落が約半数と報告されており[9]，骨折防止効果が明らかになる前に治療が中断されている実態がある．しかし，骨代謝マーカーの有意な変動を患者に提示説明することにより，患者の治療に対するモチベーションが向上し治療のアドヒアランスが改善することが期待できる．

▶産婦人科医が知っておきたい使用法

骨代謝マーカーに有意な変化が認められない場合にはさまざまな原因が予想される 表5．治療開始時と開始後で測定の時刻が異なっている場合や測定間隔が短すぎる場合，またマーカーの中には季節変動の影響を受けるものがある．正しい服薬が守られていない場合も有意な変化はないので，服薬状況を確認する必要がある．特に高齢者では服薬コンプライアンス不良例を経験する．これらに問題

表5 薬物治療で骨代謝マーカーが有意な変化を示さないとき

1. 変動，検体採取に関連した原因
   ・検体採取時刻が異なっていた
   ・長期にわたる測定誤差（季節変動，患者の状態の変化など）
   ・測定間隔が短すぎた
   ・測定を依頼した検査センターが変更になった
2. 不十分な服薬状況
   ・食事とのタイミング（ビスホスホネート）
   ・正しい服薬コンプライアンスが不十分
3. 続発性骨粗鬆症を惹起する他の疾患の合併
4. 最近発生した骨折

がなければ，薬物に対する反応性が低いと判断し，治療薬の変更を検討することになる．

参考文献
1) 日本骨粗鬆症学会骨代謝マーカー検討委員会, 監修. 骨代謝マーカー早わかり Q&A. 東京: ライフサイエンス出版; 2012.
2) 日本骨粗鬆症学会骨代謝マーカー検討委員会, 編. 骨粗鬆症診療における骨代謝マーカーの適正使用ガイドライン 2012 年版. 東京: ライフサイエンス出版; 2012.
3) Sowers MR, Zheng H, Greendale GA, et al. Changes in bone resorption across the menopause transition: effects of reproductive hormones, body size, and ethnicity. J Clin Endocrinol Metab. 2013; 98: 2854-63.
4) Garnero P, Hausherr E, Chapuy MC, et al. Markers of bone resorption predict hip fracture in elderly women: The EPIDOS prospective study. J Bone Miner Res. 1996; 11: 1531-8.
5) 望月善子. 閉経と骨粗鬆症. 臨検. 2018. in press.
6) 望月善子, 大石　曜, 大藏健義, 他. 骨吸収抑制剤治療における血清 TRAP-5b の有用性に関する検討. 日産婦誌. 2009; 16: 642.
7) 望月善子, 大石　曜, 稲葉憲之. 骨吸収抑制剤における血清 TRAP-5b の有用性に関する検討. SERM. 2009; 7: 92-3.
8) 楊　鴻生, 坂田敏郎. バゼドキシフェンの TRACP-5b による治療効果判定および疼痛と QOL 向上に対する効果の検討. Osteoporosis Jpn. 2015; 23: 119-206.
9) 田中郁子, 早川克彦, 大島久二. ラロキシフェン服用継続率の検討――クリニックにおける骨粗鬆症診療実態調査. Osteoporosis Jpn. 2008; 14: 245-8.

〈望月善子〉

Chapter 4 産婦人科医の行う骨粗鬆症の治療

1 ▶ 原発性骨粗鬆症の診断基準と薬物療法開始基準

▶ 骨粗鬆症とは

骨粗鬆症とは「骨強度の低下を特徴とし，骨折リスクが増大しやすくなる骨格疾患」である．骨強度は，その70%が骨密度・30%が骨質で規定される．つまり，骨量の減少や骨質の劣化により骨強度が低下し，骨粗鬆症が発症する．

原発性骨粗鬆症は多因子疾患で，遺伝要因と生活習慣が発症に大きく影響する．女性の骨粗鬆症の多くはエストロゲン欠乏による閉経後骨粗鬆症で，原発性骨粗鬆症に含まれる．妊娠後骨粗鬆症も特発性骨粗鬆症として原発性骨粗鬆症に含まれる．

遺伝要因，生活習慣，閉経や加齢以外に骨粗鬆症をきたす他の疾患や原因がみられる場合は，続発性骨粗鬆症という．

骨粗鬆症の診断と予防・治療は，女性の生涯にわたる健康支援を行う女性医学を専門とする医療スタッフが担うべき大きな課題である．

▶ 骨粗鬆症の診断

原発性骨粗鬆症の診断基準を 表1 に示す．① 脆弱性骨折の有無と，② 骨密度の測定の2つで診断できる．低骨量をきたす骨粗鬆症以外の疾患や続発性骨粗鬆症を除外して診断を行う．

1) 脆弱性骨折の有無

既存の脆弱性骨折の有無を判定する．脆弱性骨折は外傷によらない軽微な外力で起こる骨折で，大腿骨近位部骨折または胸腰椎圧迫骨折がみられた場合には，そのいずれかがあるだけで骨粗鬆症の診断となり，骨密度には規定されない．その他の部位の脆弱性骨折がある，かつ骨密度でYAM 80%未満の場合も骨粗鬆症の診断となる．

2) 骨密度の測定

脆弱性骨折がなくても，骨密度がYAMの70%以下または−2.5SD以下であれば，これも骨粗鬆症となる．

表1　原発性骨粗鬆症の診断基準（2012年度改訂版）

原発性骨粗鬆症の診断は，低骨量をきたす骨粗鬆症以外の疾患，または続発性骨粗鬆症の原因を認めないことを前提とし下記の診断基準を適用して行う．

Ⅰ．脆弱性骨折[#1]あり

1. 椎体骨折[#2]または大腿骨近位部骨折あり
2. そのほかの脆弱性骨折[#3]があり，骨密度[#4]がYAMの80%未満

Ⅱ．脆弱性骨折なし

骨密度[#4]がYAMの70%または−2.5SD以下

YAM：若年成人平均値（腰椎では20〜44歳，大腿骨近位部では20〜29歳）

#1：軽微な外力によって発生した非外傷性骨折．軽微な外力とは，立った姿勢からの転倒か，それ以下の外力をさす．

#2：形態椎体骨折のうち，3分の2は無症候性であることに留意するとともに，鑑別診断の観点からも脊椎X線像を確認することが望ましい．

#3：そのほかの脆弱性骨折：軽微な外力によって発生した非外傷性骨折で，骨折部位は肋骨，骨盤（恥骨，坐骨，仙骨を含む）上腕骨近位部，橈骨遠位端，下腿骨．

#4：骨密度は原則として腰椎または大腿骨近位部骨密度とする．また，複数部位で測定した場合にはより低い%またはSD値を採用することとする．腰椎においてはL1〜L4またはL2〜L4を基準値とする．ただし，高齢者において，脊椎変形などのために腰椎骨密度の測定が困難な場合には大腿骨近位部骨密度とする．大腿骨近位部骨密度には頸部またはtotal hip（total proximal femur）を用いる．これらの測定が困難な場合は橈骨，第二中手骨の骨密度とするが，この場合は%のみ使用する．

付記：骨量減少（骨減少）[low bone mass (osteopenia)]：骨密度が−2.5SDより大きく−1.0SD未満の場合を骨量減少とする．

（宗圓　聰, 他. Osteoporosis. 2013; 21: 9-21[1]）

　骨密度がYAMの−2.5より大きく−1.0SD（YAMのおよそ88%）未満の場合は，骨量減少〔骨減少 low bone mass (osteopenia)〕と定義される．

　産婦人科診療領域では，骨折を伴わない骨密度低下による骨粗鬆症が少なくない．

▶診断の進めかた　図1

　脆弱性骨折のうち，特に四肢の骨折などは痛みや運動機能障害のため，すでに整形外科で診断と骨折治療がなされていることが多い．そのため，病歴を聴取し既存の骨折を確認する．

　病歴聴取の詳細はChapter 3-Section 1に譲るが，骨粗鬆症の危険因子 表2 や骨粗鬆症性骨折の危険因子 表3 ）を念頭に聴取する．妊娠月経歴・授乳歴，閉経の有無（外科的卵巣切除を含む），薬物の使用，生活習慣（喫煙・飲酒・偏食の有

Chapter 4　産婦人科医の行う骨粗鬆症の治療

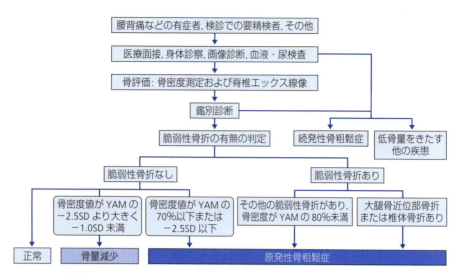

図1　原発性骨粗鬆症の診断手順
(骨粗鬆症の予防と治療ガイドライン作成委員会, 編. 骨粗鬆症の予防と治療ガイドライン 2015 年版. 東京: ライフサイエンス出版; 2015. p.18 より)

表2　骨粗鬆症の危険因子

除去しえない危険因子	除去しうる危険因子
加齢	カルシウム不足
性（女性）	ビタミンD不足
人種（白人＞黄色人種・黒人）	ビタミンK不足
家族歴	リンの過剰摂取
遅い初経	食塩の過剰摂取
早期閉経	極端な食事制限（ダイエット）
過去の骨折	運動不足
	日照不足
	喫煙
	過度の飲酒
	多量のコーヒー

(骨粗鬆症財団, 監修. 老人保健法による骨粗鬆症予防マニュアル. 第2版. 東京: 日本医事新報社; 2000. p.23)

表3　骨粗鬆症性骨折の危険因子

身体的要因		女性 年齢 骨密度 既存骨折 体重あるいは BMI
遺伝的要因		家族歴
生活習慣		飲酒 喫煙 栄養（カルシウム，ビタミン D，ビタミン K） 運動
続発性骨粗鬆症	疾患関連骨粗鬆症	1 型糖尿病，成人の骨形成不全症，長期未治療甲状腺機能亢進症，性機能低下症，早発閉経（45 歳未満），慢性的な栄養失調・吸収不良，慢性肝疾患 2 型糖尿病，COPD，CKD
	治療関連骨粗鬆症	副腎皮質ホルモン 乳がん，前立腺がんに対する内分泌療法 糖尿病治療薬（チアゾリジン薬） 選択的セロトニン再取り込み阻害剤（SSRI）
転倒関連要因	身体的要因	転倒回数 衰弱 筋力低下，歩行最大スピード遅 視力低下，聴力低下
	薬剤	薬剤（ドーパミン作用薬剤，抗不安薬，抗うつ薬，催眠 / 鎮静薬）
	疾患	パーキンソン病，認知症，脳卒中後，麻痺
	環境	住居，履物 気候

（藤原佐枝子. 骨粗鬆症における骨折危険因子とその評価. BONE. 2016; 30: 17-21[3]）

無）などを確認する．骨折の家族歴の聴取も必要である．その上で，血液検査や尿検査を行い続発性骨粗鬆症や低骨量をきたす他の疾患 図2 表4 を鑑別・除外する．

　すでに整形外科で治療されている既知の骨折と異なり，特に注意が必要なのは診断をされていない椎体骨折である．腰背部痛，身長低下，脊柱変形がみられたら，椎体骨折を疑う．椎体骨折の 3 分の 2 は無症候性の場合もあるため，留意が必要である．椎体骨折の有無は，胸腰椎の前後像と側面像の単純 X 線撮影で

Chapter 4　産婦人科医の行う骨粗鬆症の治療

低骨量を呈する疾患

原発性骨粗鬆症	続発性骨粗鬆症	その他の疾患

原発性骨粗鬆症
閉経後骨粗鬆症
男性骨粗鬆症
特発性骨粗鬆症（妊娠後骨粗鬆症など）

続発性骨粗鬆症

内分泌症
副甲状腺機能亢進症
甲状腺機能亢進症
性腺機能不全
クッシング症候群

栄養性
吸収不良症候群，胃切除後
神経性食欲不振症
ビタミン A または D 過剰
ビタミン C 欠乏症

薬物
ステロイド薬
性ホルモン低下療法治療薬
SSRI（選択的セロトニン再取り込み阻害薬）
その他の薬物（ワルファリン，メトトレキサート，
　　ヘパリンなど）

不動性
全身性（臥床安静・対麻痺・
　　廃用症候群，宇宙旅行）
局所性（骨折後など）

先天性
骨形成不全症
マルファン症候群

その他
関節リウマチ
糖尿病
慢性腎臓病（CKD）
肝疾患
アルコール依存症

その他の疾患
Ⅰ）各種の骨軟化症
Ⅱ）悪性腫瘍の骨転移
Ⅲ）多発性骨髄腫
Ⅳ）脊椎血管腫
Ⅴ）脊椎カリエス
Ⅵ）化膿性脊椎炎
Ⅶ）その他

図2　低骨量をきたす疾患
（日骨代謝会誌. 2001; 18: 78 より改変）

診断をする.

　さらに，単純 X 線撮影とともに骨密度も測定し骨評価をする．検査の詳細は Chapter 3-Section 2 に譲るが，骨密度の測定は dual-energy X-ray absorptiometry（DXA）を用いて，腰椎と大腿骨近位部の両者を測定することが望ましい．また，複数部位で測定した場合にはより低い％値または SD 値を採用する．これらの測定が困難な場合は末梢骨 DXA による橈骨，MD 法による第二中手骨の骨密度とするが，この場合は％のみを使用する．踵骨法（quantitative ultrasound: QUS）は大腿骨近位部骨折のリスク評価には有用であるが原発性骨粗鬆症の診断に用いることはできない．

　代謝性骨疾患などの除外のために血清カルシウム，リン，アルカリフォスファターゼ（ALP）を測定する．ALP は閉経後骨粗鬆症で基準上限の 1.5 倍まで上昇

表4　続発性骨粗鬆症の鑑別に必要な血液・尿検査と原疾患との対応

検査の種類		検査結果	原疾患
血液検査	血算	正球性貧血	多発性骨髄腫
		小球性低色素性貧血	吸収不良症候群, 摂食障害など
		白血球増加	クッシング症候群, ステロイド薬内服 (顆粒球増加・好酸球とリンパ球減少)
	生化学	高カルシウム血症	原発性副甲状腺機能亢進症
		低カルシウム血症	ビタミン D 欠乏症
		低リン血症	骨軟化症, ビタミン D 欠乏症
		高 ALP 血症	原発性副甲状腺機能亢進症, 甲状腺機能亢進症, 骨軟化症, 骨パジェット病
		肝機能異常	肝硬変などの重症肝疾患
		低コレステロール血症	甲状腺機能亢進症
		高血糖	糖尿病, ステロイド薬内服
	血清	CRP 高値	関節リウマチおよびその他の慢性炎症性疾患
尿検査	一般尿検査	尿糖	糖尿病
		尿蛋白	多発性骨髄腫 (患者によっては陰性)
	生化学	高カルシウム尿症	原発性副甲状腺機能亢進症など

(骨粗鬆症の予防と治療ガイドライン作成委員会. 鑑別診断. In: 骨粗鬆症の予防と治療ガイドライン作成委員会, 編. 骨粗鬆症の予防と治療ガイドライン 2015 年版. 第 1 版. 東京: ライフサイエンス出版; 2015. p.34-5[5])

することがあるが, カルシウムやリンが基準値を超える場合には, 続発性骨粗鬆症の鑑別が必要である.

　骨代謝マーカーの測定は, 診断時の骨代謝状態や骨質を評価して治療薬の選択や薬物療法の効果判定に有用であるが, 骨粗鬆症の診断自体には不要である.

▶薬物療法の目的

　昨今, 健康寿命と平均寿命の差が注目され, 健康寿命の延伸が課題となっている. 平成 28 年の国民生活基礎調査[6]によると, 介護が必要となった原因疾患の第 4 位が骨折・転倒であり, 全体の 12.1 ％を占めている 表5.

　大腿骨近位部骨折患者の activities of daily living（ADL）について, 骨折前に87％が自立していたのに対し, 骨折の 1 年後には 50 ％に低下し, 10 ％が死亡したというわが国の大規模調査がある[7].

Chapter 4　産婦人科医の行う骨粗鬆症の治療

表5　要介護が必要となった主な疾患の構成割合（上位5位．単位%）

認知症	18.0
脳血管疾患（脳卒中）	16.6
高齢による衰弱	13.3
骨折・転倒	12.1
関節疾患	10.2

（厚生労働省．平成28年　国民生活基礎調査の概況[6]）

　椎体骨折は骨粗鬆症性骨折で最も頻度が高い．椎体骨折は，身長短縮[8]や脊柱の変形・姿勢異常をきたす．胸郭変形により心肺機能は低下[8]し，腹腔の容積が減少することで，食道裂孔ヘルニアや逆流性食道炎，腹部膨満や食思不振などの消化器症状を呈しやすく[9]なる．

　このように，骨粗鬆症性骨折はさまざまな症状をきたし，患者の quality of life（QOL）や ADL を低下させる．社会的には医療費や介護費が増大することになる．骨粗鬆症症例は当然薬物療法の適応となるが，未だ骨粗鬆症に至らない骨量減少の段階で食事や運動を含めたライフスタイルの改善指導から治療を開始し，将来の骨折予防をしなければならない．

▶ 薬物療法開始基準

　骨粗鬆症の薬物療法開始基準を 図3 に示す．骨粗鬆症患者だけではなく，骨折リスクが高い症例も治療対象となる．骨量減少のうち骨密度が YAM の70%より大きく80%未満では，骨折危険因子を考慮して決定する．骨折危険因子は以下の2つで判定される．① 75歳未満で WHO 骨折リスク評価ツール（fracture risk assessment tool: FRAX®）による今後10年間の骨粗鬆症性骨折の絶対危険率が15%以上，② 大腿骨近位部骨折の家族歴がある．日本人版の FRAX® は HP（https://www.sheffield.ac.uk/FRAX/）で誰でも閲覧利用できる．骨折の危険因子から10年以内の骨粗鬆症性骨折の発生リスクが計算されるツールである．各国の骨折発生率と平均余命から調整されているので日本版を使用する．Chapter 3-Section 1 も参照されたい．

　骨粗鬆症の治療として薬物療法とともにその基本として食事や運動療法，それに伴う体重管理や，生活習慣の改善も必要である．

　骨粗鬆症性骨折の術後にもかかわらず，骨粗鬆症治療薬の服薬継続率は低いという報告[10]がある．骨折は治療したが，2次骨折を防ぐための骨粗鬆症の薬物療

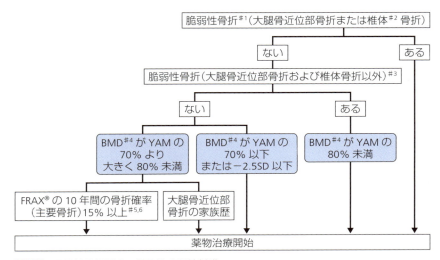

図3 原発性骨粗鬆症の薬物治療開始基準

#1: 軽微な外力によって発生した非外傷性骨折. 軽微な外力とは, 立った姿勢からの転倒か, それ以下の外力をさす.
#2: 形態椎体骨折のうち, 3分の2は無症候性であることに留意するとともに, 鑑別診断の観点からも脊椎エックス線像を確認することが望ましい.
#3: その他の脆弱性骨折: 軽微な外力によって発生した非外傷性骨折で, 骨折部位は肋骨, 骨盤 (恥骨, 坐骨, 仙骨を含む), 上腕骨近位部, 橈骨遠位端, 下腿骨.
#4: 骨密度は原則として腰椎または大腿骨近位部骨密度とする. また, 複数部位で測定した場合にはより低い%値またはSD値を採用することとする. 腰椎においてはL1～L4またはL2～L4を基準値とする. ただし, 高齢者において, 脊椎変形などのために腰椎骨密度の測定が困難な場合には大腿骨近位部骨密度とする. 大腿骨近位部骨密度には頸部またはtotal hip(total proximal femur)を用いる. これらの測定が困難な場合は橈骨, 第二中手骨の骨密度とするが, この場合は%のみ使用する.
#5: 75歳未満で適用する. また, 50歳代を中心とする世代においては, より低いカットオフ値を用いた場合でも, 現行の診断基準に基づいて薬物治療が推奨される集団を部分的にしかカバーしないなどの限界も明らかになっている.
#6: この薬物治療開始基準は原発性骨粗鬆症に関するものであるため, FRAX® の項目のうち糖質コルチコイド, 関節リウマチ, 続発性骨粗鬆症にあてはまる者には適用されない. すなわち, これらの項目がすべて「なし」である症例に限って適用される.
(骨粗鬆症の予防と治療ガイドライン作成委員会, 編. 骨粗鬆症の予防と治療ガイドライン2015年版. 東京: ライフサイエンス出版; 2015. p.63 より)

法が継続されていないことが問題である. 骨粗鬆症マネージャーなどの医療スタッフによる骨粗鬆症リエゾンサービスを有効利用して, 薬物療法をいかに継続していくかが今後の課題であろう.

Chapter 4 産婦人科医の行う骨粗鬆症の治療

▶ 産婦人科医による骨粗鬆症の診断と治療

　患者は骨折をすればその痛みから整形外科を受診することが大部分であろう. 閉経後や周閉経期の女性が数多く受診する産婦人科では, 骨粗鬆症や骨量減少の可能性を想定して診療することが重要である. 実際, 骨粗鬆症の予防と治療ガイドライン 2015 年版では, 骨粗鬆症検診の対象を「すべての 65 歳以上の女性」および「骨折危険因子を有する 65 歳未満の閉経後から閉経周辺期の女性」と推奨している. 産婦人科医師が骨粗鬆症を想定して骨密度測定をすすめなければ, 診断と治療に繋げられない.

　また, 若年でも神経性食欲不振症や体重減少性無月経などのやせ, 原発性無月経（Turner 症候群など）, 卵巣機能不全, 早発閉経, 閉経前の卵巣摘出, 長期間反復する GnRH アゴニスト療法といったエストロゲンの恩恵が少ない女性, 内科的な糖尿病, 慢性腎臓病やステロイド薬使用者などの続発性骨粗鬆症の原因疾患を有する若年女性に遭遇する機会が少なくない. 骨粗鬆症による骨折を予防するためには, これらの若年女性の骨密度測定を積極的に行い, 骨量減少段階で早期診断して骨粗鬆症発症予防のための管理も重要である.

参考文献
1) 宗圓　聰, 福永仁夫, 杉本利嗣, 他. 原発性骨粗鬆症の診断基準. 2012 年度改訂版. Osteoporosis. 2013; 21: 9-21.
2) 日本女性医学学会. 骨粗鬆症の診断基準とそれに必要な検査法にはどのようなものがあるか？　In: 日本女性医学学会, 編. 女性医学ガイドブック更年期医療編. 第 1 版. 東京: 金原出版; 2014. p.51-6.
3) 藤原佐枝子. 骨粗鬆症における骨折危険因子とその評価. BONE. 2016; 30: 17-21.
4) 骨粗鬆症の予防と治療ガイドライン作成委員会. 診断手順. In: 骨粗鬆症の予防と治療ガイドライン作成委員会, 編. 骨粗鬆症の予防と治療ガイドライン 2015 年版. 第 1 版. 東京: ライフサイエンス出版; 2015. p.18-9.
5) 骨粗鬆症の予防と治療ガイドライン作成委員会. 鑑別診断. In: 骨粗鬆症の予防と治療ガイドライン作成委員会, 編. 骨粗鬆症の予防と治療ガイドライン 2015 年版. 第 1 版. 東京: ライフサイエンス出版; 2015. p.34-5.
6) 厚生労働省. 平成 28 年　国民生活基礎調査の概況. www. mhlw. go. jp/toukei/saikin/hw/k-tyosa/k-tyosa16/（2018 年 4 月 25 日閲覧）
7) Sakamoto K, Nakamura T, Hagino H, et al. Report on the Japanese orthopaedic association's 3-year project observing hip fractures at fixed-point hospitals. J Orthop Sci. 2006; 11: 127-34.
8) Krege JH, Kendler D, Krohn K, et al. Relationship between vertebral fracture burden,

height loss, and pulmonary function in postmenopausal women with osteoporosis. J Clin Densitom. 2015; 18: 506-11.

9) Yoshimura M, Nagahara A, Ohtaka K, et al. Presense of vertebral fractures is highly associated with hiatal hernia and reflux esophagitis in Japanese elderly people. Intern Med. 2008; 47: 1451-5.

10) Hagino H, Sawaguchi T, Endo N, et al. The risk of a second hip fracture in patients after their first hip fracture. Calcif Tissue Int. 2012; 90: 14-21.

〈森川香子，倉林　工〉

Chapter 4　産婦人科医の行う骨粗鬆症の治療

2 ▶ 生活習慣の改善

POINT

● 食事指導として，主にカルシウム，ビタミン D，ビタミン K を豊富に含む食品の摂取をすすめる．

● 運動指導として，荷重負荷をかけた筋力増強運動，ウォーキングなどの有酸素運動，開眼片脚起立運動などを継続的に行うことをすすめる．

　骨粗鬆症の予防と治療の目的は，骨折を予防し，日常生活活動（activities of daily living: ADL）と生活の質（quality of life: QOL）を維持することである．骨粗鬆症の一次予防として，発症リスク因子のうち除去可能なものを早期に取り除き，適切な食事指導，継続的な運動指導を行うことが重要である[1]．二次予防としても，薬物療法，食事指導，運動指導は三位一体である．

▶ 食事指導

　骨は，タンパク質（主に I 型コラーゲン）を主体とする有機基質と，リン酸カルシウムを主体とする無機基質から形成されている．カルシウムは骨のミネラル成分の重要な構成栄養素であるが，骨の形成にはカルシウムに限らず多くの栄養素が影響を及ぼすため，全体的な栄養バランスを考慮する必要がある．骨粗鬆症予防のために十分量の摂取が必要な栄養素[2]として，カルシウム以外に重要なものはビタミン D，ビタミン K 表1 表2，その他，タンパク質，ビタミン B 群（ビタミン B_2，ビタミン B_6，ビタミン B_{12}，葉酸など），ビタミン C などがある．骨粗鬆症予防に食事指導は推奨されるが（グレード B），骨密度を上昇させるには濃厚で継続的な介入が必要である（グレード C）[3]．

　また，BMI の低値は骨粗鬆症による骨折リスクを増加させるため，適正体重の維持とやせの防止が推奨される（グレード B）[3]．

1）栄養素の面から

▶ カルシウム

　骨粗鬆症の治療，予防のためには 1 日 700〜800mg のカルシウム摂取がすすめられているが[3]，わが国ではすべての年代において摂取推奨量をかなり下回り，

136　　JCOPY 498-06092

表1　食事指導における栄養素の推奨摂取量

栄養素	摂取量
カルシウム	食品から 700 〜 800mg （サプリメント，カルシウム剤を使用する場合には注意が必要である）（グレード B）
ビタミン D	400 〜 800 IU （10 〜 20μg）（グレード B）
ビタミン K	250 〜 300μg（グレード B）

推奨の強さの分類（グレード）

A　行うよう強く勧められる
B　行うよう勧められる
C　行うよう勧めるだけの根拠が明確でない
D　行わないよう勧められる

福井・丹後による「診療ガイドラインの作成手順 ver.4.3」2001 年

（骨粗鬆症の予防と治療ガイドライン作成委員会，編. 骨粗鬆症の予防と治療ガイドライン 2015 年版. 東京: ライフサイエンス出版; 2015: p.79, v より）

表2　食事指導における食事摂取基準

栄養素	食事摂取基準
カルシウム	成人男性: 650 〜 800mg 高齢男性: 700mg 成人女性: 650mg 高齢女性: 650mg（推奨量）
ビタミン D	成人男女: 5.5μg（目安量）
ビタミン K	成人男女: 150μg（目安量）

（厚生労働省. 日本人の食事摂取基準 2015 年版. 「日本人の食事摂取基準（2015 年版）」策定検討会報告書; 2014）

特に 20〜40 歳代のカルシウム不足が顕著である．年代により摂取推奨量は異なるが[2]　表3 ，多くの研究でカルシウム摂取は骨密度増加へ影響を及ぼしていることが示されており，若年期から積極的な摂取がすすめられる．カルシウム摂取と骨密度増加との関連は，若年女性ではより強く，閉経後女性ではより弱い傾向がある[4]．

　カルシウムの吸収効果は食品によっても異なり，もっとも吸収効果が高いのは牛乳約 40％であり，他は小魚約 30％，緑黄色野菜約 20％と続く．したがって

| Chapter 4 | 産婦人科医の行う骨粗鬆症の治療 |

表3　カルシウムの食事摂取基準

年齢（歳）	男性		女性	
	推定平均必要量	（推奨量）	推定平均必要量	（推奨量）
10〜11	600	(700)	600	(750)
12〜14	850	(1000)	700	(800)
15〜17	650	(800)	550	(650)
18〜29	650	(800)	550	(650)
30〜49	550	(650)	550	(650)
50〜69	600	(700)	550	(650)
70〜	600	(700)	500	(650)

（単位: mg/ 日）
（厚生労働省. 日本人の食事摂取基準 2015 年版.「日本人の食事摂取基準（2015 年版）」策定検討会報告書; 2014）

カルシウムを効率的に摂取するためには乳製品の摂取量を増やすことが合理的であるが，乳製品が苦手な場合には，魚介類，大豆製品，野菜・海草類などを組み合わせると，カルシウム以外の栄養素の十分な摂取にもつながる.

　ライフステージの面からは，最大骨量を獲得する思春期には，適切な栄養，特にカルシウムの十分な摂取が推奨される．しかし思春期の女性では，強いやせ志向がみられることが多く，食事制限（ダイエット）として無謀な欠食や偏食が行われることがある．その結果，エネルギー・栄養素摂取量が減少して低栄養になったり，体重減少が卵巣機能異常を惹起し，月経不順となることがある．美容面から過度の紫外線対策を行うことも，骨にとってはデメリットである．骨の健康維持のためには適正体重を維持できるエネルギー摂取量を確保することが必要であり，そのためには 1 日 3 回のバランスの良い食事を心がけ，カルシウムを多く含む食品を意識的に摂取し，正常な月経状態を保つことが重要である．妊娠・授乳期には，さらにカルシウムを十分に摂取するよう努める．加齢とともに腸管からのカルシウムの吸収能力は低下し，カルシウム摂取量も減少する．腸管からのカルシウムの吸収はビタミン D によって促されるが，高齢者ではカルシウム摂取量が十分でも，ビタミン D 不足や腸管機能低下などのため，若年者に比べてカルシウム吸収率が低下していることが多い.

▶ **ビタミン D**

　骨の健康のためにもっとも大切な栄養素はビタミン D といわれているが，カ

ルシウム同様，ビタミンＤも不足状態である．ビタミンＤは，紫外線により皮膚でコレステロールから合成されて肝臓，腎臓において活性化され，1-25 $(OH)_2D_3$ となり，腸管からのカルシウム吸収を促す．さらに，腎尿細管からのカルシウム再吸収を促す作用がある[5]．ビタミンＤ不足により，腸管からのカルシウム吸収が減少し，カルシウムの骨への供給が不十分となる．よって，カルシウム単独ではなく，十分なビタミンＤとカルシウムの摂取は推奨する意義があるとされている．

ビタミンＤは干ししいたけ（天日干しのもの）などのキノコ類，サケ，ウナギ，イワシやサンマなどの魚類に多く含まれている．また，日中，1 日 15 分程度の日光浴がビタミンＤの充足には必要である．外出が少ない場合は，外出をして日光にあたることをすすめる．

多くの高齢者では血中ビタミンＤ濃度が低値であるが，これはビタミンＤの摂取量が減少するだけではなく，外出機会の減少と皮膚の機能低下とにより，皮膚でのビタミンＤ合成が低下するためと考えられる．高齢者では，多くの報告でカルシウムとビタミンＤの十分な摂取が骨折発生と転倒を予防する．

▶ ビタミンＫ

骨芽細胞によって産生されるオステオカルシンは，ビタミンＫ依存性 γ -グルタミルカルボキシラーゼによってカルボキシル化オステオカルシンとなり，カルシウムと結合する能力を獲得して，骨質の維持に寄与すると考えられている．

ビタミンＫは納豆，緑の葉の野菜に多く含まれている．納豆をあまり摂取しない地域では大腿骨近位部骨折が多いことが知られ，ビタミンＫの血中濃度が低い例では椎体骨折の発生頻度が高いことも報告されている．ビタミンＫの補充は骨折予防となることが示されている[6]．

▶ ビタミンＢ群とビタミンＣ

ビタミンＢ群であるビタミン B_2，B_6，B_{12}，葉酸の 4 種は，ホモシステイン代謝に関与する酵素の補因子である．ホモシステインは，タンパク質に含まれるメチオニンの代謝産物で，蓄積することで骨質を低下させ，骨を脆弱にすると考えられている．これらの摂取不足によって血中ホモシステイン濃度の上昇がみられるとの報告が多く，高ホモシステイン血症が骨密度とは独立した骨折の危険因子であることが明らかになっている．

ビタミンＣは，骨Ｉ型コラーゲンが安定的なヘリックス構造を形成するために

必要であり，コラーゲン合成に寄与すると考えられている．

これらのビタミンは，野菜・果物に多く含まれており，通常の食事で十分摂取が可能である．

▶その他

骨量・筋肉量の維持には，タンパク質摂取も重要である．高齢者では，必須アミノ酸をバランスよく含む良質タンパク質を適正量摂取するとよい[7]．

2) 嗜好品の面から

骨粗鬆症に対して推奨される食品と過剰摂取を避けたい食品を 表4 に示す[8]．過剰摂取を控えるように心がけたほうがよいのは，リン，ナトリウム，カフェイン，アルコールである．インスタント食品や加工食品に多く含まれるリン，ナトリウム，またカフェインはカルシウムの尿中排泄を促進するので，過剰摂取には注意する．過度のアルコール摂取は骨折の危険因子の一つであり，アルコールを多量に摂取すると腸管でのカルシウム吸収が抑制され，尿中へカルシウム排泄が促進される．飲酒はエタノール量で 1 日 24g 未満とすることが推奨されている（グレード B)[3]．

表4　骨粗鬆症に対して推奨される食品と過剰摂取を避けたい食品

推奨される栄養素（食品）	過剰摂取を避けたい栄養素や機能性成分（食品）
● カルシウム 　（牛乳・乳製品，小魚，緑黄色野菜，大豆・ 　大豆製品） ● ビタミンD 　（魚類，キノコ類） ● ビタミンK 　（納豆，緑黄色野菜） ● ビタミンB群（B_2, B_6, B_{12}, 葉酸） 　（野菜，果物） ● ビタミンC 　（野菜，果物） ● 蛋白質 　（肉，魚，卵，豆，穀類）	● リン 　（加工食品，一部の清涼飲料水） ● ナトリウム 　（食塩，加工食品，保存食品） ● カフェイン 　（コーヒー，紅茶） ● アルコール 　（酒類）

（日本女性医学学会，編. 女性医学ガイドブック更年期医療編 2014 年度版. 東京: 金原出版; 2014[8]
より改変）

▶ 運動指導

　骨はメカニカルストレス（力学的負荷）に反応して強くなる．運動によるメカニカルストレスが骨の微小な歪みを生じ，骨形成を促進して，骨密度，骨質の両面から骨強度を高める．荷重運動は非荷重運動に比べて，骨にかかるメカニカルストレスが大きい．衝撃運動は，骨をしならせ，骨細胞のネットワークへの刺激が高いことなどから，骨が強くなりやすいと考えられる[5]．

　骨粗鬆症予防の観点からは，骨折の危険因子がない場合は，骨量減少の段階で運動療法を開始すると，骨密度の維持によって骨粗鬆症の発症を予防できる可能性がある[9]．骨量減少が骨折発生の重要な危険因子であることに加えて，高齢者の骨折のほとんどが転倒を原因としている．よって，運動指導の目的は，（1）骨強度の増加・維持，（2）転倒による骨折予防，の両面から考える．運動には，筋力増強，筋肉の柔軟性向上，身体バランス能力改善といった効果もあり，これらが転倒予防につながる．

　骨粗鬆症の予防と治療ガイドライン 2015 年版[3] によると，栄養が充足している場合，少なくとも 18 歳以前に強度のある運動を行うことが，骨粗鬆症の発症予防に効果的である（グレード B）．一般中高年者には，ウォーキングを中心とした運動の日常的実施を推奨する（グレード B）．閉経後女性に対する運動介入には，骨密度を上昇させる効果（グレード A），骨折を抑制する効果（グレード B）が報告されている．運動を含む多角的介入は転倒予防に有効であり（グレード A）[3]，高齢者においては椎体骨折による脊柱後弯進行が抑えられる．

1）運動の種類[5] 表5

　骨によい運動は，筋力増強運動，有酸素運動であり，骨を強化するためには，負荷を高めた運動がより有効である．閉経後骨粗鬆症・骨量減少症女性に対する運動療法を 表6 に示す．

▶ 筋力増強運動

　筋力増強運動（筋力トレーニング）は筋肉に負荷をかけて筋力や筋量を増すことを目的としている．筋肉は両端が腱となって骨に付着しているため，筋力増強運動による骨への負荷，さらには筋力の強化により，骨への力学的な刺激が強くなる[5]．踵上げ（カーフレーズ），スクワットなどは，下肢筋力を強化して骨密度

| Chapter 4 | 産婦人科医の行う骨粗鬆症の治療 |

表5　運動の種類と内容

運動の種類	内　容
筋力増強運動	主に筋力を維持・強化するための運動 ―スクワット，背筋運動，ダンベルやマシンを用いたトレーニングなど cf. 荷重運動 or 非荷重運動，抵抗運動（レジスタンストレーニング）
有酸素運動	呼吸・循環器系の酸素運搬能力を高め，糖質や脂肪を燃焼する運動 ―ウォーキング，ジョギング，サイクリング，水泳など
バランス トレーニング	主にバランス能力を高めることを目的とする運動 ―片脚起立運動など
趣味や競技のスポーツ	ゴルフ，水泳，テニスなど

（中村利孝, 監修. わかる！できる！骨粗鬆症リエゾンサービス―骨粗鬆症マネージャー実践ガイドブック. 大阪: 医薬ジャーナル社; 2013[5] より改変）

表6　閉経後骨粗鬆症・骨量減少症女性に対する運動療法

対象	文献	運動の種類	期間	成績	エビデンスレベル
閉経後女性 平均年齢: 68 歳	Sakai, et al. 2010	片脚起立訓練，毎日	6 カ月	大腿骨近位部骨密度上昇効果なし	II
55 歳以上の男女 年齢: 55 〜 74 歳	Bemben, et al. 2011	筋力訓練（1RM の 40% および 80%）2 〜 3 日 / 週	40 週	大腿骨近位部・腰椎骨密度上昇	III
閉経後骨量減少女性	Bolton, et al. 2012	複合運動（荷重運動，筋力訓練，バランス訓練）3 日 / 週	52 週	大腿骨近位部骨密度上昇	II
閉経後骨粗鬆症女性 年齢: 45 〜 70 歳	Wayne, et al. 2012	太極拳 1 日 / 週のグループエクササイズ ＋3 日 / 週のホームエクササイズ	9 カ月	大腿骨近位部骨密度上昇	II
高齢女性 平均年齢: 69 歳	Ashe, et al. 2013	筋力訓練 1 〜 2 日 / 週	12 カ月	脛骨骨幹部皮質骨骨密度（pQCT）上昇効果なし	II
閉経後骨粗鬆症女性 年齢: 55 〜 75 歳	Teixeira, et al. 2010	プロプリオセプション訓練と大腿四頭筋訓練（1RM の 50 〜 80% の負荷）2 日 / 週	18 週	転倒発生率低下（運動プログラム終了後 24 週時）相対リスク: 0.263, 95%CI: 0.10-0.68	II

（次頁につづく）

転倒既往のある高齢女性 平均年齢: 71.0 歳	Smulders, et al. 2010	複合運動（歩行訓練，荷重運動など）	1 年 5.5 週の RCT のフォローアップ	転倒発生率低下相対リスク: 0.61, 95%CI: 0.40-0.94	Ⅱ, Ⅳa
75 歳以上の高齢者 開眼片脚起立時間 ≤ 15 秒	Sakamoto, et al. 2013	片脚起立訓練（フラミンゴ療法: バランス訓練）3 回 / 日，毎日	6 カ月	転倒者数減少 運動群: 14.2%, 対照群: 20.7%	Ⅱ
高齢骨量減少女性 年齢: 70 〜 73 歳	Korpelainen, et al. 2010	バランス訓練，下肢筋力訓練，荷重運動 1 日 / 週のグループエクササイズおよび毎日のホームエクササイズ	平均 7.1 年 6 カ月の RCT 後ホームエクササイズでフォローアップ	大腿骨近位部骨折発生率低下傾向 相対リスク: 0.68, 95%CI: 0.34-1.32	Ⅱ, Ⅳa

1RM: one repetition maximum

エビデンスの基準（レベル）

Ⅰ	システマティックレビュー / メタアナリシス
Ⅱ	ランダム化比較試験
Ⅲ	非ランダム化比較試験
Ⅳa	分析疫学的研究（コホート研究）
Ⅳb	分析疫学的研究（症例対照研究，横断研究）
Ⅴ	記述研究（症例報告やケース・シリーズ）
Ⅵ	患者データに基づかない，専門委員会や専門家個人の意見

Minds 診療ガイドライン作成の手引き 2007

（骨粗鬆症の予防と治療ガイドライン作成委員会，編. 骨粗鬆症の予防と治療ガイドライン 2015 年版. 東京: ライフサイエンス出版; 2015: p.81, ⅴ より）

を高めることにつながる．負荷をかけた背筋運動は，加齢に伴う腰椎骨密度の低下を抑制し，椎体骨折の発生を減らすことが報告されている．背筋を鍛えることで，腰痛が改善する場合も多い．

筋力増強運動の中で，荷重・衝撃運動に関しては，バレーボール，バスケットボール，テニスのようなジャンプや踏み込み動作など強い衝撃を伴う運動ほど，荷重部位の骨量を増加させる効果が大きい．衝撃負荷のかかるエアロビックエクササイズも効果があるとされている．

思春期には，バスケットボールなど垂直荷重系の運動をクラブ活動などで継続

的に行うことは，高い骨量の獲得に効果的である[10]．一方，水泳や自転車のように体重が直接下肢にかからない運動や，ウォーキング，軽体操などの軽い運動では，他の種類の運動に比べて骨量に対する効果は小さい．

ジョギング，ダンス，ジャンプなどの強い動的荷重運動は大腿骨近位部骨密度を上昇し，閉経後におけるウォーキングや太極拳などの軽い動的荷重運動は腰椎骨密度を有意に上昇させ，両者の組み合わせでは両部位の骨密度が上昇した[1]．筋力増強運動において荷重・衝撃運動を軽重上手に組み合わせることは，骨量増加の目的で有意義である．

▶有酸素運動

有酸素運動とは，ある程度時間をかけた運動で酸素消費を増加させ，心拍数が増すことにより呼吸・循環器系の酸素運搬能力を高める運動である．酸素とともに糖質や脂肪も燃焼し，最大酸素摂取量の60％の運動強度で骨密度が上昇すると報告されている[11]．

有酸素運動の中でも，積極的にすすめたい運動療法はウォーキングである．転倒の危険因子のない一般中高年者にとって，1日8,000歩，週3日以上の適度なウォーキングは，手軽で長期継続できる運動であり，日中行うことで日光浴による皮膚でのビタミンD産生の利点もある．

▶その他

重度の骨粗鬆症例で，上述した筋力増強運動や有酸素運動が困難な場合には，代替として体操療法，起立・歩行練習，水中運動，バランス練習などを実施する[6]．わが国で考案された，左右1分間ずつ1日3回の開眼片足起立運動による運動療法（ダイナミックフラミンゴ療法）は，転倒予防効果が示されている 表6 ．

運動療法は，継続は力なりである．さまざまなスポーツを趣味や競技として行うなど，長期間継続するためには，楽しむことが大切である．最初から無理をせず，徐々に回数（負荷）を増やして，次第に毎日続けられるように促していく．また，必ずしも特別に時間と場所を設定して行う必要はなく，日常生活（仕事，家事）や趣味の中で身体を動かすことでも十分に代用できる．日常生活の中で運動量を無理なくアップする方法として，家事はこまめに大きな動作で行う，バスはひと停留所前で降りて歩く，1階分だけでも階段を利用するなど，ちょっとした意識をもてば，すぐに実践できることは身近にたくさんある．単独では小さな運動でも，複数を組み合わせて継続することに意味がある[12]．

参考文献
1) 日本産科婦人科学会, 日本産婦人科医会, 編・監修. 産婦人科診療ガイドライン婦人科外来編 2017. 東京: 杏林舎; 2017.
2) 菱田　明, 佐々木　敏, 編. 日本人の食事摂取基準 2015 年度版. 東京: 第一出版; 2014.
3) 骨粗鬆症の予防と治療ガイドライン作成委員会, 編. 骨粗鬆症の予防と治療ガイドライン 2015 年版. 東京: ライフサイエンス出版; 2015.
4) Welten DC, Kemper HC, Post GB, et al. A metaanalysis of the effect of calcium intake on bone mass in young and middle aged femalesand males. J Nutr. 1995; 125: 2802-13.
5) 中村利孝, 監修. わかる！ できる！ 骨粗鬆症リエゾンサービス―骨粗鬆症マネージャー実践ガイドブック. 大阪: 医薬ジャーナル社; 2013.
6) 日本骨粗鬆症学会, 生活習慣病における骨折リスク評価委員会, 編. 生活習慣病骨折リスクに関する診療ガイド. 東京: ライフサイエンス出版; 2011.
7) 日本抗加齢医学会専門医・指導士認定委員会, 編: アンチエイジング医学の基礎と臨床. 第 3 版. 東京: メジカルビュー社; 2015.
8) 日本女性医学学会, 編. 女性医学ガイドブック更年期医療編 2014 年度版. 東京: 金原出版; 2014.
9) 荻野　浩, 編. 骨粗鬆症治療薬の選択と使用法―骨折の連鎖を防ぐために. 東京: 南江堂; 2014.
10) Miyabara Y, Onoe Y, Harada A, et al. Effect of physical activity and nutritionon bone mineral density in young Japanese women. J Bone Miner Metab. 2007; 25: 414-8.
11) Dalsky GP, Stocke KS, Ehsani AA, et al. Weight-bearing exercise training and lumbar bone mineral content in postmenopausal women. Ann Intern Med. 1988; 108: 824-8.
12) 折茂　肇, 監修. 骨粗鬆症検診・保健指導マニュアル. 第 2 版. 東京: ライフサイエンス出版; 2014.

〈小林範子，藤野敬史〉

Chapter 4　産婦人科医の行う骨粗鬆症の治療

3 ▶ サプリメント

POINT

● カルシウム製剤，ビタミン D の閉経後骨量減少予防・治療効果はわずかであり，他の薬剤と併用して使用する.

● カルシウム製剤，ビタミン D 使用時には高カルシウム血症の発症に注意する.

● サプリメントの併用により骨粗鬆症治療薬の効果が減弱したり，症状が悪化する場合があり，薬物治療を行う際にはサプリメントを中止する.

▶ サプリメントとは

　サプリメントとは健康食品の一つであり，わが国では明確な定義は定められていないものの，健康食品が「健康の保持増進に資する食品全般」を指すのに対し，サプリメントは「特定成分が濃縮された錠剤やカプセル形態の製品」のことをいうと考えられている.

　また，健康食品は大きく「特定の機能の表示などができるもの」（保健機能食品）と「そうでないもの」（いわゆる健康食品）に二分され，保健機能食品はさらに特定保健用食品（通称トクホ），栄養機能食品，機能性表示食品の 3 種類に分類される. いわゆる健康食品には機能性食品，栄養補助食品，健康補助食品，栄養強化食品，栄養調整食品，サプリメントなどが含まれ，サプリメントでも 1 日に必要な栄養成分（ビタミン，ミネラルなど）の補給・補完のために，科学的根拠が確認された栄養成分が一定以上含まれていれば栄養機能食品と表示される.

　サプリメントはさらに，その役割や目的によって，栄養の不足を補うベースサプリメント（ビタミンやミネラル，アミノ酸，食物繊維，DHA や EPA など），健康の維持・増進を目的としたヘルスサプリメント（イソフラボン，ローヤルゼリー，プロポリス，セサミン，カテキンなど），特定の症状の改善を目的としたオプショナルサプリメント（ウコン，マカ，ブルーベリー，グルコサミンなど）の 3 つに分類される.

　図1 にエストロゲン低下による骨量減少のメカニズムを示した. サプリメントは理論上，その種類により，エストロゲン様作用，抗炎症作用，抗酸化作用，カルシウムバランスの改善などを通じ，閉経後骨量減少を緩和することが期待さ

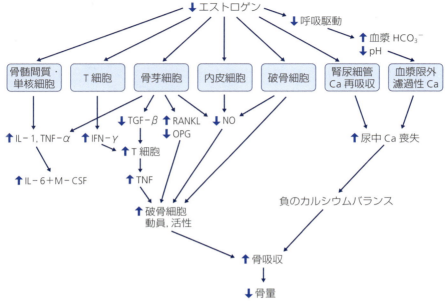

図1 エストロゲン低下による骨量減少のメカニズム

れる．

▶ベースサプリメント

1）カルシウム
▶作用機序

　カルシウムは骨のミネラル成分の重要な構成要素であり，体重の1〜2％を占める．成人男性の体内には約1,000g，成人女性には約700gのカルシウムが含まれ，その99％が骨および歯にハイドロキシアパタイトとして存在し，残りの約1％が血液や組織液，細胞に含まれる．カルシウムは骨形成相に必要なミネラルであり，成人の骨ではリモデリングにより毎日約200mgのカルシウムが出し入れされている．カルシウムは経口摂取されると，主に小腸上部で能動輸送により吸収される．その吸収率は25〜30％程度であるが，血中カルシウム濃度は比較的狭い範囲（8.5〜10.4mg/dL）に保たれており，濃度が低下すると副甲状腺ホルモン（parathyroid hormone：PTH）分泌が増加し，骨吸収が増加する[1]　図2．

Chapter 4　産婦人科医の行う骨粗鬆症の治療

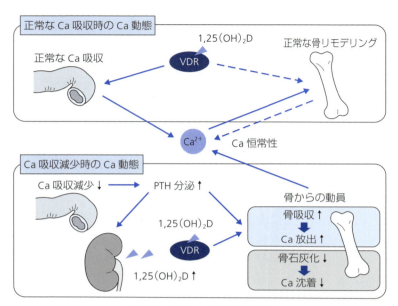

図2　カルシウムの代謝動態

▶効果・適応

　カルシウムは骨リモデリングの速度に影響し，高齢者では1,000mg以上の摂取によりその速度が10～20％低下するとされ，わずかではあるが骨密度（bone mineral density: BMD）増加が期待できる．45歳以上の閉経後女性を対象とした15のランダム化比較試験（randomized controlled trial: RCT）によるメタアナリシスでは，400mg/日以上のカルシウムを2年間摂取することにより，BMDは腰椎で1.7％，大腿骨で1.6％，橈骨遠位端で1.9％増加すると報告されている[2]．また，粉ミルクもしくはサプリメントによりカルシウム（1g/日）を2年間摂取した，閉経後10年以上経過した女性を対象としたRCTでは，粉ミルクもサプリメントと同等に骨量減少を抑制したとしている[3]．

　骨折に対するカルシウム摂取の効果では，前述のメタアナリシス[2]は椎体骨折リスクを有意ではないが低下させるが（RR 0.77, CI: 0.54-1.09），非椎体骨折リスクを低下させないと報告している．一方，近年の閉経後女性を対象としたメタアナリシス[4]でも大腿骨近位部骨折，非椎体骨折抑制効果はないとしており，2018年のUS Preventive Services Task Force（USPSTF）による勧告でも骨折予

防を目的としたカルシウム摂取は推奨されていない.

▶ 実際の処方と注意点

厚生労働省が策定した「日本人の食事摂取基準 2015 年版」では，カルシウム摂取量は要因加算法により算出されている．すなわち，体内蓄積量，尿中排泄量，経皮的損失量の合計を見かけの吸収率で除したものが推定平均必要量，推定平均必要量に推奨量算定計数（1.2）を乗じたものが推奨量となり，成人女性の推奨量は 650mg となる.

「骨粗鬆症の予防と治療ガイドライン 2015 年版」では，骨粗鬆症の治療に食品からの 1 日 700〜800mg のカルシウム摂取を推奨している（グレード B）．食品からの摂取が困難な場合，サプリメントや薬剤 (L-アスパラギン酸カルシウム，リン酸水素カルシウム) で補充するが，高カルシウム血症に留意し，食事，食事以外の総量で 1 日 1,000mg 程度とする．また，1 日に 500mg 以上の補充が必要な場合，2 回以上に分けて摂取することが望ましい.

2）ビタミン D（天然型）

▶ 作用機序

ビタミン D には 2 つの供給源がある．1 つは皮膚に存在するプロビタミン D_3（7-デヒドロコレステロール）が日光中の紫外線によりプレビタミン D_3 となり，さらに体温により熱異性化されてビタミン D_3 となったもの，もう 1 つは天然型ビタミン D（native vitamin D）とよばれる食事から摂取されるもので，植物由来のビタミン D_2（エルゴカルシフェロール）と動物由来のビタミン D_3（コレカルシフェロール）が含まれる．カルシフェロールは肝臓で 25-ヒドロキシビタミン D〔25-hydroxyvitamin D: 25(OH)D〕に，つづいて腎臓で活性型である 1,25-ジヒドロキシビタミン D〔1,25-dihydroxyvitamin D_3: 1,25(OH)$_2$D〕に代謝される．1,25(OH)$_2$D は標的細胞でビタミン D 受容体と結合し，小腸や腎臓でカルシウム，リンの吸収を促進し，副甲状腺では副甲状腺ホルモン（parathyroid hormone: PTH）の分泌を抑制し，骨の形成と成長を促す 図2 .

▶ 効果・適応

成人を対象とした 23 の RCT によるメタアナリシス（女性 92%，平均年齢 59 歳）では，平均 23.5 カ月の天然型ビタミン D 補充により，BMD は大腿骨頸部でわずかに増加する（＋0.8%）が，腰椎，全大腿骨近位部，大腿骨転子部，全身骨，

前腕では増加は認められないと報告されている[5].

　ビタミン D が不足すると，大腿骨近位部骨折を含む非椎体骨折リスクが増加するが，ビタミン D の骨折抑制効果に関するメタアナリシスでは，天然型ビタミン D 単独，カルシウム補充併用のいずれにおいても骨折抑制効果は認められないとしている[5,6]．また，前述の USPSTF による勧告でも，カルシウム補充の有無にかかわらず骨折の予防を目的としたビタミン D 補充を推奨していない．

　一方，高齢者では血清 25(OH)D 濃度低下と転倒リスク増加の関連が指摘されている．Bischoff-Ferrari ら[7] のメタアナリシスによれば，高用量（700〜1,000 IU/day）の天然型ビタミン D 補充により転倒リスクは 19%，特に血中 25(OH)D 濃度≧60nmol/L では 23% 低下するが，低用量（200〜600IU/day），血中 25(OH)D 濃度<60nmol/L では転倒リスクは低下しないとしている．また，天然型ビタミン D 補充の転倒抑制効果は活性型ビタミン D 製剤と同等であったとしており，高用量の天然型ビタミン D 補充は高齢者の転倒リスクを低下させ，骨折リスクの低下に有用である可能性が示唆される．

▶実際の処方と注意点

　ビタミン D が長期にわたり不足すると血中 PTH が上昇し，BMD が低下する．「日本人の食事摂取基準 2015 年版」では，正常なカルシウム利用能が保持され，血中 PTH が上昇しない血中 25(OH)D 濃度（50nmol/L 前後）を維持するのに必要と考えられる 5.5μg/ 日がビタミン D 摂取の目安量と策定されている．

　しかし，骨折の予防には 10μg/ 日程度のビタミン D 摂取では無効であるとされ，「骨粗鬆症の予防と治療ガイドライン 2015 年版」では，骨粗鬆症の治療に 1 日 15〜20μg（600〜800IU）のビタミン D 摂取を推奨している（グレード B）．なお，本邦では骨粗鬆症の保険適用を有する天然型ビタミン D 製剤はない．サプリメントで摂取する場合，高カルシウム血症の発症に留意する．

3）ビタミン K

▶作用機序

　天然のビタミン K には 2- メチル -1,4- ナフトキノンを共通構造として，その 3 位炭素にフィチル基が結合したフィロキノン（ビタミン K_1）とプレニル基が結合したメナキノン類がある．メナキノン類は側鎖を構成するイソプレン単位数（4〜14）によって 11 種類の同族体に分類され，そのうち特に重要なのが動物性食

品に広く分布するメナキノン（menaquinone：MK）-4（ビタミン K_2）と納豆菌が産生する MK-7 である．MK-4 は現在，骨粗鬆症治療薬として処方が可能である．

　骨芽細胞が産生するオステオカルシン（osteocalcin：OC）はビタミン K を補因子とする γ－グルタミルカルボキシラーゼにより，アミノ基末端側に位置するグラドメイン中の 3 つのグルタミン酸残基の γ 位炭素がカルボキシル化され，カルボキシル化 OC（carboxylated OC：cOC）に変換される．cOC はカルシウム結合能を有し，骨無機質マトリックス中のハイドロキシアパタイトと結合し強固な骨を形成する．ビタミン K が不足すると，カルボキシル化の程度が低い低カルボキシル化 OC（unarboxylated OC：ucOC）は骨に結合せず血中に移行し，骨形成が阻害される[8]．

▶ 効果・適応

　ビタミン K_1 濃度と大腿骨近位部骨折発生率には有意な負の相関が認められており，ビタミン K 不足によって上昇する血中 ucOC 濃度が骨折リスクと密接に関連することが明らかとなっている．一方，ビタミン K の摂取，あるいは臨床的な投与によって生じる BMD の変化は著しいものではなく，ビタミン K による骨折リスク低下は骨密度上昇を介したものではないと考えられている[8]．

▶ 実際の処方と注意点

　「日本人の食事摂取基準 2015 年版」では，日本人のビタミン K 摂取量の目安量は，正常な血液凝固能の維持という観点から 150 μg/ 日に設定されている．しかし，骨折予防のためには，この摂取量では不十分であると考えられており，「骨粗鬆症の予防と治療ガイドライン 2015 年版」では，骨粗鬆症の治療に 250 ～300 μg/ 日のビタミン K 摂取が推奨されている（グレード B）．

4）ω 3 脂肪酸

▶ 作用機序

　多価不飽和脂肪酸は ω 末端から数えた二重結合の位置によって，ω 6 系と ω 3 系に分類される．哺乳動物は ω 6 系，および ω 3 系の脂肪酸を体内で合成できないため，必須栄養素として食物より摂取する必要がある．

　ω 6 系脂肪酸に属するアラキドン酸からは血管透過性亢進，好中球浸潤促進など炎症増悪の生理活性を有するエイコサノイド（プロスタグランジンやロイコトリエン）が産生される．一方，魚油に豊富に含まれる ω 3 系脂肪酸〔エイコサペ

ンタエン酸（eicosapentaenoic acid: EPA）やドコサヘキサエン酸（docosahexae-noic acid: DHA）〕は抗炎症作用，心血管保護作用などの健康増進効果を有しており，さらに近年，一部の疫学研究により BMD 増加効果も示唆されている．BMD 増加の機序は明らかではないが，腸管におけるカルシウム吸収促進，骨形成促進，骨吸収抑制などによると考えられている．

▶ 効果・適応

BMD を endpoint とした ω3 脂肪酸の効果を検討した RCT は少ないが，高齢の閉経後骨粗鬆症女性に γ リノレン酸と EPA が豊富な食事を 36 カ月摂取させた試験では，腰椎 BMD が有意に増加したことが報告されている．しかし，効果を認めなかったとする RCT も多く，対象の年齢・人種，健康状態，ω6/ ω3 比，カルシウムサプリメント併用の有無などにより結果が異なる可能性が指摘されており，今後より詳細な検討が期待される．

▶ 実際の処方と注意点

「日本人の食事摂取基準 2015 年版」では，欠乏症の予防を目的として，ω3 系脂肪酸摂取の目安量（男性 2.1g/ 日，女性 1.6g/ 日）が設定されている．

▶ ヘルスサプリメント

1）大豆イソフラボン

▶ 作用機序

大豆に含まれる主なイソフラボン類にはダイゼイン，ゲニステインがあり，その 95％以上が配糖体として存在する．これらの配糖体は腸内細菌によって糖が切断され，アグリコンとなって吸収され，一部のアグリコンは腸内細菌によってさらに代謝されたのちに吸収される．ダイゼインは腸内細菌によってエストロゲン活性のより強いエクオール，あるいは活性の弱い O− デスメチルアンゴレンシン（O-desmethylangolensin: O–DMA）に代謝される 図3 ．

大豆イソフラボン類はエストロゲンに類似した構造をしており，エストロゲン様の作用を示すが，濃度，組織によってはエストロゲンと拮抗的に作用し，選択的エストロゲン受容体モジュレーター（SERM）様の作用を示す．卵巣摘出ラットにおいて，大豆イソフラボン類の投与により BMD 減少が抑制されるが，ゲニスタインによる子宮肥大化作用は，BMD 減少を抑制する投与量の約 10 倍であったと報告されている[9]．

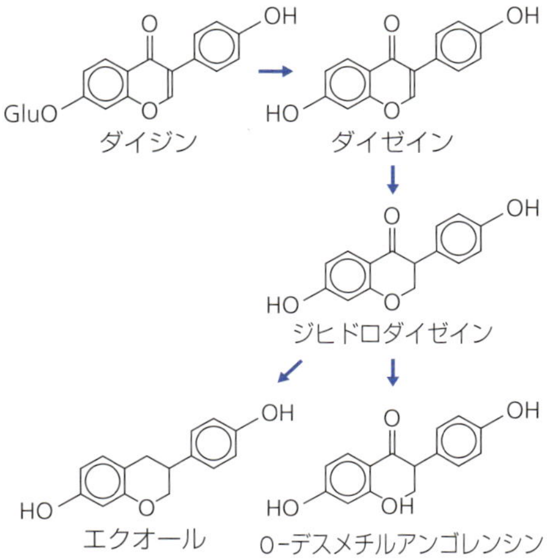

図3 腸内細菌によるダイゼインの代謝

▶効果・適応

閉経後女性を対象とした 12 の RCT によるメタアナリシスでは，平均 82mg/日の大豆イソフラボンを 6〜12 カ月摂取することにより，腰椎 BMD が 2.38％増加するが，大腿骨近位部，全大腿骨近位部，大腿骨転子部では効果は認められないと報告している．しかし，サブグループ解析では摂取期間，地域・人種，介入開始時の BMD の結果への影響を示唆しており，今後より詳細な検討が必要である[9]．

▶実際の処方と注意点

現時点において，大豆イソフラボンの安全な 1 日摂取目安量の上限値は大豆イソフラボンアグリコンとして 70〜75mg/日であり，特定保健用食品としての安全な 1 日上乗せ摂取量の上限値は 30mg と設定されている（食品安全委員会「大豆イソフラボンを含む特定保健用食品の安全性評価の基本的な考え方」）．しかし，毎日長期間上限を超える摂取でなければ，ただちに健康被害に結びつくものではないと考えられている．

2）大豆イソフラボン／エクオール

▶作用機序

大豆イソフラボン類の代謝には大きな個体差があり，大豆イソフラボン類ある

いは大豆食品を摂取後，尿中へのアグリコン排泄量には数〜数十倍の個人差があり，ダイゼインの代謝産物であるエクオールや O–DMA の尿中排泄量はさらに個人差が大きい．エストロゲン活性の高いエクオール生産者は，人種や性別などによっても異なるが，約 20〜60％程度であるとされ，その個体がどのような代謝活性もつ腸内細菌叢をもつかによって大豆イソフラボン類や大豆食品による BMD 減少抑制効果が異なる可能性がある．

▶ 効果・適応

閉経後 5 年以内のエクオール非産生健常日本人女性を対象とした RCT では，1 年間のエクオール 10mg 摂取により，骨吸収マーカーである尿中デオキシピリジノリンは Placebo 群と比較し有意に低下し，全身骨 BMD 減少が有意に抑制されたと報告している[9]．

▶ 実際の処方と注意点

1 日 10mg の摂取が推奨されている．

▶ オプショナルサプリメント

1）乳塩基性タンパク質

▶ 作用機序

乳塩基性タンパク質（Milk Basic Protein: MBP®）は牛乳に含まれる 3.2％のタンパク質のうち，塩基性の等電点を有し，カチオン交換樹脂に吸着するタンパク質から構成される複合物であり，牛乳 200mL あたり約 10mg の MBP®が含まれる．MBP®は骨形成に対しては促進的に，骨吸収に対しては抑制的に作用し，卵巣摘出ラットの骨密度と骨強度を改善することが示されている[10]．

▶ 効果・適応

健常な閉経後女性に MBP® 40mg/ 日を 6 カ月投与した比較試験では，MBP® 群の腰椎 BMD 増加率は Placebo 群と比較し有意に高値であり（1.21 ％ vs. –0.66 ％），尿中 NTx は有意に低値であった．また，高齢女性（65〜86 歳）に MBP® 40mg/ 日を 1 年間投与した RCT でも，MBP®群において骨吸収マーカーが有意に低下し，踵骨 BMD が有意に改善したことが示されている[10]．

▶ 実際の処方と注意点

1 日 40mg を目安に摂取する．

▶ サプリメント摂取に際しての留意点

　カルシウム製剤，ビタミン D の閉経後骨量減少予防・治療効果はわずかであり，他の薬剤と併用して（ベースサプリメントとして）利用する．また，その他のサプリメントに関しても，骨粗鬆症治療薬の効果を超えるものはなく，薬剤との併用により，かえって薬剤の効果が減弱したり，症状が悪化する場合があり，薬物治療を行う際にはサプリメントを中止するように指導する．

参考文献

1）上西一弘. カルシウム・マグネシウムの摂取基準と骨粗鬆症. 骨粗鬆症治療. 2015; 14: 36-42.
2）Shea B, Wells G, Cranney A, et al. Meta-analyses of therapies for postmenopausal osteoporosis. VII. Meta-analysis of calcium supplementation for the prevention of postmenopausal osteoporosis. Endocr Rev. 2002; 23: 552-9.
3）Prince R, Devine A, Dick I, et al. The effects of calcium supplementation（milk powder or tablets）and exercise on bone density in postmenopausal women. J Bone Miner Res. 1995; 10: 1068-75.
4）Bischoff-Ferrari HA, Dawson-Hughes B, Baron JA, et al. Calcium intake and hip fracture risk in men and women: a meta-analysis of prospective cohort studies and randomized controlled trials. Am J Clin Nutr. 2007; 86: 1780-90.
5）Reid IR, Bolland MJ, Grey A. Effects of vitamin D supplements on bone mineral density: a systematic review and meta-analysis. Lancet. 2014; 383: 146-55.
6）Zhao JG, Zeng XT, Wang J, et al. Association between calcium or vitamin d supplementation and fracture incidence in community-dwelling older adults: a systematic review and meta-analysis. JAMA. 2017; 318: 2466-82.
7）Bischoff-Ferrari HA, Dawson-Hughes B, Staehelin HB, et al. Fall prevention with supplemental and active forms of vitamin D: a meta-analysis of randomised controlled trials. BMJ. 2009; 339: b3692.
8）岡野登志夫, 津川尚子. ビタミン K の摂取基準と骨粗鬆症. 骨粗鬆症治療. 2015; 14: 52-8.
9）石見佳子. イソフラボンと骨粗鬆症. Functional food. 2011; 5: 110-4.
10）太田博明. 牛乳の機能性成分: 乳塩基性蛋白質（MILK BASIC PROTEIN: MBP®）. O. li. v. e. 2015; 5: 189-92.

〈松下　宏〉

Chapter 4 産婦人科医の行う骨粗鬆症の治療

4 ▶ 活性型ビタミンD₃薬

POINT

● 近年のビタミン D 不足は，わが国だけでなく世界的な問題となり改善にむけた取り組みが行われている．

● 本邦でも，「血清 25(OH)D 濃度によるビタミン D 不足・欠乏の判定指針」が示された．

● 1,25(OH)₂D₃ として働く活性型ビタミン D₃ 薬は，主としてカルシウム代謝改善効果として骨粗鬆症治療に貢献するため，単独での使用よりも併用薬 / 補助薬 / 基礎薬としての立場に変換しつつある．

● 新規活性型ビタミン D₃ 薬であるエルデカルシトールは，カルシウム代謝改善効果に加え骨代謝改善効果があり，単独の治療でも有意な骨折抑制効果を有している．

● エルデカルシトール単独の骨折抑制効果は腰椎と前腕骨に認められることから，比較的若年者がよい適応と考えられ，HRT や SERM との併用も十分考慮される．

● 活性型ビタミン D₃ 薬の主たる副作用は高カルシウム血症，高カルシウム尿症から腎結石，腎機能障害であるため，血中および尿中のカルシウム濃度のモニターは重要である．

▶ ビタミン D の生成・代謝

ビタミン D は抗クル病因子として発見された脂溶性ビタミンであり，その生理作用を発揮する最終活性化物として 1 α, 25- ジヒドロキシビタミン D が同定された[1]．ビタミン D の供給源は食物と皮膚での生合成である．キノコ類などの植物性食品から D₂ として，魚肉や肝油，卵黄などの動物性食品から D₃ として摂取され，これらは天然型ビタミン D とよばれる．一方で，コレステロールがプロビタミン D₃ とよばれる 7- デヒドロコレステロール（7-dehydrocholesterol）に代謝されるが，これが皮膚で紫外線を受けることによりプレビタミン D₃ が合成され，その後ビタミン D₃ となる[2]．

食物由来のビタミン D₂ および D₃ と皮膚で合成されたビタミン D₃ はともに，ビタミン D 結合蛋白（vitamin D binding protein: DBP）と結合し循環血液中に入る．DBP と結合したビタミン D は肝臓に運ばれ C25 の水酸化を受け 25(OH)D

となるが，この時水酸化酵素として働くのが，CYP2R1 や CYP27A1 である．肝臓で水酸化を受けた 25(OH)D は DBP と結合し比較的安定に循環し，その血中半減期は約 3 週間と長いことから，血中 25(OH)D 濃度が生体へのビタミン D 供給量，ビタミン D 作用を反映すると考えられ，その測定値が現時点では最もよくビタミン D 充足状態を表現すると考えられている[3]．

肝臓で産生された 25(OH)D は腎臓の近位尿細管で 1α 水酸化酵素（CYP27B1）の作用により $1,25(OH)_2D$（1,25 ジヒドロキシビタミン D：カルシトリオール）が合成され，再び循環血液中にのる 図1．$1,25(OH)_2D$ の血中半減期は 21 時間程度と短い．一方で，腎臓以外でも 25(OH)D から $1,25(OH)_2D$ が産生されていることがわかっている．副甲状腺，骨，小腸などさまざまな組織において CYP27B1 の作用を介し産生された $1,25(OH)_2D$ は，各組織でオートクリン / パラクリン作用を示していると考えられている．

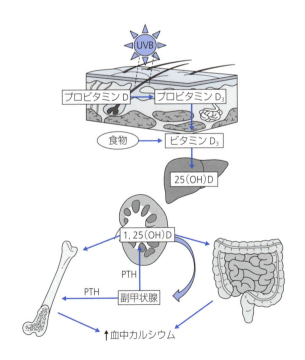

図1　ビタミン D の産生・代謝・作用経路
(Parker-Autry CY, et al. Int Urogynecol J. 2012; 23: 1517-26[4] より)

Chapter 4 産婦人科医の行う骨粗鬆症の治療

▶ 1,25(OH)$_2$D$_3$ の作用機序

　1,25(OH)$_2$D$_3$ は，腸管からのカルシウム吸収を増し腎におけるカルシウム再吸収を促進し，PTH 分泌を抑制する．

　生体内でのカルシウム調節における 1,25(OH)$_2$D$_3$ の最も重要な生理機能は小腸カルシウム吸収である．腸管からのカルシウム吸収機序には，ビタミン D 受容体（VDR）依存性の能動輸送と非依存性の受動輸送がある．Ca 摂取量が少ない場合は能動輸送が優先して起こり，多い場合は細胞間隙から直接的に血管側へ受動輸送される．1,25(OH)$_2$D$_3$ の腎臓尿細管からのカルシウム再吸収も VDR を介して行われている．骨組織に関してはさまざまな効果が示されているが，十分なカルシウム吸収が得られない場合には，骨吸収を促進し骨の石灰化を抑制して血中カルシウム濃度維持しようとする．基本的な 1,25(OH)$_2$D$_3$ の作用は，Ca バランスの改善効果に基づくものと考えられている[5,6]．

▶ ビタミン D 不足・欠乏の判定基準[3, 7, 8]

　近年のビタミン D 不足は，わが国だけでなく世界的な問題となり改善にむけた取り組みが行われている[9]．本邦でも，「血清 25(OH)D 濃度によるビタミン D 不足・欠乏の判定指針」が示された．日本人の検討において血清 25(OH)D 濃度 30ng/mL 以上と未満の集団間には，骨折リスクなどに差があることから，30ng/mL 以上をビタミン D 充足，未満を非充足としている．さらに，血清 25(OH)D 濃度 20ng/mL 未満の状態をより多くの骨・ミネラル代謝関連事象のリスクが上昇することから，ビタミン D 欠乏（vitamin D deficiency）とよび，血清 25(OH)D 濃度 20ng/mL 以上 30ng/mL 未満のビタミン D 不足（vitamin D insufficiency）と区別している[3]．　図2 は血清 25(OH)D 濃度とビタミン D 充足度および骨・ミネラル関連事象の関係を示す概念図である[3]．骨折リスクも転倒リスクも血清 25(OH)D 濃度が低ければ低いほど上昇することがわが国のデータからも示されている．ただし，　表1 の注釈に記されているように，この指針は，骨・ミネラル代謝関連事象の観点から作成されたものであり，非骨・ミネラル代謝関連事象は考慮されていないことと，この指針で提案されている基準は「判定基準」であり「診断基準」ではないことに留意する必要がある．

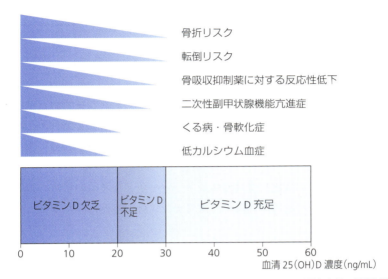

図2 血清 25 (OH) D 濃度とビタミン D 充足度および骨・ミネラル関連事象の関係（概念図）
(岡崎　亮. CLIN Calcium. 2017; 27: 1601-8[3]) より)

表1 ビタミン D 不足・欠乏の判定指針

判定基準
1) 血清 25 (OH) D 濃度が 30 ng/mL 以上をビタミン D 充足状態と判定する
2) 血清 25 (OH) D 濃度が 30 ng/mL 未満をビタミン D 非充足状態と判定する 　(a) 血清 25 (OH) D 濃度が 20 ng/mL 以上 30 ng/mL 未満をビタミン D 不足と判定する 　(b) 血清 25 (OH) D 濃度が 20 ng/mL 未満をビタミン D 欠乏と判定する

注)
1. 血清 25 (OH) D 濃度は，測定法によって差異がある．将来的には標準化が求められる．
2. 小児，周産期に関しては，異なる基準が必要になる可能性がある．また，小児の栄養性くる病に関しては国際コンセンサス指針がある．
3. 本指針は，骨・ミネラル代謝関連事象の観点から作成されたものである．
4. ビタミン D 非充足と悪性腫瘍，代謝疾患，心血管疾患，さらに免疫機能などとの関連が数多く報告されている．しかし本邦での検討は少なく，また海外のガイドラインでも非骨・ミネラル代謝関連事象は考慮されていない．したがって本指針でも，これら非骨・ミネラル代謝関連事象については考慮していない．

(岡崎　亮. CLIN Calcium. 2017; 27: 1601-8[3]) より)

Chapter 4 産婦人科医の行う骨粗鬆症の治療

▶ 活性型ビタミン D_3 薬

1) カルシトリオール，アルファカルシドール（単独療法）
▶ エビデンス

　腎臓での1α水酸化による活性化を受けないでビタミンD受容体と結合し作用を発揮する薬物を活性型ビタミンD製剤と称する[1]．従来の活性型ビタミンD_3製剤には2つあり，ひとつは最終活性化物である1,25(OH)$_2D_3$（カルシトリオール）でもうひとつはそのプロビタミンである1α(OH)D_3（アルファカルシドール）で，後者は肝臓での水酸化を受けカルシトリオールとなる．いずれの製剤も骨粗鬆症治療薬として認可を得ているが，エビデンスは圧倒的にアルファカルシドールが多い．

　骨粗鬆症の予防と治療ガイドライン2015年版[1]による，この2剤での有効性の評価は，骨密度：上昇するとの報告がある（B），椎体骨折：抑制するとの報告がある（B），非椎体骨折：抑制するとの報告がある（B），大腿骨近位部骨折：抑制するとの報告はない（C）であり，推奨グレードは（B）行うよう勧められる，としている．椎体骨折抑制効果を示したメタ解析[10]では，RR: 0.64（95％ CI: 0.44-0.92）であり36％のリスク減少が認められた 図3 ．また，ガイドライン[1]

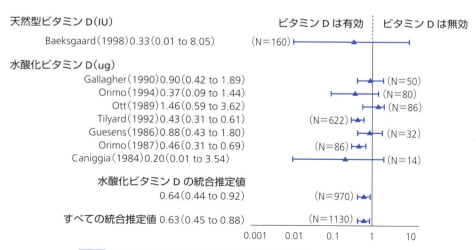

図3　ビタミンD治療による椎体骨折抑制効果
(Papadimitropoulos E, et al. Endocr Rev. 2002; 23: 560-9[10]より)

では，有意な転倒抑制効果についても記載されている．

しかし，これら薬剤を現在閉経後骨粗鬆症治療の標準薬とされているビスホスホネートや SERM などの骨吸収抑制薬と比較すると，その効果は限定的といわざるを得ない．活性型ビタミン D_3 製剤による骨粗鬆症治療は第一選択薬の立場から，第二選択薬または併用薬 / 補助薬 / 基礎薬としての立場に変換しつつある．

▶ 実際の処方と注意点

骨粗鬆症に対するカルシトリオールおよびアルファカルシドール製剤とその用法・用量を 表2 に記した．それぞれ後発品が多数出ている．アルファカルシドールでは 1 日用量が $0.5\,\mu g$ から $1.0\,\mu g$ となっている．副作用の少ない薬剤ではあり安全性は確立されているといえるが，悪心・嘔吐など非特異的な副作用から継続できない例を散見する．

またビタミン D すべてにいえる副作用として，高カルシウム血症，高カルシウム尿症から腎結石，腎機能障害がある．そのため血中および尿中のカルシウム濃度（尿中は Ca/Cr 比: 0.3 未満が基準値と考えられている）のモニターは重要である．特に，閉経後早期女性の場合，骨代謝マーカーの研究結果からも明らかなように，骨吸収が異常亢進している状態では骨から血中への Ca の溶出が増加する．これら女性では基準値内ではあるが，明らかに血中の Ca は高い値を示し，尿中カルシウム排泄量も多い．この状態でいきなり活性型ビタミン D_3 薬を投与するとさらなる Ca 負荷が懸念される．そのため，まずは少量から開始し，カルシウム動態をモニターしつつ薬剤量を決定することがすすめられる．後述するが，この点においても骨吸収抑制薬との併用はきわめて理にかなっている．

表2　骨粗鬆症に使用される活性型ビタミン D_3 製剤とその用法用量

一般名	商品名 $(®)$	剤形・用量種類	用量（成人）
アルファカルシドール	ワンアルファ	錠剤: $0.25\,\mu g$, $0.5\,\mu g$, $1.0\,\mu g$	1 日 1 回, $0.5 \sim 1.0\,\mu g$
	アルファロール		
カルシトリオール	ロカルトロール	カプセル: $0.25\,\mu g$	1 回 $0.25\,\mu g$, 1 日 2 回
エルデカルシトール	エディロール	カプセル: $0.5\,\mu g$, $0.75\,\mu g$	1 日 1 回, $0.75\,\mu g$. 症状により 1 日 1 回, $0.5\,\mu g$ に減量

2）カルシトリオール，アルファカルシドール（併用療法）

▶ エビデンス

　A-TOP 研究会（骨粗鬆症至適療法研究会）による JOINT-02 研究では，アレンドロネート単独とアレンドロネートとアルファカルシドールの併用とで骨折抑制効果を検討としている[11]．その結果全体では有意差は得られなかったものの，サブ解析において重症な骨粗鬆症において併用群では新規椎体骨折を有意に抑制した 図4 ．重症とは，高齢で重症な既存骨折をもつものを意味している．SERM であるラロキシフェンにおいても，アルファカルシドールとの併用が有意差はなかったもののより優れた骨密度増加効果を示した[13]．この検討では併用により続発性の副甲状腺機能亢進を抑制するためと説明されている．

▶ 実際の処方と注意点

　用法・用量は 表2 で同様である．上述のアレンドロネート，ラロキシフェン

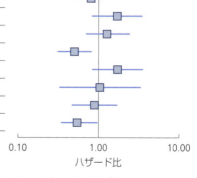

図4　アレンドロネート単独とアレンドロネート＋アルファカルシドール併用の骨折抑制効果
（白木正孝．ビタミンDと骨粗鬆症．In: 岡野登志夫，編．ビタミンDと疾患　改訂版－基礎の理解と臨床への応用．大阪: 医薬ジャーナル社; 2014. p.188-99[12] より）

以外でも明らかなエビデンスはないが，ビタミン D 非充足やそれによる続発性副甲状腺機能亢進状態にあると考えられる閉経後女性では，骨吸収抑制薬と活性型ビタミン D_3 薬との併用は効果的であると考えられる．また臨床的には，骨吸収が亢進した閉経後女性は，潜在的な高カルシウム状態にあるが，ここに骨吸収抑制薬を投与すると，基準値内での血清 Ca の低下と尿中カルシウム排泄量の減少が観察され，正常低値を示すこともある．カルシウムの骨からの溶出が抑制されることによって，実際の相対的なカルシウム不足，ビタミン D 非充足が表面化してくるともいえる．この点において活性型ビタミン D 製剤を投与することは，生体内での Ca バランスを正常化することに役立ち，直接的にも間接的にも骨には良い環境を提供すると考えられる．また，図2 に示したようにビタミン D 非充足下では骨吸収抑制薬の効果が減弱することからも併用療法は有効かつ理にかなった治療法といえる．

▶ 活性型ビタミン D 製剤

1）エルデカルシトール（eldecalcitol）

▶ 特徴

エルデカルシトールは活性型ビタミン D_3 製剤の特徴であるカルシウム代謝改善および骨代謝改善作用に着目し，骨粗鬆症治療薬として，より強力な骨量増加作用をもたせることを目的として合成されたカルシトリオール（1α, 25- ジヒドロキシビタミン D_3）の誘導体である[1]．$1,25(OH)_2D_3$ と比較して，ビタミン D 結合蛋白（DBP）との結合が強いため血中半減期が長い，細胞内での安定性が高い，VDR との結合は弱い，腸管からの Ca 吸収促進作用は同様かそれ以上あるが，PTH の分泌抑制作用は弱い，という特徴を有している．これらの作用が，$1,25(OH)_2D_3$ と骨粗鬆症治療薬としての効果の違いを生んでいると考えられている[6,12]．臨床的にはビタミン D としての Ca 代謝改善作用に加え，明らかな骨代謝改善作用，具体的には骨吸収抑制作用と骨密度上昇作用を有することが特徴である．

▶ 臨床的エビデンス

後期第 II 相試験[14] は，エルデカルシトールの臨床推奨用量決定のためにデザインされたプラセボ対照無作為化二重盲検並行群間比較試験で原発性骨粗鬆症患者を対象とし，エルデカルシトール用量 $0.5\,\mu g$, $0.75\,\mu g$, $1.0\,\mu g$ での比較である．

| Chapter 4 | 産婦人科医の行う骨粗鬆症の治療 |

仮登録時の 25(OH)D 値により，20ng/mL 未満には天然型ビタミン D を 400IU，20ng/mL 以上には天然型ビタミン D を 200IU 補給し，ビタミン D 充足下でのエルデカルシトールの効果を検討している．

腰椎骨密度は 0.5 μg 以上で，大腿骨近位部骨密度は 0.75 μg 以上で有意な増加が認められた 図5．尿中 NTX はエルデカルシトール投与群で用量依存性に抑制され，骨型 ALP（BALP）とオステオカルシンはすべての投与量で抑制効果が認められた 図6．副作用として懸念される高カルシウム血症および高カルシウム尿症については，用量依存性に補正血清カルシウム値は上昇したが，1.0 μg においても基準値内の変動であった 図7．これらの結果よりヒトにおいてもエルデカルシトールの骨密度増加効果は骨吸収抑制作用の結果であることが示された．この試験により，通常，成人にはエルデカルシトールとして 1 日 1 回 0.75 μg を経口投与し，症状により適宜 1 日 1 回 0.5 μg に減量することが決められた．

第Ⅲ相試験[15]は，エルデカルシトールのアルファカルシドールに対する優越性を検証するためにデザインされたアルファカルシドール対照無作為化二重盲検並行群間比較試験で原発性骨粗鬆症患者を対象としている．エルデカルシトール用量 0.75 μg をアルファカルシドール 1.0 μg と比較し，3 年間での新規椎体骨折発生頻度を主要評価項目とした．

図8 は 1 年ごとの新規椎体骨折発生頻度を示している．1 年目では有意ではないが 2 年目で椎体骨折抑制傾向を，3 年目で有意な 47％もの抑制効果を示した．3 年間トータルでの結果は，相対リスク 26％の有意な抑制効果（$P=0.046$, HR: 0.74）を示した．腰椎骨密度は 3 年間で 3.4％，大腿骨近位部骨密度は 0.4％の増加を示し，アルファカルシドールとの差はそれぞれ 3.3％, 2.7％で有意なものであった 図9．また骨吸収マーカーである尿中 NTX と骨形成マーカーである骨型 ALP（BALP）はともに約 30％の有意な抑制効果を示した．この骨代謝マーカーの抑制効果は，主に代謝亢進している例を閉経前レベルに正常化する作用で，過度な抑制は認められていない 図9．特筆すべきは，椎体以外での骨折抑制効果として前腕骨の骨折を 3 年間で 71％も有意に抑制したことである 図10．この骨折抑制効果は椎体と異なり投与早期から認められている．このことから骨密度増加効果のみではなく転倒防止にも役立っていた可能性が示唆されている．副作用としては高カルシウム血症と高カルシウム尿症が最も多く認められ，尿路結石も 0.9％に認められた．

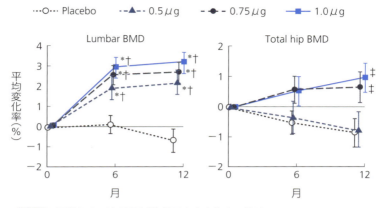

図5 腰椎および大腿骨近位部骨密度変化率の推移

*：$P < 0.01$（投与前との比較において）
†：$P < 0.01$（プラセボとの比較において）
‡：$P < 0.05$（プラセボとの比較において）
(Matsumoto T, et al. J Clin Endocrinol Metab. 2005; 90: 5031-6[14]より)

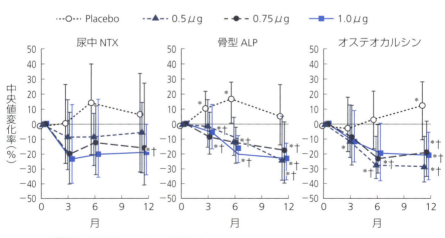

図6 骨代謝マーカーの推移

*：$P < 0.01$（投与前との比較において）
†：$P < 0.01$（プラセボとの比較において）
(Matsumoto T, et al. J Clin Endocrinol Metab. 2005; 90: 5031-6[14]より)

Chapter 4 産婦人科医の行う骨粗鬆症の治療

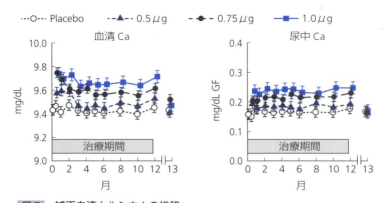

図7 補正血清カルシウムの推移
(Matsumoto T, et al. J Clin Endocrinol Metab. 2005; 90: 5031-6[14]より)

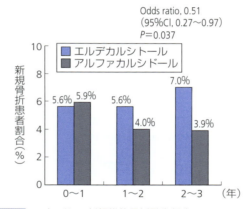

図8 1年ごとの新規椎体骨折発生頻度
(Matsumoto T, et al. Bone. 2011; 49: 605-12[15]より)

▶ **実際の処方と注意点**

　用法・用量は 表2 と同様である．上述のアルファカルシドールと同様に高カルシウム血症，高カルシウム尿症から腎・尿路結石，腎機能障害が副作用としてある．そのため血中および尿中のカルシウム濃度（尿中は Ca/Cr 比：0.3 未満が基準値と考えられている）のモニターは重要である．これも上述したが，骨吸収が異常亢進し相対的な高カルシウム血症状態にある閉経後早期女性では特に気をつけてほしい．血中および尿中のカルシウムのモニターを行うことは必須であり，これらが上昇するようであれば用量を 0.75 μg/ 日から 0.5 μg/ 日に減量または

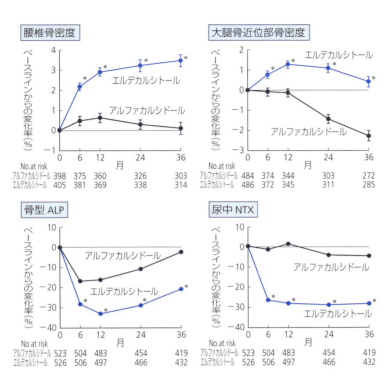

図9 骨密度（上段）および骨代謝マーカー（下段）変化率の推移
＊ *P* < 0.001（アルファカルシドールとの比較において）
(Matsumoto T, et al. Bone. 2011; 49: 605-12[15] より)

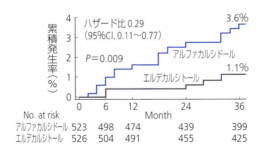

図10 前腕骨骨折発生頻度の推移
(Matsumoto T, et al. Bone. 2011; 49: 605-12[15] より)

中止すべきである.

　実臨床としては，エルデカルシトール単独の治療でも十分なエビデンスがあるので第一選択薬として使用できる. しかし明らかな骨折抑制効果は腰椎と前腕骨である. 一方で，この 2 カ所は非常に多い骨折でかつ 50 歳代から増加することがわかっている. すなわち，比較的若年者の骨粗鬆症および骨量減少がよいターゲットと思われる. ビタミン D は主に Ca 代謝改善効果により骨吸収抑制薬との併用が効果的であるが，骨吸収抑制薬投与によっても十分な骨吸収抑制作用が認められない場合，骨代謝改善効果も期待できるエルデカルシトールの併用は相乗効果を期待できる. また 50 歳代からの骨折予防を考慮すると，HRT や SERM との併用で頻用している例が多いのではないかと想定される. HRT も SERM もともにビスホスホネート製剤ほど骨吸収抑制効果は強くないので，この観点からもエルデカルシトールの併用が理にかなっているともいえる.

参考文献
1) 骨粗鬆症の予防と治療ガイドライン作成委員会, 編. 骨粗鬆症の予防と治療ガイドライン 2015 年版. 東京: ライフサイエンス出版; 2015.
2) 道上敏美. ビタミン D 代謝の調節機構. CLIN Calcium. 2017; 27: 1517-23.
3) 岡崎　亮. ビタミン D 不足・欠乏. CLIN Calcium. 2017; 27: 1601-8.
4) Parker-Autry CY, Burgio KL, Richter HE. Vitamin D status: a review with implications for the pelvic floor. Int Urogynecol J. 2012; 23: 1517-26.
5) 増山律子. ビタミン D と骨・ミネラル代謝. CLIN Calcium. 2017; 27: 1525-32.
6) 井上大輔. 薬物療法: カルシウム・活性型ビタミン D3 誘導体. Bone Joint Nerve. 2016; 6: 87 -94.
7) Okazaki R, Ozono K, Fukumoto S, et al. Assessment criteria for vitamin D deficiency/insufficiency in Japan: proposal by an expert panel supported by the research program of intractable diseases, ministry of health, labour and welfare, japan, the japanese society for bone and mineral research and the Japan Endocrine Society [Opinion]. J Bone Miner Metab. 2017; 35: 1-5.
8) Okazaki R, Ozono K, Fukumoto S, et al. Assessment criteria for vitamin D deficiency/insufficiency in Japan – proposal by an expert panel supported by research program of intractable diseases, ministry of health, labour and welfare, Japan, The Japanese Society for Bone and Mineral Research and The Japan Endocrine Society [Opinion]. Endocr J. 2017; 64: 1-6.
9) 津川尚子. 血清 25- ヒドロキシビタミン D 濃度測定の保険収載とビタミン D 欠乏・不足の判定指針. ビタミン. 2017; 91: 201-3.
10) Papadimitropoulos E, Wells G, Shea B, et al. Meta-analyses of therapies for postmenopausal osteoporosis. VIII: Meta-analysis of the efficacy of vitamin D treatment in preventing osteoporosis in postmenopausal women. Endocr Rev. 2002; 23: 560-

9.

11) Orimo H, Nakamura T, Fukunaga M, et al. Effects of alendronate plus alfacalcidol in osteoporosis patients with a high risk of fracture: the Japanese Osteoporosis Intervention Trial（JOINT）-02. Curr Med Res Opin. 2011; 27: 1273-84.

12) 白木正孝. ビタミン D と骨粗鬆症. In: 岡野登志夫, 編. ビタミン D と疾患　改訂版ー基礎の理解と臨床への応用. 大阪: 医薬ジャーナル社; 2014. p. 188-99.

13) Gorai I, Hattori S, Tanaka Y, et al. Alfacalcidol-supplemented raloxifene therapy has greater bone-sparing effect than raloxifene-alone therapy in postmenopausal Japanese women with osteoporosis or osteopenia. J Bone Miner Metab. 2012; 30: 349-58.

14) Matsumoto T, Miki T, Hagino H, et al. A new active vitamin D, ED-71, increases bone mass in osteoporotic patients under vitamin D supplementation: a randomized, double-blind, placebo-controlled clinical trial. J Clin Endocrinol Metab. 2005; 90: 5031-6.

15) Matsumoto T, Ito M, Hayashi Y, et al. A new active vitamin D3 analog, eldecalcitol, prevents the risk of osteoporotic fractures--a randomized, active comparator, double-blind study. Bone. 2011; 49: 605-12.

〈岡野浩哉〉

Chapter 4　産婦人科医の行う骨粗鬆症の治療

5 ▶ ビタミン K₂ 薬

POINT

● ビタミン K 不足は骨密度とは独立した脆弱性骨折の危険因子である.
● ビタミン K 不足の評価には低カルボキシル化オステオカルシン（ucOC）が有用である.
● ucOC によりビタミン K 不足と考えられる患者には, ビタミン K₂ 製剤を用いる.
● ビタミン K₂ 製剤は骨密度の上昇効果は乏しいが, 骨質の改善により骨強度の維持に寄与すると考えられる.

▶ はじめに

　産婦人科医にとって, ビタミン K₂ 製剤と聞いて馴染みが深い薬剤はケイツー®シロップであろう. ケイツー®シロップは, 新生児・乳児ビタミン K 欠乏性出血（新生児メレナ）の予防目的に用いられる. 元々「ビタミン K」の呼称は, ドイツ語の「血液凝固」を意味する「Koagulation」の頭文字からきており, ビタミン K は血液凝固に必須のビタミンである. また, 凝固機能に関連した薬剤としては, ビタミン K の酸化還元サイクルを阻害するワーファリン®も, 血栓症の予防および治療薬として馴染みがあるだろう.

　今回テーマとするビタミン K₂ 製剤は骨粗鬆症治療薬としてのグラケー®カプセルである. ビタミン K は血液凝固における重要性がその発見のきっかけとなったが, 他にも骨軟骨代謝, 動脈硬化, 神経変性疾患などとの関連も報告されており, 全身における多彩な生理作用をもっている[1]. 成人においては, 栄養的な「ビタミン K 欠乏」による出血傾向は稀であり, 欠乏に至る前の「不足」状態において骨強度の低下が健康上の課題となる. 本稿では, ビタミン K 不足とその骨粗鬆症治療の考えかたをとりあげる.

▶ ビタミン K の作用機序

　天然のビタミン K には, ビタミン K₁（フィロキノン）とビタミン K₂（メナキノン）の 2 つの型がある. すべての型のビタミン K には, 構造の一部に 2-メチ

ル –1,4– ナフトキノン環が含まれ，3位にはさまざまな脂肪族側鎖が結合し，その長さと飽和度は型によって異なる 図1 .

基本的にビタミン K_1 は植物の葉緑体で合成されるため緑黄色野菜などの食品に多く含まれる．それに対し，ビタミン K_2 は腸内細菌によって合成されるか，あるいは納豆菌によって産生される．日本人においてビタミン K の充足度に納豆の食文化は重要であり，大腿骨近位部骨折の発生率を全国調査した際に，各地域の標準化罹患比が明らかな「西高東低」を示すことが報告されている[2]．

摂取されたビタミン K は，側鎖が置換されてメナキノン –4 となって骨組織に作用する．われわれが薬剤として使用できるビタミン K_2 製剤メナテトレノンは，このメナキノン–4 である．

ビタミン K は，γ –glutamylcarboxylase（GGCX）の補因子であり，ビタミン K 依存性タンパク質（VKDP）の Gla 化（γ 位のカルボキシル化），つまり VKDP の活性化により作用を発揮する．代表的な VKDP には，肝臓で産生されるプロトロンビン（凝固第 II 因子）があり，ビタミン K が作用できず非 Gla 化体が血中に放出されると protein induced by vitamin K absence II（PIVKA– II）として検出される．この PIVKA– II は，肝障害による凝固機能異常や肝細胞がんのマーカーとして用いられる．一方で，骨芽細胞が産生する VKDP としては，非コラーゲン性骨基質タンパク質であるオステオカルシン（oseocalcin: OC）があり，この非 Gla 化体は低カルボキシル化オステオカルシン（undercarboxylated osteocalcin: ucOC）として検出される．後述するが，非 Gla 化体である ucOC がビタミン K 不足の血液生化学マーカーであり，高値であればビタミン K 不足を示唆する．カルボキシル化された OC は，骨のヒドロキシアパタイトと結合し骨形成を助け，骨強度の維持に働くと考えられている．

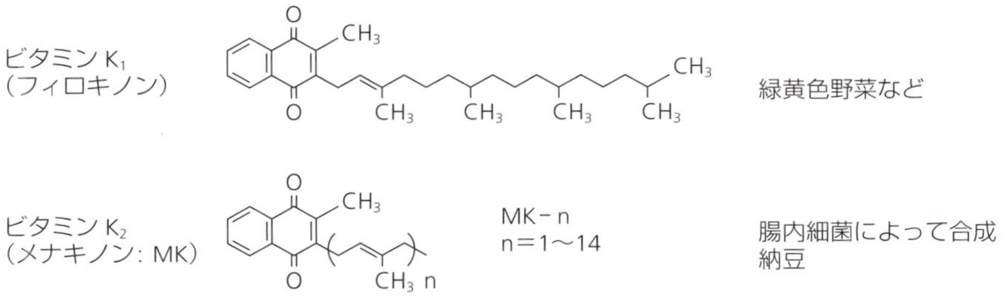

図1 ビタミン K の構造

Chapter 4 産婦人科医の行う骨粗鬆症の治療

▶産婦人科医が知っておきたい治療薬の効果と適応

1) 骨折危険因子としてのビタミン K 不足

　ビタミン K 摂取不足の高齢者では大腿骨近位部骨折の発生率が高いこと，骨粗鬆症性骨折の既往のある患者や椎体骨折のある女性では血中ビタミン K_1 濃度が低いこと，高齢女性においてビタミン K 不足の指標である ucOC 高値は骨密度とは独立した大腿骨近位部骨折の危険因子であることなどの疫学データから，ビタミン K が骨の脆弱性と深く関わっていることは明らかである[3].

　現在の日本人食事摂取基準のビタミン K 摂取目安量は，正常な血液凝固能を維持するに必要な量として策定されており 150 μg/ 日に設定されている．一方，血液凝固に必要なビタミン K 量よりも骨形成にとっての必要量は高いことが報告されており，骨粗鬆症の予防と治療ガイドラインでは，推奨摂取量を 250 〜 300 μg と示されている[3]．それぞれ目指すものが異なるため推奨量に差があるが，骨粗鬆症が課題となる対象においては 250 〜 300 μg を目標とすべきだろう．少なくとも過剰摂取による健康障害は認められておらず，ビタミン K には耐容上限量は設定されていない[1].

　骨粗鬆症の予防と治療ガイドラインには，納豆や野菜の摂取頻度から摂取水準を推定する「簡易ビタミン K 摂取調査票」が紹介されている 表1 ．ビタミン K の摂取量が少ないと推定される場合には，血中の ucOC を測定し，高値を示す場合には食事指導または薬剤投与を検討する．

　先述した通り，OC の非 Gla 化体である ucOC がビタミン K 不足の血液生化学マーカーである．ucOC を臨床的に用いる場合，骨のビタミン K 栄養状態の把握と，実際の骨折予測といった 2 つの目的が考えられる．本邦で行われたコホート研究の結果から，曲率解析および ROC 解析を用いて算出されたビタミン K 不足を表すカットオフは 4.5ng/mL，骨折リスク評価のカットオフは 5.5ng/mL であることが示されている[4].

　注意すべき点として，すでにビスホスホネートのような骨吸収抑制薬を使用してる骨粗鬆症患者では ucOC 濃度が全体的に低下することが知られている．これは，骨リモデリングの低下から相対的にビタミン K の要求性が下がり，ビタミン K 不足状態でも見かけ上 ucOC が低値を示すからと考えられている．ビスホスホネート服用患者においても ucOC は骨折予知指標となることが確かであるが，

表1 ビタミンKチェック表

簡易ビタミンK摂取調査表				
納豆 (1パック〜50g)	① ほとんど食べない	② 週1〜3回	③ 週4〜5回	④ 1日1回以上
野菜(1回の食事あたり)	① ほとんど食べない	② 少し食べる	③ 普通に食べる	④ たっぷり食べる
野菜の「普通に食べる」はきざんだ野菜を片手に1杯くらい，あるいは小鉢1杯くらいが目安				
簡易ビタミンK摂取調査表の点数				
納豆	① 0点	② 10点	③ 25点	④ 40点
野菜	① 0点	② 10点	③ 15点	④ 25点
合計点数が40点未満の場合には，ビタミンK摂取不足が予想される．血清のucOCの測定を行うことも勧められる．				

(骨粗鬆症の予防と治療ガイドライン作成委員会，編. 骨粗鬆症の予防と治療ガイドライン 2015年版. 東京: ライフサイエンス出版; 2015: p.157 より)

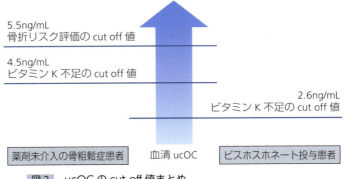

図2 ucOCのcut off値まとめ
(白木正孝, 他. 医と薬学. 2007; 57: 537-46[4], Shiraki M, et al. J Bone Miner Metab. 2010; 28: 578-84[5])

先に述べたカットオフ値をそのまま適用することはできず，ビスホスホネート使用患者における骨折リスク評価のカットオフ値は2.6ng/mLであることが示されている[5] 図2．

2) ビタミンK₂製剤の骨密度改善や骨折抑制の効果

閉経後骨量減少・骨粗鬆症患者を対象にした無作為化比較試験では，メナテトレノンは対照群に比べて腰椎骨密度を有意に上昇させるものの，投与前からの変

Chapter 4　産婦人科医の行う骨粗鬆症の治療

化率は−0.5 〜 1.74％とわずかである．本邦で施行された最大の大規模無作為化比較試験である OF study では，被験者全体（4,015 例）に対するメナテトレノンの有意な椎体骨折抑制効果は認められなかった．しかし，サブ解析により，骨折リスクの高い被験者（5 個以上の椎体骨折を有する患者）に限ると，メナテトレノンは椎体骨折を 39％低下させていた．閉経後骨粗鬆症患者およびステロイド服用中患者を対象とした無作為化比較試験のメタ解析によると，メナテトレノンの椎体骨折（odds ratio: 0.40, 95％ CI: 0.25-0.65）および非椎体骨折（odds ratio: 0.24, 95％ CI: 0.07-0.84）の抑制効果は確認されているが，大腿骨近位部骨折の抑制効果は認められていない[3] 表2 .

　メナテトレノンには骨密度の上昇効果，椎体および非椎体骨折の抑制効果について，ガイドラインでの有効性評価は B であり，大腿骨近位部骨折は C となっている．骨密度上昇や骨折抑制効果が高い他剤がある実臨床においては，ビタミン K_2 製剤のみで骨粗鬆症治療を行うことは現実的ではなく，ucOC が高値の患者に対して他剤に併用し補助的に用いられることが多い．

　ビスホスホネートはメバロン酸代謝阻害を介して，骨芽細胞におけるビタミン K_2 合成能の低下を起こす可能性が報告されており，ビスホスホネート投与中もビタミン K 不足をきたさないように配慮する必要があると考えられる．これについて，本邦の ATOP 研究会 JOINT03 protocol でビスホスホネート製剤リセドロネート（RIS）単独投与と，RIS ＋メナテトレン併用療法の無作為化比較試験が行われた．2 年間における観察をした結果，併用療法群で ucOC の有意な改善効果は認められたものの，骨折発生頻度と骨密度の上昇効果は両群に有意差は認められなかった[6]．残念ながらこの研究では，ビスホスホネートとメナテトレノンの併用療法を支持する結果とはならなかった．

3）骨質改善薬としてのビタミン K_2 製剤

　ビタミン K と骨粗鬆症の疫学データから，ビタミン K が骨の脆弱性と深く関わっていることは明らかであるが，ビタミン K_2 製剤には骨密度そのものの上昇効果は乏しい．これらの事実から，ビタミン K_2 製剤は骨質を改善することにより骨強度を高めることが推測される．生活習慣病骨折リスクに関する診療ガイドは骨質改善効果を認める薬剤としてビタミン K_2 製剤をあげている[7]．

　ビタミン K が骨質を改善するメカニズムとしては，メナテトレノンによる骨

表2 メナテトレノンのおもな多施設臨床試験のまとめ

効果	文献	例数 (試験薬 / 対照薬)	試験デザイン (試験方法，場所，用量，期間)	成績	エビデンスレベル
骨密度	折茂，他. 1992	562 (試験薬 vs アルファカルシドール)	RCT，国内，45mg，1 年間	中手骨骨密度（ΣGS/D） 有意な変化なし	II
	Orimo, et al. 1998	80 (試験薬 vs プラセボ)	RCT，国内，90mg，6 カ月間	中手骨骨密度（ΣGS/D）有意な変化なし	II
	Shiraki, et al. 2000	241 (試験薬 vs 無治療)	RCT，国内，45mg，2 年間	腰椎骨密度低下抑制	II
	Ushiroyama, et al. 2002	172 (試験薬 vs アルファカルシドール，併用，無治療)	RCT，国内，45mg，2 年間	腰椎骨密度 1.37% 上昇	II
	Purwosune, et al. 2006	63 (試験薬 vs プラセボ)	RCT，海外，45mg，1 年間	腰椎骨密度 1.74% 上昇	II
	Jiang, et al. 2014	236 (試験薬 vs アルファカルシドール)	RCT，海外，45mg，1 年間	腰椎骨密度 1.2% 上昇 大腿骨転子部骨密度 2.7% 上昇	II
骨折 (椎体)	Shiraki, et al. 2000	241 (試験薬 vs 無治療)	RCT，国内，45mg，2 年間	臨床骨折（主として椎体）リスク 64% 低下	II
	Inoue, et al. 2009	4378 (試験薬 vs プラセボ)	RCT，国内（OF study），45mg，3 年間	椎体骨折リスク 有意な低下なし	II
	Cockayne, et al. 2009	442	メタアナリシス，国内データ使用，15～45mg，1～2 年間	椎体骨折リスク 60% 低下	I
	Stevenson, et al. 2009	3626	システマティックレビュー，国内データ使用，45mg，2～3 年間	椎体骨折リスク 有意な低下なし	I

（次頁につづく）

骨折 (非椎体)	Cockayne, et al. 2009	375	メタアナリシス, 国内データ使用, 45mg, 2 年間	非椎体骨折リスク 76% 低下	I
	Stevenson, et al. 2009	369	システマティックレ ビュー,国内データ 使用,45mg, 2 年 間	非椎体骨折リスク 有意な低下なし	I
骨折 (大腿骨)	Cockayne, et al. 2009	375	メタアナリシス, 国内データ使用, 45mg, 2 年間	大腿骨近位部骨折リ スク　有意な低下な し	I
	Stevenson, et al. 2009	369	システマティックレ ビュー,国内データ 使用, 45mg, 2 年 間	大腿骨近位部骨折リ スク　有意な低下な し	I

エビデンスの基準 (レベル)

Ⅰ　システマティックレビュー / メタアナリシス
Ⅱ　ランダム化比較試験
Ⅲ　非ランダム化比較試験
Ⅳa　分析疫学的研究 (コホート研究)
Ⅳb　分析疫学的研究 (症例対照研究, 横断研究)
Ⅴ　記述研究 (症例報告やケース・シリーズ)
Ⅵ　患者データに基づかない, 専門委員会や専門家個人の意見

Minds 診療ガイドライン作成の手引き 2007

(骨粗鬆症の予防と治療ガイドライン作成委員会, 編. 骨粗鬆症の予防と治療ガイドライン 2015 年版. 東京: ライフサイエンス出版; 2015: p.95, v より)

芽細胞のコラーゲン産生量の増加があげられる．コラーゲンは骨の体積の約半分を占めており，骨のコラーゲン構造は骨にカルシウムなどのミネラルがつく際の土台となるため，骨の弾力性やしなやかさに大きく影響すると考えられている．また糖化ストレスや酸化ストレスにより生成されるペントシジンに代表される終末糖化産物 (Advanced Glycation End Products: AGEs) が骨のコラーゲン構造に悪影響を及ぼし骨質を低下させることが知られているが，糖尿病モデルマウスを用いた試験でビタミン K_2 投与により骨中のペントシジン量が減少することが報告されている[8]．

　最近ではヒト試験においても，ビタミン K_2 摂取により血中ペントシジンが低下することが報告されている[9]．また，ペントシジンが骨質における材質特性の評価法であるのに対し，骨の構造解析による骨強度の改善効果も報告されてい

る[10].

► 実際の処方と注意点

　メナテトレノン（グラケー®カプセル）の効能・効果は「骨粗鬆症における骨量・疼痛の改善」であり，「骨粗鬆症の診断が確立し，骨量減少・疼痛がみられる患者」が対象となる．基本投与法は，1日45mgを15mgずつ3回に分けて食後に経口摂取する．いうまでもなく，ワルファリンと併用するとその作用を減弱するため禁忌である．メナトレノンの副作用として，過敏症（発疹，発赤，掻痒など）に加えて，脂溶性ビタミンであるため消化器症状（胃部不快感や下痢など）にも留意する必要があるが，発生率はいずれも0.1～0.5％未満とされる．他の骨粗鬆症治療薬に比べ，副作用に対する懸念が少ないこともメナテトレノンの特徴である．先述したように，ビタミンK不足の指標として用いられるucOCは，骨粗鬆症におけるビタミンK_2剤の治療選択目的で行った場合または治療経過観察を行った場合に算定できる．治療開始前においては1回，その後は6カ月以内に1回に限り算定でき，治療効果判定に用いられる．

► おわりに

　数ある骨粗鬆症治療薬の中で，ビタミンK_2製剤は他剤と薬理作用が重複しないユニークな薬剤である．骨粗鬆症診療を行うにあたり，われわれ産婦人科医には，比較的若年者から介入して長期的に骨の健康維持に寄与することができる．ビタミンKは長期的視点からも重要な薬剤であり，日常診療において積極的に用いたい薬剤である．

参考文献
1) 岡野登志夫. ビタミンKと疾患——基礎の理解と臨床への応用. 大阪: 医薬ジャーナル社; 2014.
2) Orimo H, Yaegashi Y, Onoda T, et al. Hip fracture incidence in Japan: estimates of new patients in 2007 and 20-year trends. Arch Osteoporos. 2009; 4: 71-7.
3) 骨粗鬆症の予防と治療ガイドライン委員会, 編. 骨粗鬆症の予防と治療ガイドライン2015年版. 東京: ライフサイエンス出版; 2015.
4) 白木正孝, 青木長寿, 山崎典美, 他. 電気化学発光免疫法による血清中低カルボキシル化オステオカルシン（ucOC）測定キットの臨床的有用性の検討. 医と薬学. 2007; 57: 537-46.
5) Shiraki M, Yamazaki Y, Shiraki Y, et al. High level of serum undercarboxylated osteo-

calcin in patients with incident fractures during bisphosphonate treatment. J Bone Miner Metab. 2010; 28: 578-84.

6) Tanaka T, Miyazaki Y, Uemura N, et al. Comparison of concurrent treatment with vitamin K_2 and risedronate compared with treatment with risedronate alone in patients with osteoporosis: Japanese Osteoporosis Intervention Trial-03. J Bone Miner Metab. 2017; 35: 385-95.

7) 生活習慣病における骨折リスク評価委員会, 編. 生活習慣病骨折リスクに関する診療ガイド. 東京: ライフサイエンス出版; 2011.

8) 斎藤 充. ビタミン K2 製剤の今日的意義と役割: 骨質（コラーゲン代謝から）. Pharm Med. 2007; 25: 39-46.

9) Koitaya N, Sekiguchi M, Tousen Y, et al. Low-dose vitamin K2（MK-4）supplementation for 12 months improves bone metabolism and prevents forearm bone loss in postmenopausal Japanese women. J Bone Miner Metab. 2014; 32, 142-50.

10) Knapen MH, Schurgers LJ, Vermeer C. Vitamin K2 supplementation improves hip bone geometry and bone strength indices in postmenopausal women. Osteoporos Int. 2007; 18: 963-72.

〈粒来　拓〉

6 ▶ 女性ホルモン薬

POINT

● 閉経後骨粗鬆症に対して，女性ホルモンであるエストロゲンを投与するホルモン補充療法（HRT）はまず考慮されてよい方法である.

● 結合型エストロゲン製剤や 17β- エストラジオール製剤を用いた HRT の効果は，正常骨量症例でも骨量増加効果を認めるほど強力であり，骨折リスク低下，つまり骨折予防効果も高い.

● 懸念されてきた乳がんリスクは，肥満やアルコール摂取などの生活習慣に伴うリスクと同等かそれより低いことに国際的なコンセンサスが得られている.

● HRT は骨粗鬆症のみならず，閉経後の各種疾患・病態にも有用であり，トータルヘルスケアの観点からも勧められる.

● HRT ガイドライン 2017 年度版が策定されており，安全・安心かつ有効に HRT が施行できる.

▶ はじめに

　980 万人とも推定される女性における骨粗鬆症患者の大半を占める閉経後骨粗鬆症は，「閉経後」という言葉からもわかるとおり，エストロゲンレベルの低下と大きく関連している. 実際には 図1 に示すように，閉経後の骨量変化は 2相性を示し，閉経後 5 ～ 10 年の間，fast-loser phase とよばれる急速な骨量低下を認め，その後は男性なみの加齢に伴う低下となる. したがって，低下した女性ホルモン，特にエストロゲンを投与するホルモン補充療法（HRT）は理にかなった方法であり，ビスホスホネート製剤が導入されるまでは gold standard であった. また，HRT は骨粗鬆症以外にも更年期障害や脂質異常症といったいわゆる退行期疾患から皮膚や口腔にいたるまでほぼ全身に対して有用性が報告されており，筋力維持・増強からロコモティブ症候群やフレイルの予防にも効果があると考えられている. したがって，HRT はトータルヘルスケアの点からも推奨される.

　しかし，2002 年に米国における大規模ランダム化比較試験（RCT）である Women's Health Initiative（WHI）研究の HRT 試験において，乳がんリスク上昇が大きく取り上げられて以来[2]，HRT のリスクのみが注目され，ベネフィットは取りあげられなくなってしまった. 骨粗鬆症の予防と治療ガイドライン 2015 年

Chapter 4　産婦人科医の行う骨粗鬆症の治療

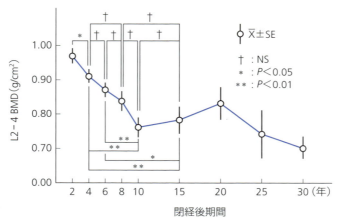

図1　閉経後期間と第2〜4腰椎骨密度（L2-4 BMD）変化
（太田博明, 他. 医のあゆみ. 1995; 175: 131-5[1]より引用）

版においてもエストロゲン製剤は正当な評価を受けているとはいいがたい[3]．実際には，WHI研究においても，HRTは骨折リスクを有意に低下させており，2003年の米国食品医薬品局（FDA）によるHRTの適応の一つは閉経後骨粗鬆症の予防であった．さらに後述するとおり，WHI研究のサブ解析では，骨粗鬆症女性のみならず，正常骨量の範疇の女性においても骨量を増加させる強い効果をもつことが示されている．また，乳がんリスクについても，肥満やアルコール摂取といった生活習慣に伴うリスクと同等かそれよりも低いことにすでにコンセンサスが得られており，さらにリスクを下げうるレジメンも導入されつつある．くわえて，日本においても安全・安心かつ有効にHRTを施行するために，改訂されたホルモン補充療法ガイドライン2017年度版も発刊されている[4]．

そこで本稿では女性ホルモン製剤，特にエストロゲン製剤によるHRTの骨量・骨折への効果と有害事象の現在の考えかた，さらに処方の実際とその注意点について概説する．

▶エストロゲンの作用機序

従来，HRTはエストロゲン低下による骨吸収亢進を抑制することにより，骨量を維持すると考えられてきたが，現在では 図2 に示すように破骨細胞・骨芽細胞の両方に働くのみならず，多くのメカニズムを介して，骨量維持・増加に寄与

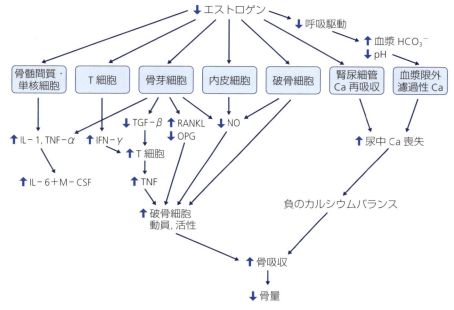

図2 エストロゲン低下による骨量減少のメカニズム
(松下 宏, 他. 臨婦産. 2016; 70: 1030-5[5] より引用)

していることが知られている．さらに骨の微細構造などの骨質を改善することも報告されており[6]，骨強度の維持・改善にきわめて有効である．したがって，閉経後骨粗鬆症と称されるものの，月経周期が不順になり，エストロゲンレベルが低下し始めるころから既に骨量は減少し，前述のとおり，閉経後5年程度は低下率が大きく，骨折リスクも上昇することには注意を要する 図3 [7]．閉経を一つの契機として骨量測定を勧め，対応する重要性が理解されよう．

▶HRTの骨量増加・骨折リスク低下への効果

1) 経口結合型エストロゲン, 経口・経皮 17β-エストラジオール
▶骨量増加・骨折リスク低下効果

エストロゲンのクラスエフェクトとして，経口結合型エストロゲン（CEE）や経口・経皮 17β-エストラジオール（E2）製剤がすべて骨量増加・骨折リスク低下，つまり骨折予防効果を示すことは数多くの臨床試験で一貫して認められているエビデンスである．

Chapter 4　産婦人科医の行う骨粗鬆症の治療

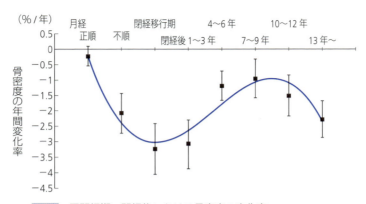

図3　周閉経期〜閉経後における骨密度の変化率
(Okano H, et al. J Bone Miner Res. 1998; 13: 303-9[7]より引用)

　骨量については，メタ解析において，腰椎に対しては1年間投与で5.39%，2年間投与で6.76%，大腿骨頸部に対してはそれぞれ3.03%，4.53%と有意に増加させることが報告されている[8]．日本における検討でも，**図4**に示すように，E2製剤により第2〜4腰椎骨密度（L2-4 BMD）において，1年間で約7%，2年間で約9%の有意な骨量増加効果が示されている[9]．

　骨折予防効果についても，椎体骨折リスクを相対危険率（RR）0.67（95%信頼区間 CI: 0.45-0.98）と有意に低下させることがメタ解析により示されている[10]．これまでE2製剤については，CEEによる骨折予防効果を考慮し，当局がエストロゲンのクラスエフェクトとして骨折試験を要求しなかったこともあり，大規模

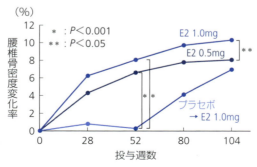

図4　経口エストラジオール（E2）によるL2-4 BMDへの効果
(Mizunuma H, et al. Climacteric. 2010; 13: 72-83[9]より引用・作成)

なRCTはない．しかし，英国の大規模コホート研究である the Million Women Study では E2 の経口剤と経皮貼付剤は CEE とほぼ同等に骨折を抑制しており[11]，また，E2 製剤のみによるメタ解析でも RR 0.55（95％ CI 0.44-0.70）と CEE とほぼ同様に有意な骨折リスク低下が示されている[12]．WHI 研究のサブ解析においても，HRT はすべての骨折をハザード比（HR）0.76（95％ CI 0.69-0.83）と有意に低下させており，年齢，BMI，喫煙，転倒歴などの各種背景因子に影響されないことが示されている[13]．特に強調すべきことは，治療前の骨密度に依らないことである．われわれの検討を 図5 に示すが[14]，骨粗鬆症症例や骨量減少症例のみならず，正常骨量症例においても最小有意変化（minimum significant change: MSC）である 2％を超える骨量増加を示している．例えば，ビスホスホネートの一つであり，エビデンスの豊富なアレンドロネートでもTスコア -2.5SD より高い骨密度では有意に骨折を抑制できないことからも，対象者を選ばない HRT の骨折予防効果は他の骨粗鬆症治療薬と比較してきわめて有用性が高いといえる[15]．

以上のことから，HRT ガイドライン 2017 年度版では，骨粗鬆症予防または治療に対して HRT の有用性を A+（有用性がきわめて高い）としている[4]．一方，骨粗鬆症の予防と治療ガイドライン 2015 年版では，CEE に対しては，骨密度上昇効果がある（A），椎体骨折を抑制する（A），非椎体骨折を抑制する（A），大腿骨近位部骨折を抑制する（A），また，E2 に対しては，骨密度上昇効果がある（A），椎体骨折を抑制するとの報告がある（B），非椎体骨折を抑制するとの報告がある

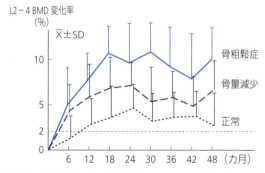

図5 HRT 施行による病態別 L2-4 BMD 変化率の推移
（牧田和也, 他. 日骨代謝会誌. 2000; 17: 107-9[14] より引用）

（B），大腿骨近位部骨折を抑制するとの報告はない（C）とされている[5]．もちろん，前述のとおり，エストロゲンのクラスエフェクトを考慮すべきであることはいうまでもない．

▶ レジメンによる効果の差異

a）エストロゲンの種類・投与経路

Head-to-head の大規模な検討はないものの，前述のとおり，CEE と E2，また，経口剤と経皮剤による差異はないと考えられている．

b）投与量

血清中の E2 濃度が 5pg/mL 以上では 5pg/mL 未満と比較して，骨折リスクが約半分になることが報告されている[16]．実際，経皮 E2 製剤であるエストラーナ®テープでは閉経後骨粗鬆症の適用がある 0.72mg の半量である 0.36mg でも 0.72mg と同等の腰椎骨密度変化率が示されており[17]，海外では約 3 分の 1 量の製剤でも有意な腰椎骨密度増加効果が報告されている[18]．

増量による効果については，図4 のとおり，経口 E2 であるジュリナ®錠では 2 年間投与において 1.0mg が 0.5mg よりも有意に骨量増加効果を示しており[3]，エストラーナ®テープでも 1.44mg で 0.72mg よりも高い骨量増加効果が示されている[17]．さらなる増量による効果については，経口 E2 1.0mg 超えと以下，経皮 E2 1 日放出量 50μg 超えと以下の比較ではともに有意差は示されていない[11]．

c）年齢・閉経後期間

HRT は年齢や閉経後期間に関係なく骨折予防効果を示す[13]．もちろん加齢および閉経後期間延長とともに骨粗鬆症リスクは上昇すること，また，タイミング仮説として知られているとおり，閉経後一定期間が経過してから HRT を開始すると心血管疾患イベントリスクが上昇することより，HRT ガイドライン上は「60歳以上または閉経後 10 年以上の新規投与」は慎重投与とされていることからも，閉経後早期からの開始が望ましい[4]．また，開始後は「HRT の継続を制限する一律の年齢や投与期間はない」とされているとおり，有害事象がなければいつまででも投与可能である．

▶ HRT 中止後の骨量変化

HRT 中止後の骨量への影響や骨折予防効果についてはさまざまな報告があり，一定の結論はない．WHI 研究では，子宮摘出後女性に対するエストロゲン単独療法（ET）で中止後 3.5 年[19]，有子宮女性に対するエストロゲン＋黄体ホルモン

併用療法（EPT）でも3.5年[20]で骨折抑制効果が消失していた．また，HRT中止後の骨量変化をみた前向きコホート研究では，中止後1年では有意差はないものの，2年で骨折リスクはHR 1.52（95% CI 1.26-1.84）と有意に上昇し，その後，中止期間の延長とともにリスクの上昇を認めている[21]．一方，中止後15年間を追跡したコホート研究では，既往のHRT施行期間が10年以上では骨量が維持されていたと報告されている[22]．

2）エストリオール

日本ではエストリオール（E3）製剤も老人性骨粗鬆症の保険適用を有する．E3製剤が用いられるのは主として北欧と日本であるため，エビデンスは少ないが，日本における前向きオープン試験では50週間のE3 2mgとカルシウム併用により，投与前と比較して1.79%の有意なL2-4 BMD上昇を認めていた 図6 [23]．骨粗鬆症の予防と治療ガイドライン2015年版では，E3に対しては，骨密度が上昇するとの報告はない（C），椎体骨折を抑制するとの報告はない（C），非椎体骨折を抑制するとの報告はない（C），大腿骨近位部骨折を抑制するとの報告はない（C）とされている．

E3製剤は単独投与されることが多く，また，CEEやE2製剤によるEPTと比較して出血が少ないことから，日本では頻用されてきた．しかし，後述するとおり，有子宮女性に対して黄体ホルモンの併用をどうするかという問題もあり，投与時にはリスク/ベネフィットを考慮した慎重な対応が望まれる．

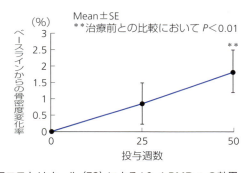

図6 経口エストリオール（E3）によるL2-4 BMDへの効果
(Minaguchi H, et al. J Obstet Gynaecol Res. 1996; 22: 259-65[23]より引用)

| Chapter 4 | 産婦人科医の行う骨粗鬆症の治療 |

▶HRT の有害事象に関する最近の考えかた

　日本人女性にはホルモン剤に対してアレルギー的な感覚をもっている方も少なくはなく，「ホルモン剤＝がんリスク」と考えている向きがある．しかし，近年，HRT に対する考えかたにはパラダイムシフトが起こっている．最も懸念されてきた有害事象である乳がんリスクについては，2015 年に報告された WHI 研究のフォローアップの結果では，EPT 5.6 年，ET 7.1 年の intervention とその後 13 年目までの追跡において EPT では HR 1.28 と有意に上昇，逆に ET では HR 0.79 と有意に低下していた[24]．確かに EPT では有意なリスク上昇ではあるものの，これは 1,000 女性・年の使用に対して，増加は 1.0 未満であり，座ってばかりのライフスタイルや肥満・アルコール摂取といった生活習慣要因による上昇と同等かそれよりも低い．つまり，決して大きなインパクトではないことは明白である．2016 年に発表された閉経あるいは内分泌に関係する 7 つの学会による HRT に関する国際的なコンセンサスにおいても，「乳がんリスクに及ぼす HRT の影響はとても小さい」としている[25]．原文は「The risk of breast cancer attributable to MHT is rare」であり，ほとんどないといってもよいと考えられる．これはきわめて重要，かつ，HRT にとってはこれまでの不安を一掃するコンセンサスであり，HRT 施行による乳がんリスク上昇はあるものの，取り立てて心配するまでのものではないことを強調したい．HRT ガイドライン 2017 年度版においても「乳がんリスクに及ぼす HRT の影響は小さい」と記載されている[4]．さらに HRT による乳がんリスク上昇は中止により 3 ～ 5 年で消失することが報告されており，安心して HRT を施行する後押しとなろう．

　逆に HRT がリスクを下げる悪性腫瘍も少なくない．大腸がん，胃がん，食道がん（腺がん），肺がん，肝臓がんなどは大規模研究やメタ解析において，HRT によってリスクが低下することが報告されている．平成 25 年における日本人女性のがん罹患率は乳がん，大腸がん，胃がん，肺がんの順であり，欧米のデータが日本人にもあてはまるとすれば，乳がん以外のリスクは低下することより，HRT 施行女性における全悪性腫瘍罹患率は低下する，あるいは少なくとも上昇させないと考えられることも重要な情報であると思われる．

►実際の処方と注意点

　現在，骨粗鬆症に対して使用できる HRT 製剤を 表1 にまとめる[4]．ただし，日本における保険上では，経口 17β-E2 製剤であるジュリナ®錠とウェールナラ®配合錠，経皮 17β-E2 製剤であるエストラーナ®テープが閉経後骨粗鬆症に，経口 E3 製剤であるエストリール錠などが老人性骨粗鬆症に適用をもつのみである．もちろん，前述のとおり，骨粗鬆症への効果はクラスエフェクトと考えられるため，CEE を含めて他の製剤も効果を有する．エストロゲン製剤には筋注製剤もあるが，骨粗鬆症に対するエビデンスは乏しい．

　実際の施行にあたっては，必ず HRT ガイドライン 2017 年度版を参照いただきたい．以下に概略をまとめる．

表1 　HRT に用いられる主な製剤

	投与経路	商品名	保険適応	用量	特徴
結合型エストロゲン	経口	プレマリン®	更年期障害，卵巣欠落症状，萎縮性腟炎	0.625mg	妊馬尿から抽出したエストロゲン様物質の合剤であり，17β-エストラジオール以外にもエストロゲン様物質が含有されている
17β-エストラジオール	経口	ジュリナ®	更年期障害・卵巣欠落症状に伴う血管運動神経症状および腟萎縮症状	0.5mg	純粋な 17β-エストラジオール
			更年期障害・卵巣欠落症状に伴う血管運動神経症状．腟萎縮症状．閉経後骨粗鬆症	1.0mg	
17β-エストラジオール	経皮	エストラーナ®	更年期障害および卵巣欠落症状に伴う血管運動神経症状．泌尿生殖器の萎縮症状．閉経後骨粗鬆症	含有量 0.72mg/9cm² 2 日ごとに貼付	純粋な 17β-エストラジオール

（次頁につづく）

			適応	用量	備考
17β-エストラジオール	経皮	エストラーナ®	性腺機能低下症, 性腺摘出または原発性卵巣不全による低エストロゲン症	0.36mg/4.5cm² 2日ごとに貼付 0.18mg/2.25cm² 2日ごとに貼付 0.09mg/1.125cm² 2日ごとに貼付	純粋な17β-エストラジオール
		ル・エストロジェル®	更年期障害および卵巣欠落症状に伴う血管運動神経症状	1プッシュ (0.54mg) 2プッシュ (1.08mg)	純粋な17β-エストラジオール
		ディビゲル® (0.1% gel/ 1.0g)	更年期障害および卵巣欠落症状に伴う血管運動神経症状	1mg	
エストリオール	経口	エストリール® エストリオール ホーリン® メリストラーク®	更年期障害, 腟炎 老人性骨粗鬆症	1.0mgを 1日1～2回	
	経腟	エストリール® エストリオール® ホーリン®	萎縮性腟炎 腟炎 (老人性)	0.5mgを 1～2錠/日 1mgを 0.5～1錠/日	

(日本産科婦人科学会, 日本女性医学学会, 編・監修. ホルモン補充療法ガイドライン 2017 年度版. 東京: 日本産科婦人科学会; 2017[4]) より引用)

1) CEE・17β-E2 製剤

　子宮摘出後の女性では ET でよいが，有子宮者にはエストロゲンによる子宮内膜増殖症や子宮内膜癌を予防するために黄体ホルモン製剤との併用療法（EPT）が必須である．併用には周期的投与法と持続併用投与法がある．原則的に 1 カ月に 10 日以上の黄体ホルモン併用が必要であり，例えば 3 カ月に 1 度の併用では有意に子宮内膜増殖症発症率が上昇するという報告があるため注意を要する[26]．

　近年，CEE 内服よりも 17β-E2 経皮貼付剤やゲル剤が，また，経口では低用量や 17β-E2 製剤が安全性や有益性に勝るとの報告がある．

► 子宮摘出後女性

処方例

エストロゲン単独投与として下記のいずれかを用いる.

● 経口剤

ジュリナ®錠 (0.5mg) 1 回 1 ～ 2 錠　1 日 1 回

プレマリン®錠 (0.625mg) 1 回 1 錠　1 日 1 回

● 貼付剤

エストラーナ®テープ (0.72mg) 1 回 1 枚　2 日ごと貼り替え

● ゲル剤

ディビゲル®1mg　1 包　1 日 1 回塗布　連日

ル・エストロジェル 0.06％　1 ～ 2 プッシュ　1 日 1 回塗布　連日

► 子宮を有する女性

処方例

エストロゲンに加えて黄体ホルモン製剤を併用する.

1) 周期的併用投与法

上記の子宮摘出後女性におけるエストロゲン投与に, 4 週間のうち後半 12 ～ 14 日間プロベラ®錠 (2.5mg) 1 回 2 錠　1 日 1 回, あるいは, デュファストン錠 (5mg) 1 回 2 錠 1 日 1 回を追加する.

プロベラ®錠やデュファストン®錠併用の代わりに後半 12 ～ 14 日間は黄体ホルモンを含有した以下の製剤を投与することもできる.

● 経口剤

ウェールナラ®配合錠　1 錠　1 日 1 回　連日

● 経皮剤

メノエイド®コンビパッチ　1 回 1 枚　週 2 回貼付

2) 持続併用投与法

● 経口剤

ウェールナラ®配合錠　1 回 1 錠　1 日 1 回

● 経皮剤

メノエイド®コンビパッチ　1 回 1 枚　週 2 回貼付

あるいは

上記の子宮を有しない女性におけるエストロゲン投与にプロベラ®錠 (2.5mg) 1 回 1 錠 1 日 1 回, あるいは, デュファストン®錠 (5mg) 1 回 1 錠　1 日 1 回を追加する.

Chapter 4　産婦人科医の行う骨粗鬆症の治療

2) E3 製剤

E3 は weak estrogen とよばれるが，エストロゲン活性をもつため，単独投与では子宮内膜増殖症や子宮内膜癌リスクが有意に上昇することが報告されており，5 年以上の投与でオッズ比（OR）が 3.0（95% CI 2.0-4.4）となることには十分な注意が必要である[27]．定期的な子宮内膜検査や子宮内膜厚測定などが望まれる．

処方例

エストリオール®錠（1mg）1 回 1 錠　1 日 2 回

▶ 最近のトピックス

前述のとおり，WHI 研究において ET ではリスクが有意に低下していたことから，HRT の乳がんリスクへの影響は主として，有子宮女性に対する HRT 時に併用される合成黄体ホルモンであることがわかってきた．実際，メドロキシプロゲステロン酢酸エステル（MPA）などの合成黄体ホルモンの併用により上昇する乳がんリスクが天然型プロゲステロンやその立体異性体であるジドロゲステロンでは認められないことが報告されている[28]．このため欧米では天然型プロゲステロンの使用が増加しているが，日本では経腟剤以外の天然型プロゲステロンはいまだ上市されていないため，不妊治療などに用いられるジドロゲステロン（デュファストン®錠）の利用が増えている．また，経口・経皮以外の黄体ホルモン投与法として，子宮内膜症や避妊に対して用いられているレボノルゲストレル放出子宮内システム（LNG-IUS: ミレーナ®）も HRT におけるエストロゲン製剤との併用での子宮内膜保護作用が報告されている[29]．定期的な服用や貼付が不要であることやターゲットである子宮内膜への直接効果を考慮すると理想に近い方法とも考えられるが，未経産など挿入不能症例があること，LNG-IUS に含有されているレボノルゲストレルは合成黄体ホルモンであるため，子宮内投与であっても経口投与と同等の乳がんリスク上昇を認めたという報告があることには注意を要する[30]．

また，選択的エストロゲン受容体モジュレーター（selective estrogen receptor modulator: SERM）は別項で示されているとおり閉経後骨粗鬆症治療に用いられるが，同時に乳がん予防効果が知られており，さらに子宮内膜抑制効果も認められている．そこで黄体ホルモンの代わりに SERM をエストロゲンと併用する方法も検討されており[31]，TSEC（tissue selective estrogen complex）と称される．

すでに 2013 年に米国 FDA において，最近日本でも利用できるようになった第3世代の SERM であるバゼドキシフェン 20mg と CEE 0.45mg の合剤が骨粗鬆症と更年期障害に対して認可されている.

これらは，HRT ガイドライン 2017 年度版にも取りあげられている方法であるが，日本では保険適用はないため，インフォームド・コンセントを含めた対応が必要であることはいうまでもない.

▶ おわりに

HRT は骨粗鬆症に有効であるばかりでなく，閉経後女性の QOL の維持・向上にきわめて有用な方法である. 国際閉経学会（IMS）のコンセンサス・ステートメントでは「症状のある閉経後女性における QOL やセクシャリティーの改善には HRT が第一選択であり，最も良い方法であることには議論はない」としている[32]. また，ガイドラインも最新の情報を取り入れて随時改訂され，日本においても安全・安心かつ有効に HRT が施行できる環境にある. 女性のトータルヘルスケアを志向する産婦人科医にとって，HRT はまず検討するべき方法といえよう.

参考文献
1) 太田博明, 野澤志朗. 閉経後骨粗鬆症——エストロゲンの低下と骨吸収の亢進を中心に. 医学のあゆみ. 1995; 175: 131-5.
2) Writing Group for the Women's Health Initiative Investigators. Risks and benefits of estrogen plus progestin in healthy postmenopausal women: Principal results from the Women's Health Initiative Randomized Controlled Trial. JAMA. 2002; 288: 321-33.
3) 骨粗鬆症の予防と治療ガイドライン作成委員会. 骨粗鬆症の予防と治療ガイドライン 2015 年版. 東京: ライフサイエンス出版; 2015.
4) 日本産科婦人科学会, 日本女性医学学会. ホルモン補充療法ガイドライン 2017 年度版. 東京: 日本産科婦人科学会; 2017.
5) 松下　宏, 若槻明彦. エストロゲン製剤. 臨婦産. 2016; 70: 1030-5.
6) Papadakis G, Hans D, Gonzalez-Rodriguez E, et al. The benefit of menopausal hormone therapy on bone density and microarchitecture persists after its withdrawal. J Clin Endocrinol Metab. 2016; 101: 5004-11.
7) Okano H, Mizunuma H, Soda M, et al; The long-term effect of menopause on postmenopausal bone loss in Japanese women: results from a prospective study. J Bone Miner Res. 1998; 13: 303-9.
8) Wells G, Tugwell P, Shea B, et al. Osteoporosis Methodology Group and The Osteo-

porosis Research Advisory Group. Meta-analyses of therapies for postmenopausal osteoporosis. V. Meta-analysis of the efficacy of hormone replacement therapy in treating and preventing osteoporosis in postmenopausal women. Endocr Rev. 2002; 23: 529-39.

9) Mizunuma H, Taketani Y, Ohta H, et al. Dose effects of oral estradiol on bone mineral dinsity in Japanese women with osteoporosis. Climacteric. 2010; 13: 72-83.

10) Torgerson DJ, Bell-Syer SE. Hormone replacement therapy and prevention of vertebral fractures: a meta-analysis of randomised trials. BMC Musculoskelet Disord. 2001; 2: 7.

11) Banks E, Beral V, Reeves G, et al; Million Women Study Collaborators. Fracture incidence in relation to the pattern of use of hormone therapy in postmenopausal women. JAMA. 2004; 291: 2212-20.

12) Zhu L, Jiang X, Sun Y, et al. Effect of hormone therapy on the risk of bone fractures: a systematic review and meta-analysis of randomized controlled trials. Menopause. 2016; 23: 461-70.

13) Cauley JA, Robbins J, Chen Z, et al; Women's Health Initiative Investigators. Effects of estrogen plus progestin on risk of fracture and bone mineral density: the Women's Health Initiative randomized trial. JAMA. 2003; 290: 1729-38.

14) 牧田和也, 太田博明, 小川真里子, 他. 5 年間ホルモン補充療法を施行し得た症例における骨量に対する効果について. 日骨代謝会誌. 2000; 17: 107-9.

15) Cummings SR, Black DM, Thompson DE, et al. Effect of alendronate on risk of fracture in women with low bone density but without vertebral fractures: results from the Fracture Intervention Trial. JAMA1998; 280: 2077-82.

16) Cummings SR, Browner WS, Bauer D, et al. Endogenous hormones and the risk of hip and vertebral fractures among older women. Study of Osteoporotic Fractures Research Group. N Engl J Med. 1998; 339: 733-8.

17) 久光製薬. エストラーナテープ　医薬品インタビューフォーム. http: //www. hisamitsu. co. jp/medical/data/estrana_i. pdf (2018 年 2 月 23 日閲覧)

18) Ettinger B, Ensrud KE, Wallace R, et al. Effects of ultralow-dose transdermal estradiol on bone mineral density: a randomized clinical trial. Obstet Gynecol. 2004; 104: 443-51.

19) LaCroix AZ, Chlebowski RT, Manson JE, et al; WHI Investigators. Health outcomes after stopping conjugated equine estrogens among postmenopausal women with prior hysterectomy: a randomized controlled trial. JAMA. 2011; 305: 1305-14.

20) Heiss G, Wallace R, Anderson GL, et al; WHI Investigators: Health risks and benefits 3 years after stopping randomized treatment with estrogen and progestin. JAMA. 2008; 299: 1036-45.

21) Karim R, Dell RM, Greene DF, et al. Hip fracture in postmenopausal women after cessation of hormone therapy: results from a prospective study in a large health management organization. Menopause, 2011; 18: 1172-7.

22) Saarelainen J, Hassi S, Honkanen R, et al. Bone loss and wrist fractures after withdrawal of hormone therapy: the 15-year follow-up of the OSTPRE cohort. Maturitas. 2016; 85: 49-55.

23) Minaguchi H, Uemura T, Shirasu K, et al. Effect of estriol on bone loss in postmeno-

pausal Japanese women: a multicenter prospective open study. J Obstet Gynaecol Res. 1996; 22: 259-65.

24) Chlebowski RT, Aragaki AK, Anderson GL. Menopausal hormone therapy influence on breast cancer outcomes in the Women's Health Initiative. J Natl Compr Canc Netw. 2015; 13: 917-24.

25) de Villiers TJ, Hall JE, Pinkerton JV, et al. Revised global consensus statement on menopausal hormone therapy. Climacteric. 2016; 19: 313-5.

26) Bjarnason K, Cerin A, Lindgren R, et al. Adverse endometrial effects during long cycle hormone replacement therapy. Scandinavian Long Cycle Study Group. Maturitas. 1999; 32: 161-70.

27) Weiderpass E, Baron JA, Adami HO, et al. Low-potency oestrogen and risk of endometrial cancer: a case-control study. Lancet. 1999; 353: 1824-8.

28) Fournier A, Berrino F, Clavel-Chapelon F. Unequal risks for breast cancer associated with different hormone replacement therapies: results from the E3N cohort study. Breast Cancer Res Treat. 2008; 107: 103-11.

29) Jaakkola S, Lyytinen HK, Dyba T, et al. Endometrial cancer associated with various forms of postmenopausal hormone therapy: a case control study. Int J Cancer. 2011; 128: 1644-51.

30) Lyytinen HK, Dyba T, Ylikorkala O, et al. A case-control study on hormone therapy as a risk factor for breast cancer in Finland: intrauterine system carries a risk as well. Int J Cancer. 2010; 126: 483-9.

31) Pinkerton JV, Harvey JA, Lindsay R, et al; SMART-5 Investigators. Effects of bazedoxifene/conjugated estrogens on the endometrium and bone: a randomized trial. J Clin Endocrinol Metab. 2014; 99: E189-98.

32) Pines A, Sturdee DW, Birkhauser MH, et al; International Menopause Society: HRT in the early menopause: scientific evidence and common perceptions. Climacteric. 2008; 11: 267-72.

〈髙松　潔，吉丸真澄，小川真里子〉

Chapter 4　産婦人科医の行う骨粗鬆症の治療

7 ▶ 女性と SERM

▶ はじめに

　周閉経期から，女性は更年期症状を含めたさまざまな変化に直面する．従来は
この更年期症状を軽減するために EPT（estrogen progestin therapy）が施行され
てきた．しかし，EPT はあくまで更年期症状を軽減する目的で使用され，5 年以
上の継続は乳がんリスクを 1.26 倍に増加させる[1]．周閉経期から閉経後の女性
に起こる変化で最も重要であるのは，高脂血症，骨粗鬆症，認知症といったエス
トロゲン欠乏による疾患のリスクに晒されることに他ならない．平成 14 年に施
行された健康増進法により，高脂血症を含めるメタボリックシンドロームは特定
検診によって男女共通にスクリーニングされるようになったが，女性が圧倒的に
多数を占める骨粗鬆症に対するスクリーニングは未だ十分に推進されていない．
しかし，骨粗鬆症を含めるエストロゲン欠乏による疾患は，長い女性の人生の中
で，長期にわたる予防策が必要となってくる．従来の EPT を長期に施行するこ
とは乳がんリスクを考慮すると困難であり，長期にわたる安全なエストロゲン補
充療法を再考する必要があると思われる．本稿では女性医学の視点から，周閉経
期以降の女性に対するホルモン補充療法としての SERM の位置づけについて述
べたい．

▶ SERM とは

　SERM（selective estrogen receptor modulater）は組織選択性にエストロゲン活
性を示す薬品の総称である．本邦で現在上市されている SERM は，タモキシフェ
ン，ラロキシフェン，バゼドキシフェンである．タモキシフェンは主に乳がん術
後の乳腺組織に対するエストロゲンアンタゴニストとして使用されている．これ
ら 3 剤の組織特異性を示す 表1 ．タモキシフェンは子宮内膜に対し，agonist の
作用を有するため，エストロゲンと同じく子宮体がんリスクが上昇することが知
られている．またラロキシフェンは骨組織に対しては agonist の作用を示すが，
子宮内膜への拮抗作用は軽微である．そしてバゼドキシフェンは乳腺組織および
子宮内膜に対しては強い拮抗作用を有し，骨組織に対しては強い agonist 作用を
有する 図1 ．したがって，SERM を単剤で使用する場合，乳腺組織および子宮内

194　　JCOPY 498-06092

表1 タモキシフェン,ラロキシフェン,バゼドキシフェンの組織特異性

	乳腺組織	子宮内膜	骨
タモキシフェン	antagonist	agonist	agonist
ラロキシフェン	antagonist	antagonist	agonist
バゼドキシフェン	antagonist	antagonist	agonist

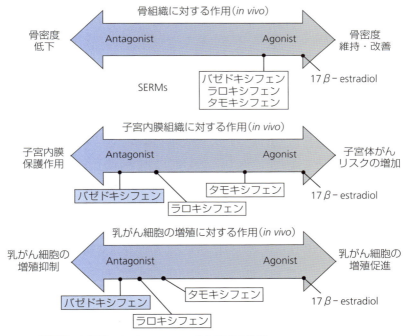

図1 各組織におけるSERMの作用強度の比較
(Komm BS, Mirkin S. An overview of current and emerging SERMs. J Steroid Biochem Mol Biol. 2014; 143: 207)

膜を有する女性に対する骨粗鬆症治療に適しているのは,バゼドキシフェンであると考えられる.また乳がん術後にタモシキフェンを使用している女性に対しては,同種製剤であるラロキシフェンやバゼドキシフェンは使用を控える必要がある.

▶周閉経期における骨粗鬆症1次予防としてのSERMの使用

　閉経期からエストロゲンが低下すると，骨代謝回転が上昇し，破骨過剰となる．閉経後の年間平均骨密度低下は約3％前後といわれており，65歳までに約20％以上の低下を認める．したがって，閉経時に骨密度をDXA法によって測定し，YAM80％以下（骨量減少）があれば，骨粗鬆症の一次予防が推奨される．閉経前後の一次予防としての治療選択はエストロゲン系骨粗鬆症治療薬であるエストロゲンとSERMが望ましい 図2．エストロゲン系骨粗鬆症治療薬の特徴は，骨密度は骨吸収抑制薬に比較して著しい上昇は認められないが，骨の50％の体積を占めるコラーゲン架橋を増加させ，「しなって折れにくい骨」を構築できることにある．また骨吸収抑制効果ではなく，骨代謝回転を正常化させる効果を有するため，破骨量を減少させ，同時に破骨量の上昇によって上昇する造骨量も軽減する効果がある．すなわち，カルシウムの所要量も減少する．本剤の長期投与への効果と安全性についてはすでにRCTにより検討されている[2]．また骨吸収抑制薬に認められる非定型大腿骨骨折やARONJ（骨吸収抑制薬関連顎骨壊死）などの副作用もない．しかし骨吸収抑制薬と異なり，骨に蓄積する性質を有さないため，毎日服用することが必要であり，患者の高いアドヒアランスが求められる．またエストロゲンの骨への作用は十分なビタミンDの存在下でないと効果が発揮さ

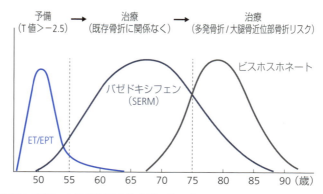

図2　年齢と病態による骨粗鬆症治療薬の使い分け
ET: estrogen therapy　EPT: estrogen progestin therapy
（太田博明．新規骨粗鬆症治療薬―SERM バゼドキシフェン酢酸塩．In: 大内尉義，武谷雄二，中村耕三，編．新しい骨粗鬆症治療．東京：診断と治療社；2012. p.19）

れない．これはビタミン D がエストロゲンレセプターの発現やエストロゲンの骨への作用に密接に関係していることに起因する．したがって，エストロゲン系骨粗鬆症治療薬を使用する際は血中ビタミン D レベルを測定し，欠乏または不足がある場合は適宜ビタミン D 製剤との併用を検討する必要がある．

▶ SERM を使用した HRT

　周閉経期より出現する更年期症状は，SERM のみの投与では十分な改善が認められない．そこでエストロゲンと SERM 併用する組織選択性エストロゲン複合薬，Tissue selective estrogen complex（TSEC）が開発されている．海外では，CEE（結合型エストロゲン）0.45mg，バゼドキシフェン 20mg を配合した DUAVEE® として上市されている．TSEC の効果については SMART 試験により検討され，更年期症状の軽減，骨密度の維持，脂質代謝の改善，腟萎縮の改善などが報告されている[3~6]．本法の特徴は EPT と比較して，出血がないこと，乳がん・子宮体がんリスクが上昇しないことが利点とされる．これはバゼドキシフェンによる乳腺組織および子宮内膜への強い Antagonist 作用に起因する．バゼドキシフェンの子宮内膜細胞への強い増殖抑制は，子宮内膜を菲薄化させ，不正性器出血を予防するとともに子宮体がんのリスクを軽減すると考えられる．乳がんリスクに関しては，乳がんリスクを緩和するだけではなく，乳腺保護・予防効果があると報告されている[7]．さらに子宮内膜症が併存している場合でも，子宮内膜症を増悪させることなく使用できる．閉経後の深部子宮内膜症患者へのバゼドキシフェンの単独使用により，疼痛軽減効果が報告され，さらに TSEC は子宮内膜症患者の閉経後の HRT として理想的であると結論づけられている[8,9]．本邦においてはいまだ DUAVEE® は上市されていないため，筆者は天然型エストロゲン 1mg およびバゼドキシフェン 20mg を経口で連日投与として，TSEC を施行している．従来の EPT と同じく，血栓症リスクの高い症例には慎重投与が必要である．

　本法は乳がんリスクの上昇が懸念されないため，長期にわたる投与が可能である．更年期症状は閉経後約 9～12 年といわれているため，更年期症状が治まった 60 歳前後で，SERM のみの投与に変更すれば，長期にわたる骨の一次予防が可能であると考えられる．

| Chapter 4 | 産婦人科医の行う骨粗鬆症の治療 |

▶ SERM および TESC 施行時の経過観察

　SERM および SERM とエストロゲンを組み合わせた TSEC はエストロゲン系骨粗鬆症治療であるため，骨代謝回転の正常化がその効果である．したがって経過観察するうえで，投与後約 3 カ月目に TRACP-5b（酒石酸抵抗性酸性フォスファターゼ 5b）および BAP（骨型アルカリフォスファターゼ）の測定をし，投与前後を比較してその効果の有無を判定する．TRACP-5b の低下とともに反応性に BAP も低下する．BAP の低下はカルシウムの所要量を低下させ，余裕のある造骨の傾向としてとらえられる．また肝機能，腎機能，脂質代謝についても同時に確認するとよい．また骨密度は骨吸収抑制薬と比較して緩やかであるため，1 年後に測定し，上昇または不変を確認する．1 年経過した時点で，3％以上の YAM の低下が認められる場合は，血中 25-OH Vitamin D を測定し，不足または欠乏している場合はエルデカルシトールとの併用も検討する 表2 .

表2　25-OH Vitamin D の正常値

健康状態	25 (OH) 濃度範囲 (ng/mL)	25 (OH) 濃度範囲 (nmol/L)
ビタミン D が欠乏しており，小児ではくる病，成人では骨軟化症を引き起こす（欠乏状態）.	12 未満	30 未満
一般に健常者が骨と全般的な健康を維持するには不足していると考えられている（不足状態）.	12 ～ 20	30 ～ 50
一般に健常者が骨と全般的な健康を維持するのには十分であると考えられている.	20 以上	50 以上
最新のエビデンスによると，このような高濃度，特に 150nmol/L（60ng/mL）を超えると，有害な影響をもたらす可能性がある.	50 超	125 超

（厚生労働省.「統合医療」情報発信サイト. ビタミン D[10] より改変）

▶ まとめ

　女性ホルモン製剤は年々進化をとげてきた．特に SERM はタモシキフェンが乳がん治療薬として上市されてから，ラロキシフェンが骨粗鬆症治療薬として普及した．バゼドキシフェンはさらにその高いレセプター選択性により，乳腺組織および子宮内膜に対する強い刺激保護作用から，TSEC として使用されるまでに

なった．一方，女性医学は周閉経期からみられる更年期症状に対する短期的な HRT から，骨粗鬆症，脂質代謝異常，腟萎縮，認知症などエストロゲン欠乏に起因する疾病の一次予防としての長期にわたる HRT という考えに変遷しつつある．これはわが国の健康増進法「健康日本 21」にも謳われる，「健康寿命の延伸・生活の質の向上を実現するため，健康づくりや疾病予防を積極的に推進する」という勧告にも一致し，国庫および自治体の中長期的な医療費を削減する目的でも有用な手段であると思われる．

参考文献

1) Prentice RL, Pettinger MB, Jackson RD, et al. Health risks and benefits from calcium and vitamin D supplementation: Women's Health Initiative clinical trial and cohort study. Osteoporos Int. 2013; 24: 567-80.
2) Palacios S, Silverman SL, de Villers TJ, et al. A 7-year randomized, placebo-controlled trial assessing the long-term efficacy and safety of bazedoxifene in postmenopausal women with osteoporosis: effects on bone density and fracture. Menopause. 2015; 22: 806-13.
3) Komm BS, Mirkin S, Jenkins SN. Development of conjugated estrogens/bazedoxifene, the first tissue selective estrogen complex (TSEC) for management of menopausal hot flashes and postmenopausal bone loss. Steroids. 2014; 90: 71-81.
4) Pickar JH, Mirkin S. Tissue-selective agents: selective estrogen receptor modulators and the tissue-selective estrogen complex. Menopause Int. 2010; 16: 121-8.
5) Pickar JH, Yeh IT, Bachmann G, et al. Endometrial effects of a tissue selective estrogen complex containing bazedoxifene/conjugated estrogens as a menopausal therapy. Fertil Steril. 2009; 92: 1018-24.
6) Pinkerton JV, Abraham L, Bushmakin AG, et al. Evaluation of the efficacy and safety of bazedoxifene/conjugated estrogens for secondary outcomes including vasomotor symptoms in postmenopausal women by years since menopause in the Selective estrogens, Menopause and Response to Therapy (SMART) trials. J Womens Health. 2014; 23: 18-28.
7) Harvey JA, Pinkerton JV, Baracat EC, et al. Breast density changes in a randomized controlled trial evaluating bazedoxifene/conjugated estrogens. Menopause. 2013; 20: 138-45.
8) Snyder BM, Beets JW, Lessey BA, et al. Postmenopausal deep infiltrating endometriosis of the colon: rare location and novel medical therapy. Case Rep Gastrointest Med. 2018; 2018: 9587536.
9) Hill AM, Lessey B, Flores VA, et al. Bazedoxifene/conjugated estrogens in combination with leuprolide for the treatment of endometriosis. Clin Case Rep. 2018; 6: 990-4.
10) 厚生労働省.「統合医療」情報発信サイト. ビタミン D. http://www.ejim.ncgg.go.jp/pro/overseas/c03/17.html

〈太田郁子〉

Chapter 4 　産婦人科医の行う骨粗鬆症の治療

8 ▶ ビスホスホネート薬

POINT

● BP の骨密度増加効果，骨折抑制効果は良好であるが，薬剤によって骨組織親和性などの差異がある．

● 初回治療，低骨密度，大腿骨頸部骨折の高リスク症例が BP のよい適応となる．

● 服用遵守の必要性の理解を促す．

● 短期的に起こる有害事象として消化管粘膜障害，急性期反応の説明をする．

● 顎骨壊死，非定型的大腿骨骨折のリスクや症状の説明も行う．

▶ 作用機序

　ビスホスホネート薬（BP）は，異所性骨化症の薬剤として開発が始まった経緯をもつ[1]．薬効の安定化が求められ，窒素非含有 BP の誕生となる．この薬剤には，予想外に骨吸収抑制作用が認められ，それが着目され，骨粗鬆症の治療薬を目的とした開発が進む．さらなる薬効の増進を目的とした研究から窒素含有型 BP の創薬に至っている．開発はその後も続き，薬剤の種類のみならずさまざまな投与方法や投与間隔など多彩なラインナップをもつ．

　作用機序は，BP が骨組織に沈着し，破骨細胞がそれを吸収し，アポトーシスを起こすことで過剰な骨吸収が抑制される，という概要は BP に共通するものの，窒素含有の有無で破骨細胞への作用点の詳細は異なる．窒素非含有 BP では，破骨細胞に吸収された BP が，ATP のアナログとして作用し破骨細胞のミトコンドリア内でのエネルギー代謝に障害を及ぼしアポトーシスを惹起する[2]．他方，窒素含有 BP では，メバロン酸パスウェーにおいて，破骨細胞の細胞骨格を調整する際に重要なフェルネシルピロリン酸合成酵素（FPPS）を特異的に阻害することで破骨細胞をアポトーシスに導く 図1 [2]．

　骨吸収阻害程度を規定する因子には，FPPS の阻害程度，骨組織への移行性，ヒドロキシアパタイトへの親和性などがあげられる．FPPS の阻害程度は骨吸収効果の強さを示す指標と考えられており，窒素含有 BP の種類によって異なることがわかっている．その比較からはゾレドロネートが最も強いことになる 表1 [3]．骨組織への移行性では，経口製剤では移行率約 1%，血管などの注射製剤では約

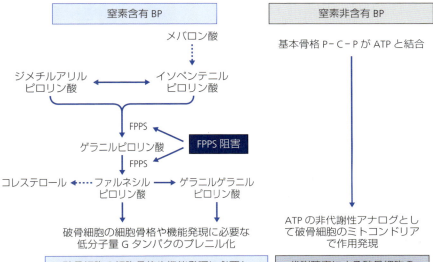

図1 BP の破骨細胞における主要な作用点
(Russell RG. Bone. 2011; 49: 2-19[2] より改変)

表1 本邦の骨粗鬆症治療 BP の骨吸収抑制作用の比較

薬剤名	骨吸収抑制作用の比較*		
	FPPS 阻害強度（IC$_{50}$）(nM)	側鎖内窒素分子数（個）*	骨吸収抑制作用（倍）**
エチドロネート	−	0	1
アレンドロネート	50	1	100～1,000
リセドロネート	10	1	1,000～10,000
ミノドロネート	3	2	10,000～
イバンドロネート	20	1	1,000～10,000
ゾレドロンネート	3	2	10,000～

* R$_2$ 側鎖内の窒素分子数
** 骨吸収抑制の比較はラット頭蓋骨での研究で行っている．エチドロネートの抑制活性を1にしている．

(Fleisch H. Bisphosphonate in bone disease. 4th ed. 2.3 Actions. New Yolk: Academic Press; 2000. p.34-55[3] より作成)

Chapter 4　産婦人科医の行う骨粗鬆症の治療

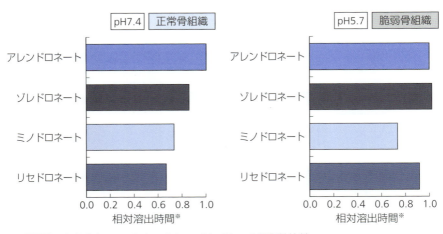

図2　窒素含有BPのヒドロキシアパタイトへの親和性比較
＊：相対溶出時間はアレンドロネートを1として算出．
ヒドロキシアパタイトカラム（Bio-Scale CHT2-1）を使用した．条件は移動相で1mMリン酸ナトリウム緩衝液，1Mリン酸ナトリウム緩衝液で溶出した．アレンドロネートは蛍光検出器で，他は紫外線吸光度検出器で検出した．
（関口光広, 他. 新薬と臨. 2012; 61: 1683-8[4]）より改変）

50％といわれ，同じ薬剤で効果を高める目的で投与方法を変更することは選択肢となりうる．

また，骨組織のヒドロキシアパタイトとの親和性は薬剤の効果の持続性を示すと考えられている．BPは，中性環境下で骨組織に結合して蓄積され，酸性環境下で骨から溶出して破骨細胞に取り込まれると考えられるが，ヒドロキシアパタイト親和性カラムからの溶出を調べた報告[4]からは，アレンドロネートは中性，酸性どちらの環境下でも骨との親和性が強く，長く骨に貯留し，効果持続も長く，他方リセドロネートやミノドロネートは相対的にこの傾向が弱いと考えられている図2．

▶効果・適応

BPの骨密度増加効果，骨折抑制効果は良好である．ガイドラインでの推奨度も高く，特に窒素含有BPでの投与方法のバリエーションは患者にとって選択の幅が広く利便性が高いと思われる表2[5]．各窒素含有BPの代表的臨床研究における椎体骨折抑制効果の相対リスク，絶対リスクでは，いずれの薬剤も高い効果

表2　本邦で使用可能な BP 一覧

薬剤名	骨密度増加・骨折抑制効果の推奨度				薬剤の使用法	
	骨密度	椎体骨	非椎体骨	大腿骨頸部	用量	投与法
エチドロネート	A	B	C	C	200 ～ 400mg 錠剤	1 日 1 回経口 2 週間 10 ～ 12 週間休薬
アレンドロネート	A	A	A	A	5mg 錠剤	1 日 1 回経口
					35mg 錠剤 / ゼリー製剤	週 1 回経口
					900 μg 注射剤	4 週に 1 回静脈点滴（30 分以上）
リセドロネート	A	A	A	A	2.5mg 錠剤	1 日 1 回経口
					17.5mg 錠剤	週 1 回経口
					75mg 錠剤	月 1 回経口
ミノドロネート	A	A	C	C	1mg 錠剤	1 日 1 回経口
					50mg 錠剤	4 週に 1 回経口
イバンドロネート	A	A	B	C	100mg 錠剤	月 1 回経口
					1mg 注射剤	月 1 回静注
ゾレドロネート	―	―	―	―	5mg 注射剤	年 1 回静脈点滴（15 分以上）

骨密度の推奨度は，A 上昇効果がある，B 上昇するとの報告がある，C 上昇するとの報告はない
骨折発生の推奨度は，A 抑制する，B 抑制するとの報告がある，C 抑制するとの報告はない
(骨粗鬆症の予防と治療のガイドライン作成委員会，編. 骨粗鬆症の予防と治療のガイドライン 2015 年版. 東京: ライフサイエンス出版; 2015. p.96-107[5]) より作成)

を示している **図3** [6,7)].

　治療薬を考える際に，骨密度増加，骨折抑制への確実な効果から BP が第一選択となる状況が多いと思われる．他の薬剤で選択肢にあがるのは，女性ホルモン薬（結合型エストロゲン，エストラジオール），SERM，抗 RANKL 抗体薬，副甲状腺ホルモン薬であるが，ガイドラインでは，骨密度増加については，これらの薬剤も窒素含有 BP ともに，"確実に効果がある" という評価 A とされているので，あえて比較するならば，椎体骨折，非椎体骨折，大腿骨頸部骨折の抑制効果における評価で比べることになる．BP の中でアレンドロネート，リセドロネートを例に取り，他の薬剤と比較すると，結合型エストロゲンでは BP と同様すべての骨折抑制効果で A 評価であるが，本邦では骨粗鬆症への保険適応がなく，エストラジオールでは，椎体骨折，非椎体骨折抑制効果の報告はあるものの，A 評価

Chapter 4 産婦人科医の行う骨粗鬆症の治療

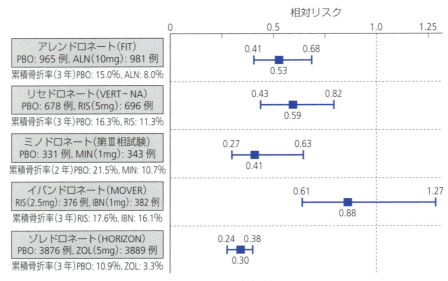

図3　窒素含有BPの代表的研究における椎体骨折抑制効果

各グラフは形態的椎体骨折の相対リスクを示す．リスク値を中程に，95% CIの値をそれぞれ端に示す．

薬剤名の後の括弧内には試験名を記載してある．MOVER試験は，リセドロネートに対する非劣性評価試験で，60歳以上の男性も含まれるが，他はすべて閉経後骨粗鬆症女性である．

HORIZON試験では既往脆弱骨折のない症例も含まれるが，他はすべて既往骨折を有する症例である．

PBO: プラセボ群，ALN: アレンドロネート群，RIS: リセドロネート群，MIN: ミノドロネート群，IBN: イバンドロネート群，ZOL: ゾレドロネート群

(荻野 浩. Clin Calcium. 2009; 19: 75-84[6], Nakamura T, et al. Calicif Tssue Int. 2013; 93: 137-46[7]より作成)

までは届かず，また大腿骨頸部骨折抑制の報告はなく，BPのほうが高評価となる．SERMとでは，椎体骨折抑制効果がBP同様A評価であるが，非椎体骨折抑制効果ではエビデンスはBPより低く，大腿骨頸部骨折抑制の報告はない，と評価されている．しかし，女性ホルモンは閉経後の正常女性においても骨折抑制のエビデンスがある薬剤であり，予防という点からは有効な薬剤である．また，骨量減少者へのSERMの骨折抑制効果は，アレンドロネートよりもよいという報告を考慮すると使い分けをするときの参考になると思われる．抗RANKL抗体薬はBPと同じくすべてでA評価，副甲状腺ホルモン薬は，報告がない部分があり一部評価がBPより低くなっているがBP同等の評価になると考えられる．ともに，

他剤効果不良例，または重症骨粗鬆症が適応となることが多く，産婦人科領域で遭遇する骨粗鬆症症例では第一選択となることは少ないと思われる．以上より初回治療，低骨密度，大腿骨頸部骨折の高リスクを有する症例がBPのよい適応となると考えられる．

若年女性での治療では，妊娠，授乳との関連で注意が必要となる．各BPの添付文書では，妊婦でリセドロネート，ゾレドロネートで禁忌，妊娠の可能性ある女性ではすべてのBPで有益性が上回る場合投与可能となっているが，妊娠中投与の転帰は，症例報告が主体であることを考えると使用を控えるのが安全といえる．妊娠を考慮している，または授乳中女性では，有益性の評価や説明によるインフォームドコンセントのもと使用は可能であるが，授乳中は断乳が必要である．

また，窒素非含有BPのエチドロネートは，骨密度増加効果の評価は確立されているが，骨折抑制のエビデンスには乏しく，初回治療として選択される機会は現在ではほとんどないと思われる．有害事象は窒素含有BPにも認められるような胃腸障害が頻度として高いが，程度はより軽く，顎骨壊死の頻度もより低いと考えられている．他のBPと異なり異所性骨化抑制の保険適応があることが特徴であり，存在価値といえる．

▶ 実際の処方と注意点

処方は，表2 を参考にして薬剤の決定を行ってゆくが，服用方法や有害事象などで，説明しておきたい，また注意したい点がいくつかある．窒素含有BPに絞って解説する．

▶ 投与時の注意点

経口BPは，食物中の金属イオンや硬水のミネラル成分とキレートを作りやすく，腸管からの吸収は低くなる．空腹時，もしくは食事の30分以上前に普通の水で服用するのはこのためである．また，消化管粘膜への直接的な障害もあり，食道では薬剤が留まることで助長されるため，180mLを目安にした十分量の水と一緒に服用し，しっかり胃まで届ける必要がある．食道狭窄や食道アカラシア，あるいは円背などによる嚥下障害症例では食道炎や潰瘍の発症に，また逆流性食道炎症例では症状の悪化に注意する．粘膜障害は用量依存性に増えるとされるが，高用量でも服用間隔を延ばすと少なくなる傾向にある．服用遵守できない場合や

Chapter 4 　産婦人科医の行う骨粗鬆症の治療

内服後早期に胸焼けなどの症状の発現する場合は，剤型，投与法の変更や他剤への変更を検討することになる．

▶有害事象

BP を開始する際に説明しておきたい有害事象には，投与早期に出現するものと長期投与の際に出現するものとがある．

早期に現れる代表的なものには，経口製剤では上部消化管障害，また主として週1回製剤や注射製剤で認められる急性期反応などがある．長期投与の際には，顎骨壊死と非定型的大腿骨骨折などがある．主なものに絞って説明する．

1）上部消化管障害

服用遵守可能例での上部消化管障害は，ほとんどが胃粘膜への直接障害で，BP が粘膜のバリアを破壊し，疎水性，耐酸性を弱めることで生じる．NSAIDs の併用，胃潰瘍の病歴を有する症例のように，潰瘍の発生，再燃あるいは，悪化しやすい状況の場合にはさらに注意が必要である．BP の胃粘膜障害性は酸性環境よりも中性環境でより強いことがわかっており，プロトンポンプ阻害薬併用は，障害を助長する可能性がある．なお，粘膜防御増強薬には予防が期待されるが明確なエビデンスはない．

2）急性期反応

投与後3日以内に発症し，7日以内に軽快するインフルエンザ様症状を指す．週1回製剤のアレンドロネート，リセドロネートでそれぞれ 20.1, 25.0 %[8] で起きているが，連日投与群では出現を認めていない．年1回静注投与のゾレドロネートでは，対プラセボで 42.4 %[9] と高くなる．具体的症状は，発熱，筋肉関節痛がほとんどである．この有害事象は窒素非含有薬剤では出現せず，機序としてメバロン酸経路阻害作用によるイソペンテニルピロリン酸蓄積が炎症性サイトカインの産生増加をするためではと考えられている．急性期反応は，2回目の投与以降は発現率が大きく低下する．解熱鎮痛薬としてアセトアミノフェンの予防投与も時には考慮する．

3）顎骨壊死

　骨吸収も骨形成も強く抑制された組織的特徴を有する難治性顎骨病変として2003年に報告され，BPとの関連が注目されてきた．最近ではデノスマブのような機序の違う骨吸収抑制薬でも同様な病態が報告され，薬剤関連顎骨壊死（medication-related osteonecrosis of the jaw：MRONJ），もしくは骨吸収抑制薬関連顎骨壊死（anti-resorptive agents-related ONJ：ARONJ）と称されている．2016年の本邦のポジションペーパー[10]によると，経口BPで，1.04～69人/10万人・年，静注で，0～90人/10万人・年といずれも低く，歯科処置に際しBP中止を行う場合には，骨折リスクの増加により注意を払うべきという論調になっている．

　リスク因子については，確固たるエビデンスはない，と前置きしつつ記載されているが，侵襲的歯科治療，不適合義歯の有無，口腔内の衛生状態がなり得るので，投与前の評価は必要と思われる．根管治療や矯正治療はリスクとされていない．他にも口腔内衛生環境に悪影響を及ぼす喫煙などのライフスタイルの改善や糖尿病の状態，またがんの骨転移治療も含めた治療歴の評価をしておくことも重要と思われる．なお，新たなリスク因子として血管新生阻害薬やチロシンキナーゼ阻害薬など抗がん剤の使用もあげられている．

　実際のBP投与と歯科治療に関する事項としては，投与の2週間前までには歯科的治療を終えることが望ましい．侵襲的歯科治療前の休薬の根拠は弱いが，4年以上BPなどの治療を受けている場合，顎骨壊死のリスク因子を有する場合は，骨に関する疾患の状態や骨折リスク評価の上で，処置前に2カ月程度の休薬が許容されること，処置後に早期の再開が必要な時には，歯科的評価をした上で2週間後からの再開も可能であると記載されている．発生予防には口腔内清掃が有効と考えられ，BPの投与前，投与中は，患者にもそれを理解してもらうとともに歯科主治医との綿密な連携が大切である．

4）非定型的大腿骨骨折

　立位からの転倒のような外力以下で起こる大腿骨転子下，骨幹部の骨折である．BPによる骨代謝回転の長期，かつ過度な抑制による微少損傷の蓄積が起こす脆弱骨折の一つと考えられる．骨折線が，外側皮質で水平，内側でスパイク状になるという特徴的形態をとることで"非定型的"と命名されているが，骨折の中で頻度が低いというわけではない．しかし，BP投与との関連については，米骨代

Chapter 4　産婦人科医の行う骨粗鬆症の治療

謝学会の報告で3.2〜50人/10万人・年と絶対リスクは低い[11].

完全骨折へ至る過程で，X線検査やMRI検査で大腿骨骨幹部皮質の局所的肥厚，不完全な骨折線，骨内の浮腫，充血という所見が認められ，早期診断に有効とされる．両側に生じていることも多いので症状は片側でも検査は反対側も行う．BP使用中に股関節，鼠径部から大腿部の疼痛を認める場合には専門医への相談を検討するのが望ましい．

顎骨壊死も非定型的大腿骨骨折も，頻度は少なく，BPにより骨粗鬆症性骨折を免れる症例のほうが圧倒的に多いのである[12]が，重篤な合併症でもあり，起こる可能性，また，発症リスクや症状などの説明と理解が，開始時に必要である．

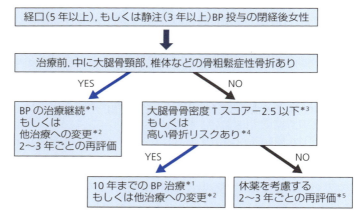

図4　BPの長期投与アルゴリズム

*1　経口BPで10年間（FLEX試験），静注で6年間（HORIZON延長試験）における椎体骨折抑制効果のエビデンスを採用している．治療中に骨折した症例ではアドヒアランス評価，続発的な骨粗鬆症の原因の鑑別を行う．10年を超える使用については確固たるエビデンスがなく，個々の骨折リスク評価や専門医コンサルトが必要．

*2　長期のBP使用後の他の骨吸収抑制薬への変更によるベネフィットについての適切な研究は現時点でない．

*3　FLEX試験，HORIZON延長試験の結果に基づいているが白人女性での結果であり，他の集団には適用できないかもしれない．

*4　高骨折リスクとは，年齢（70〜75歳）などの強い骨折因子の有無，各国での閾値を上回るFRAX値（ただし，治療中のFRAX評価の報告は1つだけである）と定義する．

*5　再評価とは，骨折リスク因子などの評価とDXAによる骨密度測定が含まれる．DXAのモニター間隔は，検知可能，かつ臨床的に有意変化が得られる期間を設定すべきである．再評価は新規骨折が起きた例やアロマターゼ阻害薬，ステロイドなどの骨量低下に拍車をかける治療開始例などでは2年未満で行うことが必要かもしれない．

(Adler RA, et al. J Bone Miner Res. 2016; 31: 16-35[12] より作成)

▶ 投与期間についての考えかた

骨粗鬆症の BP 治療は，骨折のない状態が持続するのであればそのまま使っていたいと思うかもしれないが，長期的な使用により頻度の増加が予測される重篤な有害事象を考えると悩む場面も多い．米骨代謝学会発表の長期使用のアルゴリズムを示す 図4 [12] が，大切なのはエビデンスに基づいた骨折リスクの評価を症例ごとに行い継続の要否や可否を考えることのようである．

参考文献
1) Fleisch H, Russell RG, Francis MD. Diphosphonates inhibit hydroxyapatite dissolution in vitro and bone resorption in tissue culture and in vivo. Science. 1969; 165: 1262-4.
2) Russell RG. Bisphosphonates: the first 40 years. Bone. 2011; 49: 2-19.
3) Fleisch H. Bisphosphonate in bone disease. 4th ed. 2.3 Actions. New Yolk: Academic Press; 2000. p.34-55.
4) 関口光広, 川崎佑子, 川崎匡史, 他. ビスフォスフォネート薬剤の生物物理化学的な解析. 新薬と臨. 2012; 61: 1683-8.
5) 骨粗鬆症の予防と治療のガイドライン作成委員会, 編. 骨粗鬆症の予防と治療のガイドライン 2015 年版. 東京: ライフサイエンス出版; 2015. p.96-107.
6) 荻野 浩. ビスホスホネート治療の新展開 Topics ―日本人骨粗鬆症患者におけるミノドロン酸の骨折予防効果に対する検討. Clin Calcium. 2009; 19: 75-84.
7) Nakamura T, Nakano T, Ito M, et al. Clinical efficacy on fracture risk and safety of 0.5 mg or 1 mg/month intravenous ibandronate versus 2.5 mg/day oral risedronate in patients with primary osteoporosis. Calicif Tssue Int. 2013; 93: 137-46.
8) Bock O, Boerst H, Thomasius FE, et al. Common musculoskeletal adverse effects of oral treatment in patients with once weekly alendronate and risedronate in patients with osteoporosis and ways for their prevention. J Musculoskelet Neuronal Interact. 2007; 7: 144-8.
9) Reid IR, Gamble GD, Mesenbrink P, et al. Characterization of and risk factors for the acute-phase response after zoledronic acid. J Clin Endocrinol Metab. 2010; 95: 4380-7.
10) 顎骨壊死検討委員会. 骨吸収抑制薬関連顎骨壊死の病態と管理: 顎骨壊死検討委員会ポジションペーパー 2016: 7-10.
11) Shane E, Burr D, Ebeling PR, et al. Atypical subtrochanteric and diaphyseal femoral fractures: second report of a task force of American Society for Bone and Mineral Research. J Bone Miner Res. 2014; 29: 1-23.
12) Adler RA, El-Hajj Fuleihan G, Bauer DC, et al. Managing osteoporosis in patients on long-term bisphosphonate treatment: report of a task force of the American Society for Bone and Mineral Research. J Bone Miner Res. 2016; 31: 16-35.

〈樋口　毅〉

Chapter 4 産婦人科医の行う骨粗鬆症の治療

9 ▶ カルシトニン薬

POINT

● 合成ウナギカルシトニン誘導体（エルカトニン：エルシトニン™）と合成サ
ケカルシトニン誘導体（サケカルシトニン：カルシトラン™）が臨床的に用
いられる.

● カルシトニンは骨吸収を抑制し骨密度を増加させる.

● カルシトニンの効能・効果は「骨粗鬆症性における疼痛」であり，「骨粗鬆症
の予防と治療ガイドライン 2015 年版」においても「疼痛に関して鎮痛作用
を有し，疼痛を改善する」点で A 評価を与えられている特異的な薬剤である.

▶ 作用機序

　カルシトニン（calcitonin）は，哺乳類では甲状腺の傍濾胞細胞，哺乳類以外で
は鰓後体の C 細胞などから分泌される 32 アミノ酸残基を有するペプチドホルモ
ンである. 血中のカルシウム濃度の上昇により分泌が促進され，カルシウム濃度
が低下すると分泌が抑制される. カルシトニンの活性は哺乳類よりもウナギやサ
ケなどの魚類において高いため，薬剤として合成ウナギカルシトニン誘導体（エ
ルカトニン：エルシトニン™）や合成サケカルシトニン誘導体（サケカルシトニ
ン：カルシトラン™）が開発された.

　カルシトニンは，破骨細胞前駆細胞の膜表面にあるカルシトニン受容体に直接
作用し[1]，破骨細胞の波状縁形成を阻害することで骨吸収を抑制し骨密度を増加
させる. また，神経ペプチドとして中枢のセロトニン作動性神経系（下行性疼痛
抑制系）に作用し 図1 [2]，痛覚閾値の低下と痛覚過敏を改善することで著明な鎮
痛作用を発揮する[3].

▶ 産婦人科医が知っておきたい治療薬の効果と適応

　カルシトニン製剤は，1981 年に骨 Paget 病患者の骨吸収抑制薬として認可さ
れ，1982 年に骨粗鬆症における疼痛に対し適応拡大された薬剤である.

　わが国におけるカルシトニン製剤の効能・効果は「骨粗鬆症における疼痛」で
ある.「骨粗鬆症の予防と治療ガイドライン 2015 年版」においても「疼痛に関

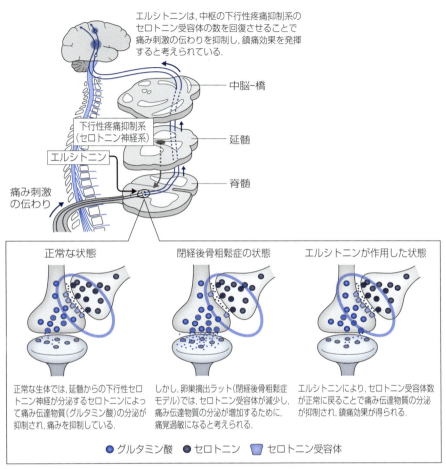

図1　エルカトニンの鎮痛作用機序──疼痛抑制系のセロトニン神経系を介した作用
(旭化成ファーマウェブページ. カルシトニンの鎮痛作用のメカニズム.
http://www.elcitonin.com/characteristics/characteristics_1_1.html[2] より改変)

して鎮痛作用を有し，疼痛を改善する」点でA評価を与えられている特異的な薬剤であるが，一方で「骨密度」・「椎体骨折」に関してはB評価（「上昇するとの報告がある」「抑制するとの報告がある」），「非椎体骨折」・「大腿骨近位部骨折」に関してはC評価（「抑制するとの報告はない」）が与えられている．

エルカトニン・サケカルシトニンのいずれにおいても，単独投与で腰椎骨密度を上昇させるとのデータが存在し[4,5]，さらにビタミンD製剤やエストロジェン

Chapter 4 産婦人科医の行う骨粗鬆症の治療

との併用でその効果がより増大するとの報告がある[5,6]．またエルカトニン・サケカルシトニンのいずれにおいても椎体骨折の抑制効果を証明したデータは散見されるが[7,8]，大腿骨骨折の抑制効果を証明したデータはない．

カルシトニンによる骨粗鬆症性疼痛の緩和効果については多くの論文があるが，特に椎体骨折に伴う急性疼痛の緩和についてはメタアナリシスが存在し，治療開始後4週間にわたり，安静時および歩行時の疼痛スコアが有意に低下すると結論された[9]．骨粗鬆症に伴う腰背部痛は患者のQOLを低下させる要因となり得るが，カルシトニン製剤の投与によりQOLの著明な改善を認めたとの報告がある[10]．骨粗鬆症に随伴する腰背部痛に対しては非ステロイド性抗炎症薬（NSAIDs）が使用されることが多いが，特に高齢者において腎障害や消化管障害などの副作用が懸念される．したがって，骨粗鬆症における疼痛に対しては，NSAIDsとほぼ同等の鎮痛効果が期待できるカルシトニン製剤の使用が推奨されている．

▶ 実際の処方と注意点

1）基本的投与法

カルシトニンは破骨細胞前駆細胞の膜表面にあるカルシトニン受容体に直接作用し，破骨細胞の波状縁形成を阻害することで効能を発揮する薬剤であるが，長期間投与下ではカルシトニン受容体でのdown-regulationが誘導され効果が減弱することが知られている（エスケープ現象）．したがって投与する際にはおよそ6カ月間を目安とし，漫然と投与を継続しないよう留意する必要がある．一方で，エスケープ現象は休薬によりリセットされ，また少量投与やステロイド投与下ではカルシトニン受容体のup-regulationが誘導されることから，特にステロイド性骨粗鬆症患者の疼痛管理目的において，ビスホスホネート製剤と併用して少量間歇投与を行うことが多い．

エルカトニン製剤には，10単位/mL，20単位/mL，40単位/mLの3つの規格の製剤があるが，「骨粗鬆症における疼痛」を効能・効果とするのは10単位製剤と20単位製剤のみであり，40単位製剤の効能・効果は「高カルシウム血症」と「骨ページェット病」であることに注意する必要がある．10単位製剤を週2回，または20単位製剤を週1回，筋肉内注射する．サケカルシトニン製剤には10単位/mL製剤のみが存在し，効能・効果は「骨粗鬆症における疼痛」である．

週2回筋肉内注射する.

2) 期待できるその他の効果

▶胃食道逆流症（GERD）

骨粗鬆症患者は，脊柱変形による円背の影響でGERDを高率に合併する．カルシトニンは高カルシウム血症を是正することにより胃酸分泌を抑制し，骨粗鬆症患者の消化器症状を緩和することが知られている.

▶末梢循環血流障害

骨粗鬆症患者では，末梢循環血流障害による脊柱管狭窄症状や四肢冷感を合併することも多い．その機序については不明な点が多いが，カルシトニンは末梢循環血流を改善し，痛みやしびれなどの症状を緩和することが知られている.

3) 主な副作用

顔面紅潮（0.17〜0.78％），注射部疼痛（0.47％），悪心（0.39〜0.81％）などが主な副作用であるが，いずれも稀である.

（本稿の執筆に当たっては，山田真介, 他. カルシトニン製剤. In: 折茂 肇, 監修, 小川純人, 編. 骨粗鬆症治療薬クリニカルクエスチョン100. 東京: 診断と治療社; 2016, p.124-8[11]を参考にさせていただいた）

参考文献
1）Ikegame M, Ejiri S, Ozawa H. Histochemical and autoradiographic studies on elca-tonin internalization and intracellular movement in osteoclasts. J Bone Miner Res. 1994; 9: 25-37.
2）旭化成ファーマウェブページ. カルシトニンの鎮痛作用のメカニズム. http://www.elcitonin.com/characteristics/characteristics_1_1.html.
3）Ito A, Kumamoto E, Takeda M, et al. Mechanisms for ovariectomy-induced hyperal-gesia and its relief by calcitonin: participation of 5-HT1A-like receptor on C-afferent terminals in substantia gelatinosa of the rat spinal cord. J Neurosci. 2000; 20: 6302-8.
4）Orimo H, Morii H, Inoue T, et al. Effect of elcatonin on involutional osteoporosis. J Bone Miner Metab. 1996; 14: 73-8.
5）Ushiroyama T, Ikeda A, Sakai M, et al. Effects of the combined use of calcitonin and 1 alpha-hydroxycholecalciferol on vertebral bone loss and bone turnover in women with postmenopausal osteopenia and osteoporosis: a prospective study of long-term

and continuous administration with low dose calcitonin. Maturitas. 2001; 40: 229-38.

6) Meschia M, Brincat M, Barbacini P, et al. A clinical trial on the effects of a combination of elcatonin (carbocalcitonin) and conjugated estrogens on vertebral bone mass in early postmenopausal women. Calcif Tissue Int. 1993; 53: 17-20.

7) Ishida Y, Kawai S, Comparative efficacy of hormone replacement therapy, etidronate, calcitonin, alfacalcidol, and vitamin K in postmenopausal women with osteoporosis: the Yamaguchi Osteoporosis Prevention Study. Am J Med, 2004; 117: 549-55.

8) Rico H, Hernandez ER, Revilla M, et al. Salmon calcitonin reduces vertebral fracture rate in postmenopausal crush fracture syndrome. Bone Miner. 1992; 16: 131-8.

9) Knopp-Sihota JA, Newburn-Cook CV, Homik J, et al. Calcitonin for treating acute and chronic pain of recent and remote osteoporotic vertebral compression fractures: a systematic review and meta-analysis. Osteoporos Int. 2012; 23: 17-38.

10) Yoh K, Tanaka K, Ishikawa A, et al. Health-related quality of life (HRQOL) in Japanese osteoporotic patients and its improvement by elcatonin treatment, J Bone Miner Metab. 2005; 23: 167-73.

11) 山田真介, 稲葉雅章. カルシトニン製剤──エルカトニン, カルシトニン. In: 折茂　肇, 監修, 小川純人, 編. 骨粗鬆症治療薬クリニカルクエスチョン 100. 東京: 診断と治療社; 2016. p.124-8.

〈寺内公一〉

10 ▶ 抗 RANKL 抗体薬

POINT

● デノスマブは骨粗鬆症治療薬領域における唯一の生物学的製剤であり，6 カ月ごとの皮下注射という長い投与間隔で使用される．

● 骨折既往のある患者，高齢者や閉経後など脆弱性骨折のリスクが高い患者において第一選択となり得るのみならず，他剤からの切り替え時の薬剤選択の一助となる可能性も有する．

● デノスマブの代表的な副作用は下顎骨壊死（1.8％），低カルシウム血症（5.7％）である．低カルシウム血症は投与後 1 週間でピークとなるため，血中カルシウム濃度のモニタリングが必要である．

● デノスマブ投与中断後に骨代謝回転のリバウンドを生じる（骨吸収リバウンドが骨形成リバウンドを上回る）ことで骨密度の低下をきたすことがある．

▶ はじめに

　わが国における女性の平均寿命の延伸に伴い，骨粗鬆症をはじめとする閉経後に好発する疾患が中高年女性の quality of life（QOL）に及ぼす影響が注目されている．日本人女性の健康寿命と平均寿命の差（12.68 年）は男性のそれ（9.13 年）と比較して長い（第二次健康日本 21 の推進に関する参考資料より）ことがよく知られており，骨粗鬆症の頻度は女性のほうが多いこと，健康寿命の延伸は政策的な課題にもなっていることから，今後の骨粗鬆症治療は骨折予防を積極的に推進することが重要な課題となろう．

　近年，破骨細胞の分化や活性化において RANKL（receptor activator of nuclear factor-κB ligand）が重要な役割を果たしていることが明らかとなり，基礎および臨床面での研究が進んでいる．デノスマブ（抗 RANKL モノクローナル抗体）は RANKL の作用を競合的に阻害し破骨細胞の活性を抑制することで骨吸収抑制効果を表すヒト型 IgG2 モノクローナル抗体である[1]．デノスマブは骨粗鬆症治療薬領域においてはじめて認可された生物学的製剤であり，6 カ月ごとの皮下注射という長い投与間隔で使用されるという特徴をもつ．日本では 2012 年 1 月に「多発性骨髄腫による骨病変及び固形癌骨転移による骨病変」の適応で承認され，2013 年 5 月より骨粗鬆症に対する適応が承認された．本稿ではデノスマブ

の骨粗鬆症薬としての作用機序，臨床成績と産婦人科領域における適用の考えかたについて私見を交えて詳述する．

▶作用機序

　成人における骨代謝の主軸は骨芽細胞による骨形成と破骨細胞による骨吸収であるが，これらが繰り返されることで骨の形態および大きさが維持される機構を骨リモデリングという．骨形成と骨吸収のバランスが崩れ，骨吸収が相対的に亢進することが閉経後骨粗鬆症の主な病態であり，骨粗鬆症の病態には骨リモデリング機構が重要な役割を果たしているといえる．骨リモデリング機構の中で，異なる 2 種類の細胞が骨を吸収した分だけ形成することで骨量を保つ機構をカップリングとよぶ．骨リモデリングは吸収相－逆転相－形成相－静止相－活性化相が順に進行することで成り立っており[1]，吸収相は約 3 週間，形成相は約 3 カ月の期間を要する 図1．このことからリモデリングは骨量に対してネガティブに作用し，リモデリングの亢進は骨吸収の亢進を促すといわれている[2]．既存の骨粗鬆症治療薬はこの特徴に着目し，骨リモデリングを低下させることで治療効果を示すものが主である．閉経前女性では，エストロゲンが破骨細胞による骨吸収を抑制することで骨代謝の亢進を抑制している．閉経時にエストロゲン分泌が減少し骨代謝が亢進することで骨吸収が骨形成を上回り，骨量減少をきたすことが閉経後骨粗鬆症の主な病態である 図2．エストロゲン欠乏状態では破骨細胞内の HIF1 αが蓄積し骨吸収が亢進することが明らかになっており[3]，閉経直後のホルモン補充療法はエストロゲンにより破骨細胞膜表面に発現する RANKL の発現が低下するため骨代謝を低下させるといわれている[4]．閉経前後に代謝に異常

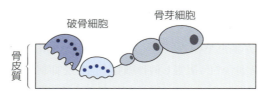

図1　骨リモデリング
破骨細胞による骨吸収と，骨芽細胞による骨形成というリモデリングというサイクルを繰り返す．両者が均衡を保つことで，骨はその形態を変えずにリモデリングを行っている．およそ骨吸収の期間が 2～3 週間，骨形成の期間が 2～3 カ月とされている．
(宮本健史．閉経後骨粗鬆症を発症させる因子の同定に成功．慶應義塾大学病院医療・健康情報サイト．http://kompas.hosp.keio.ac.jp/sp/contents/medical_info/science/201504.html より改変)

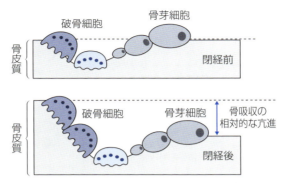

図2 閉経前後の骨リモデリングの比較と，閉経後骨粗鬆症の病態生理
上：閉経前の正常な骨リモデリングのシェーマである．破骨細胞により吸収された分だけ骨芽細胞により骨形成がなされることで，骨量が変わることなくリモデリングが行われている．
下：閉経後の骨粗鬆症の病態を示す．相対的に骨吸収が骨形成を上回ることで，骨量の減少をきたす．
(宮本健史．閉経後骨粗鬆症を発症させる因子の同定に成功．慶應義塾大学病院医療・健康情報サイト．
http://kompas.hosp.keio.ac.jp/sp/contents/medical_info/science/201504.html より改変)

をきたす女性においては，ホルモン補充療法を行うことにより製剤の違いや投与量によらず骨吸収を抑制し骨密度を増加させられることが期待されるためHRTの積極的な導入が考えられるが，閉経後長期間が過ぎた女性において骨粗鬆症の治療目的のみでHRTを行うことは適切でない可能性があり，HRTは中止すると継続中に比べ骨折リスクは高まるため，骨折高リスク群では他の骨粗鬆症治療薬による骨折予防が重要となることを考慮する必要がある[5]．

　デノスマブはビスホスホネート製剤と作用機序は同じであるが，少ない投与回数でより強い骨代謝抑制を示すことが特徴である．デノスマブは破骨前駆細胞膜表面に発現するRANKLに結合することで，破骨細胞への分化を抑え，また破骨細胞膜表面に発現するRANKLに競合的に結合することで破骨細胞の活性を抑え，骨代謝回転抑制作用を示す 図3．デノスマブはH鎖とL鎖の2分子で構成される単量体の免疫グロブリン(IgG)であり，IgG1〜4の4種類のサブクラスがある．デノスマブが属するIgG2は貪食細胞のFcレセプターに対する結合力が弱く，また補体活性化作用も低いといわれており，抗原抗体反応に起因する副作用のリスクを最小限に抑えることができるといえる．また，RANKLに結合してその作用を阻害する因子としてosteoprotegrin (OPG) が注目されているがRANKLの他にTNFファミリーの一種であるTRAIL (tumor necrosis factor-related apoptosis

Chapter 4 産婦人科医の行う骨粗鬆症の治療

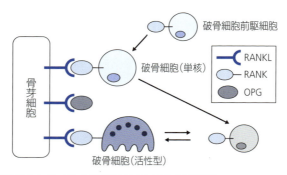

図3 破骨細胞分化における RANK/RANKL 系の作用機序
破骨細胞前駆細胞に発現している RANK が骨芽細胞に発現する RANKL に結合し, 破骨細胞 (単核) が誘導される. さらに破骨細胞に発現する RANK が骨芽細胞に発現する RANKL に結合することで破骨細胞の分化・融合および破骨細胞の活性化をもたらす.
(田中 栄. 完全ヒト型抗 RANKL 抗体デノスマブ. 骨粗鬆症治療. 2007; 6: 270-4 より改変)

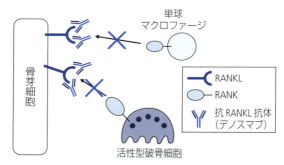

図4 デノスマブの作用機序
抗 RANKL 抗体であるデノスマブは, RANKL に競合的に阻害することで破骨細胞形成および活性化を抑制し, 骨吸収を抑制する.
(田中 栄. 完全ヒト型抗 RANKL 抗体デノスマブ. 骨粗鬆症治療. 2007; 6: 270-4 より改変)

inducing ligand) にも結合することが知られている. デノスマブは OPG に比べて半減期が長く, RANKL に特異的に結合し他の TNF ファミリー分子に結合しない機序により, 有望な骨吸収抑制薬として注目されている 図4.

▶実際の処方と注意点

既存の治療薬の代表であるビスホスホネートは骨代謝の過剰な抑制をきたすことから下顎骨壊死 (bisphosphonate-related osteonecrosis of the jaw: BRONJ,

0.85/10万人・年の発生頻度)や大腿骨転子下から骨幹部にかけての骨折発生が報告されており非定形大腿骨骨折(atypical femoral fracture: AFF)などの有害事象の報告(32〜59/10万人・年)がある.長期間にわたるビスホスホネート薬治療により前述の有害事象発生リスクは上昇することから,治療開始後3〜5年で骨折リスクを評価し治療継続の要否を検討する必要がある[6].

　FREEDOM Extension study により閉経後骨粗鬆症の女性に対してデノスマブを10年間投与すると骨密度(bone mineral density: BMD)が投与している間上昇しつづけ,最終的には腰椎骨密度では+21.7%にも至ること,3年間プラセボ薬を投与した後にデノスマブに切り替えても同様にBMDが同様に上昇しつづけ最終的には+16.5%腰椎骨密度が増加することが報告された[7].図5 ようにデノスマブの骨量増加作用は顕著である.また,Lederらは唯一の骨形成薬である合成PTH製剤テリパラチドとデノスマブの併用が各々の単剤投与よりも有効であ

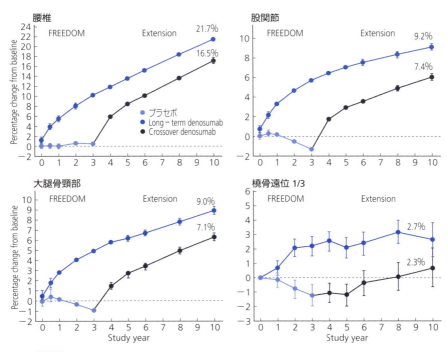

図5　FREEDOM Extension study
(Miyauchi Y, et al. Proc Natl Acad Sci USA. 2013; 110: 16568-73[3] より引用)

Chapter 4　産婦人科医の行う骨粗鬆症の治療

ること，テリパラチド⇒デノスマブへの切り替えによる BMD 上昇はデノスマブ⇒テリパラチドへの切り替えより優れており，骨折予防効果もあることを報告した[8,9]　図6．これらデータは，デノスマブの使用法において骨折既往のある患者や高齢者や閉経後など脆弱性骨折のリスクが高いハイリスク患者において，まず骨形成を促進した上で骨吸収を抑制するという理論上優れていると想定されていた製剤使用法に臨床データ的裏づけが取れたことから，薬剤選択に重要な位置づけとなることを示唆している．閉経後早期の骨粗鬆症に関しては，その後の治療期間が長期にわたることが予想されるため，選択的エストロゲン受容体修飾薬 SERM，活性型ビタミン D 誘導体の投与がまず考慮され，薬剤無効などの理由で切り替え時にデノスマブを選択することもできる[6]．デノスマブの治療における位置づけは今後のさらなる検討課題であるが，これらの成果は，デノスマブを含む骨粗鬆症治療薬の使用の位置づけを確立する端緒的なデータとなり得る　図7．またデノスマブが標的とする RANKL は，破骨細胞だけでなく樹状細胞をはじめ

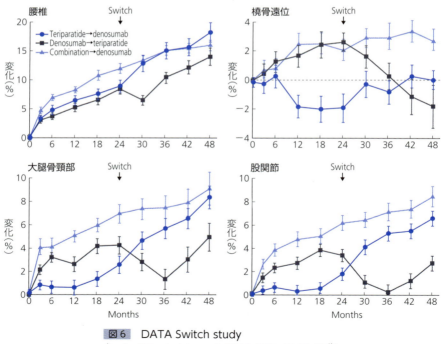

図6　DATA Switch study
(Leder BZ, et al. Lancet. 2015; 386: 1147-55[8])

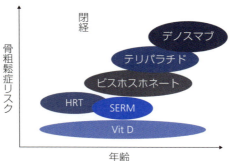

図7　骨粗鬆症治療薬の位置づけの一案
骨量が正常範囲内であっても脆弱性骨折高リスクの症例，閉経前の骨量減少傾向にある症例において骨折予防としてホルモン補充療法（hormone replacement therapy：HRT）を選択することは有用である．閉経後早期の骨粗鬆症に対しては長期間の治療が必要となるためまずは SERM やビスホスホネートによる治療を開始し，これらからの変更薬としてデノスマブを使用することが，治療戦略の一つの選択肢となり得る．

とする免疫を司る細胞，腸管免疫に携わる細胞など骨関連疾患以外の疾患の治療にも有効である可能性があり，今後の研究の進捗が期待される．

> **処方例**
> デノスマブ皮下注 60mg/1 本　6 カ月ごと皮下注射
> デノタスチュアブル（沈降炭酸カルシウム，コレカルシフェロール，炭酸マグネシウムなどの合剤）などカルシウム製剤の併用が必須

　デノスマブの代表的な副作用は下顎骨壊死（1.8％），低カルシウム血症（5.7％）である．

　低カルシウム血症は投与後 1 週間でピークとなるため，血中カルシウム濃度のモニタリングが必要である．また，前述の通りデノスマブは免疫系に関与する細胞にも作用しその活性を抑制するため，ステロイド長期服用者など易感染状態の患者に対する使用に注意が必要である（0.1％に重篤な皮膚感染症が認められた）．

参考文献

1) Lacey DL, Boyle WJ, Simonet WS, et al. Bench to bedside: elucidation of the OPG-RANK-RANKL pathway and the development of denosumab. Nat Rev Drug Discov. 2012; 22: 401-19.

2) Monolagas SC. Birth and death of bone cells: basic regulatory mechanisms and implications for the pathogenesis and treatment of osteoporosis. Endocr Rev. 2000; 21: 115-37.

3) Miyauchi Y, Sato Y, Kobayashi T, et al. HIF1α is required for osteoclast activation by estorogen deficiency in postmenopausal osteoporosis. Proc Natl Acad Sci USA. 2013; 110: 16568-73.

4) Guitty EF, Sundeep K, Arunik S, et al. Role of RANK ligand in mediating increased bone resorption in early postmenopausal women. J Clin Invest. 2003; 111: 1221-30.

5) 日本産科婦人科学会・日本女性医学学会, 編・監修. ホルモン補充療法ガイドライン 2017 年度版. 日本産科婦人科学会; 2017. p.9-15.

6) 骨粗鬆症の予防と治療ガイドライン作成委員会, 編. 骨粗鬆症の予防と治療ガイドライン 2015 年版. 東京: ライフサイエンス出版; 2015. p.64-5, 118-9.

7) Bone HG, Wagman RB, Brandi ML, et al. 10 years of denosumab treatment in post menopausal women with osteoporosis: results from the phase 3 randomised FREE-DOM trial and open-label extension. Lancet Diabetes Endocrinol. 2017; 5: 513-23.

8) Leder BZ, Tsai JN, Uihlein AV, et al. Denosumab and teriparatide transitions in post-menopausal osteoporosis (the DATA-Switch study): extension of a randomized controlled trial. Lancet. 2015; 386: 1147-55.

9) Tsai JN, Uihlein AV, Lee H, et al. Teriparatide and denosumab, alone or combined, in women with postmenopausal osteoporosis: the DATA study randomised trial. Lancet. 2013; 382: 50-6.

〈松井遥香, 平池 修〉

11 ▶ 副甲状腺ホルモン薬

POINT

● テリパラチドは副甲状腺ホルモンの誘導体であり，現在，わが国で認可されている唯一の骨形成促進薬である．

● 骨リモデリングの活性化を一定の期間もたらし，総合的に骨形成が骨吸収を上回り，アナボリック（骨形成）作用をもたらす．

● 大腿骨頸部および椎骨の骨密度を増加させ，椎体骨折のリスクを著明に軽減する．

● 副甲状腺ホルモン関連タンパク質類似体であるアバロパラチドも骨折発生率を低下させるが，テリパラチドとは異なる薬理作用を有する．

● 原則として骨折の危険性の高い骨粗鬆症患者が適応であり，骨折の危険性がほとんどない患者に対する安易な使用は控えるべきである．

● 48 カ月の使用期限が設定されており，治療後は骨吸収抑制薬での治療継続が勧められる．

▶ 作用機序

テリパラチドはヒト副甲状腺ホルモン（parathyroid hormone：PTH）の N 端の 34 個のアミノ酸からなるペプチドの名称であり，副甲状腺から分泌される 84 個のアミノ酸からなる全長 PTH（PTH 1-84）と同等の生物学的活性を持つとされている．製剤としてのテリパラチドは，遺伝子組み換え技術で作られた連日皮下注製剤と，わが国で化学合成により開発された週 1 回皮下注製剤の 2 剤が骨粗鬆症治療薬として認可されている．開発期間中に動物実験で骨肉腫の発症が用量と期間依存性に報告されたために投薬期間が 24 カ月と限定されている．

内因性 PTH は骨からのカルシウム動員と，腎や腸管からのカルシウム吸収促進作用により生体内のカルシウム恒常性を保つ主要な調節因子である．副甲状腺機能亢進症における持続的な PTH 高値は骨吸収を活性化して骨量を減少させることから PTH は骨吸収因子として知られていた．一方で，PTH に骨形成促進作用があることも知られてはいたが，全体として骨吸収優位な状態となるため，薬理作用としては骨量減少作用と考えられてきた．しかし，PTH の間欠投与によって骨量が増加することが見出されて以来，骨粗鬆症治療への応用が試みられるよ

Chapter 4　産婦人科医の行う骨粗鬆症の治療

うになった.

　テリパラチドは，骨芽細胞，骨細胞および腎尿細管細胞の表面を含む多くの組織で発現する2つの異なる高親和性 RO および RG を有する PTH1 型受容体（PTHR1）に結合し作用する．長時間の受容体刺激が骨吸収に対する効果を増強する一方，断続的な刺激は骨形成を優先的に増強する[1]．骨格に対する効果は，骨量増加および海綿骨の微細構造の改善，皮質骨の多孔性の増加である．作用機序には未解明な部分も多いが，PTH 治療前後の骨生検の研究からは，PTH は前破骨細胞や破骨細胞上にある RANKL（receptor activator of NF-κB ligament）を誘導させ，間接的に破骨細胞を分化誘導し，骨再吸収をもたらし，再吸収プロセスにおいて放出される増殖因子（TGFβ, IGF-1 など）に起因して，骨芽前駆細胞にも直接作用し，骨芽細胞および骨細胞のアポトーシスを阻害し，骨形成を抑制するスクレロスチンの産生を阻害するとされる[2]．図1．

　テリパラチド連日投与の場合，PTH の間欠的な刺激により骨芽細胞が活性化され，数週間以内に骨芽細胞由来の P1NP などの骨形成マーカーが上昇する．一方，破骨細胞も分化誘導され，徐々に骨吸収が進行し，最終的に骨吸収マーカーは数カ月後に遅れて上昇する．両者の時間的なギャップは，「アナボリック・ウィン

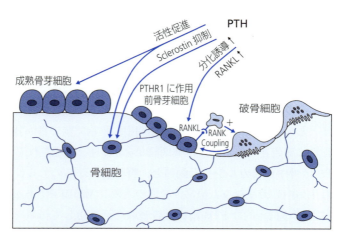

図1　骨リモデリングへの PTH の作用
PTH は，前骨芽細胞 PTHR1 と結合し，骨細胞の分化と活性化を誘導する．RANKL を刺激し，間接的に破骨細胞を活性化する．また，骨細胞によるスクレロスチン産生を阻害し，骨芽細胞および骨細胞の生存を促進する．
（Martin TJ. J Bone Metab. 2014; 21: 8-20[2] より一部改変）

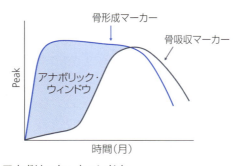

図2　アナボリック・ウィンドウ
(Rubin MR, et al. Clin Geriatr Med. 2003; 19: 415-32[3]より改編)

ドウ」とよばれており，テリパラチド投与開始から早期の数カ月間は骨形成が先行し，骨吸収を凌駕するために骨量が急速に増加すると考えられている[3] 図2．

テリパラチド週1回投与による骨代謝は，連日投与の場合と異なるとされており，骨形成の活性化は一過性であり，投与後12カ月では骨形成マーカーはむしろ低下してしまう．一方で，骨吸収マーカーは上昇せず，投与後12カ月では低値となる．このため週1回投与では，骨吸収を亢進させることなく骨形成を促進し，骨形成作用を示すとされる[4]．

テリパラチドは，骨リモデリングの活性化を一定期間もたらし，総合的に骨形成が骨吸収を上回り，アナボリック作用をもたらす薬剤であると理解される．

▶効果適応

1）骨密度に対する効果

テリパラチドは海綿骨優位の腰椎で著名な骨密度増加効果が示されており，大腿骨近位部での骨密度増加効果は，投与1年後は軽度であるが，その後は穏やかに増加する．連日投与については大規模臨床試験 Fracture Prevention Trial (FPT)において，腰椎骨密度は1年間で約10％，大腿骨頸部骨密度は約3％の有意な増加を認めたが，皮質骨優位の橈骨ではむしろ軽度の低下を認めている[5]．これは皮質骨の多孔化が関わるとされるが，骨構造上強度は保たれていると考えられている．週1回投与についても国内第Ⅲ相骨折抑制試験 teriparatid once-weekly efficacy research (TOWER)において，72週後に腰椎骨密度は6.7％，大腿骨近位部骨密度は3.1％，大腿骨頸部骨密度は1.8％の増加を認めた[6]．

Chapter 4 　産婦人科医の行う骨粗鬆症の治療

2) 骨折抑制効果

前述の FPT 試験において，テリパラチド連日投与の新規椎体骨折における相対リスク減少率は 65%，非椎体骨折で 53% と著明な効果を認めている[5].

週 1 回投与でも前述の TOWER 試験において，新規椎体骨折における相対リスク減少率は 80% と著明な効果が示されている[6]．他の主な骨粗鬆症治療薬の椎体骨折リスク減少率は 45〜65% 程度であることから，テリパラチドは両製剤ともに非常に優れた椎体骨折抑制効果を示している．さらに，いずれの製剤でも骨折抑制効果は既存椎体骨折の数や椎体変形度が高いほど強く[5,6]，このことから，骨折リスクの高い骨粗鬆症例がよい適応となる．ただし，非椎体骨折の抑制については，週 1 回製剤では抑制するとの報告はなく，また，大腿骨近位部骨折の抑制に対しては，両製剤ともにエビデンスはない.

▶ テリパラチドの適応例

a) 重症骨粗鬆症および骨吸収抑制薬無効例

骨密度が極端に低い（-3.5SD 以下）症例や，すでに脆弱性骨折がある症例などの骨折の危険性の高い重症骨粗鬆症に対しては，リモデリング促進薬であるテリパラチドがよい適応となる．また，骨吸収抑制薬の投与中にもかかわらず骨密度が低下する例や，新規骨折例に対してテリパラチド投与によりその後の腰椎骨密度増加効果や骨折抑制効果を認める報告があり，骨吸収抑制薬無効例に対しても適応となる.

b) ステロイド性骨粗鬆症　Glucocorticoid-induced osteoporosis : GIO

GIO は，閉経後骨粗鬆症とは異なり，骨代謝回転の抑制および骨芽細胞機能の低下を特徴とする．このことからテリパラチドのようなリモデリング促進薬がよい適応となる. GIO おけるアレンドロネート連日内服群とテリパラチド連日投与群の無作為直接比較試験において，腰椎および大腿骨頸部の骨密度増加率および新規椎体骨折の抑制率においてテリパラチド治療群が有意に優っていた[7]．また，観察コホート研究ではあるが，本邦において，ビスホスホネート製剤で効果が乏しかった GIO 症例へのテリパラチド週 1 回投与により，新規椎体骨折抑制効果と腰椎骨密度増加効果を認めたとの報告もある[8]．しかし，1 次予防に関する臨床データがないことと，投与期間が制限されていることから，わが国の「ステロイド性骨粗鬆症の管理と治療ガイドライン 2014 年改訂版」においてテリパラチドは代替薬に位置づけられている[9].

c) 骨折治療

理論的には，テリパラチドは骨の微細構造を改善し，骨折および骨折のための補助治療として期待できる．椎体骨折や人工関節置換術，顎骨壊死および非定型大腿骨骨折における有用性の報告が散見されるが，エビデンスは乏しく，また適応外でもあり，使用に関しては議論の余地がある．

d) 併用療法

テリパラチドに薬物動態の異なる骨吸収抑制薬を併用することで，相加効果を期待して，いくつかの併用療法が検討されている．テリパラチドに9カ月の選択的エストロゲン受容体モジュレーター（SERM）であるラロキシフェンを追加したところ，テリパラチド単剤療法よりも腰椎骨密度がより増加したとの報告がある．しかし，否定的な報告もあり，SERMとの併用療法の有益性は確立されていない．ビスホスホネート製剤との併用については，アレンドロネートやゾレドロン酸との併用療法での報告があるが，いずれも骨密度増加率において併用による有用性は認められなかった．抗RANKLモノクローナル抗体であるデノスマブの単独療法と併用療法を比較したランダム化比較試験DATA extension studyでは，併用療法で有意な骨密度増加効果が報告されている[10]．デノスマブ以外の併用療法については現在のところ明らかな有用性は証明されておらず，今後さらなる検討が待たれる．

e) 逐次療法

- テリパラチドから骨吸収抑制薬：テリパラチドは投与期間が24カ月と限られている．このため投与が中止された場合，早期から骨密度は減少する．このためテリパラチド投与後の逐次療法の検討がなされている．経口ビスホスホネートは，テリパラチドから移行する患者の骨損失を確実に防止し，ほとんどの場合，腰椎と大腿骨の骨密度をさらに増加させる．また，ラロキシフェンによる後治療でも，腰椎骨密度の維持効果と大腿骨骨密度の軽度増加効果が報告されている[11]．また，テリパラチド連日製剤とデノスマブの逐次療法を検討したランダム化比較試験the denosumab and teriparatide administration study（DATA-Switch）において，テリパラチドからデノスマブに移行後2年間で椎体および大腿骨頸部の骨密度は，それぞれ9.4％，および5.8％増加し，テリパラチドでは2％減少させた橈骨遠位端の骨密度をデノスマブ追加により上昇に転じさせた[12]．デノスマブをさらに2年間追加延

長することで椎体および大腿骨頸部における累積4年間の骨密度増加率は
それぞれ16.0％および9.1％とさらに増加を認めた[12]. 逐次療法に使用す
る薬剤選択ついてはhead to headでの研究報告はないため今後の検討課題
であるが, テリパラチド投与後の骨吸収抑制薬による逐次療法については一
定のコンセンサスが得られている.

- 骨吸収抑制薬からテリパラチド: 非ランダム化比較試験では, ラロキシフェ
ンまたはアレンドロネートからテリパラチドへ切り換えた場合は, 特に初期
の時点で, ラロキシフェンのほうが有意に骨密度の増加を認めた. 同様に,
いくつかの経口ビスホスホネートからテリパラチドへ切り換えた場合は, ハ
イドロキシアパタイトに対する親和性の高いアレンドロネートのほうが, 親
和性の低いリセドロネートより骨密度増加率が低かった. 前述のDATA −
Switchによると, テリパラチドからデノスマブへの切り替えでは, 継続的
に骨密度が上昇したが, デノスマブからテリパラチドへの切り替えでは, 一
過性または継続的に骨密度が低下することが報告された[12].

このように, 骨吸収を強力に抑制する薬剤や骨親和性の高い製剤からテリパラ
チドに切り替えた場合, テリパラチドの効果が減弱するか, 効果発現までに時間
を要する可能性がある. 逆に骨形成促進薬から骨吸収抑制薬に切り替える場合は
骨形成促進薬により骨梁を太くし, 連結性を増したうえで, 骨吸収抑制薬により
骨梁の石灰化度を上昇させると考えられている. しかし, テリパラチドを第一選
択薬とすべき症例の選択や, 使用期間が制限されているテリパラチドを早期から
使用することが長期的にも有用かなどについては今後の検討を要する.

▶ Abaloparatide（ABL アバロパラチド）

ABLはPTH関連タンパク質（PTHrP1-34）のアナログである. 生物活性を有
するN端の大部分がPTHと相同性を有し, PTHrP受容体（PTHR1）のRG立体
配座に結合し, RO立体配座に結合するテリパラチドよりも短時間でのシグナル
伝達を行うことで, より骨吸収作用が低く, 高カルシウム血症発現率が低いと考
えられている. 骨形成促進薬としての臨床応用の検討が進んでおり, ABL連日皮
下注製剤は, ランダム化比較試験ACTIV trialにおいて, 18カ月の投与により,
新規椎体骨折を86％, 非椎体骨折を43％, 主要骨粗鬆症性骨折を67％低下と
いう非常に良好な臨床成績が報告された[13]. 2017年4月に米国食品医薬品局

（FDA）によってハイリスク骨粗鬆症に対して承認されており，本邦でも上市が待たれる薬剤である．

▶ 実際の処方と注意点

骨粗鬆症の薬剤の選択においては，骨密度上昇効果だけではなく，対象とする骨折の発生抑制効果を考慮すべきである．50 〜 70 歳代に対しては椎体骨折の，70 歳代以降は大腿骨近位部骨折の抑制効果が証明されている薬剤を用いるべきである．また，長期使用による安全性も考慮すべきである．婦人科医が一般に外来で診療する対象としては骨折既往がないなどの低リスクの症例が多く，基本的にはビスホスホネートや SERM などの骨吸収抑制薬を選択すべきである．骨折の危険性の高い，重症骨粗鬆症患者に対しては，テリパラチドが適応となる．テリパラチドは 24 カ月と使用期限が定められており，治療後の骨量減少を予防するためリモデリング抑制薬での治療継続が勧められる．また，高カルシウム血症，骨肉腫発生のリスクが高い症例，悪性骨腫瘍，副甲状腺機能亢進症などの代謝性骨疾患，妊婦または妊娠している可能性のある婦人には禁忌である．副作用に関しては，詳細に記した報告はないが，副作用による治療離脱は少なくないので留意が必要である．具体的には頭痛，悪心，食欲不振，筋痙縮，ALP 上昇などが比較的多くみられるが，注意すべき副作用として，起立性低血圧，高カルシウム血症，ショック・意識消失がある．また，現時点でのテリパラチドの連日製剤の薬価は年間約 53 万円，週 1 回製剤は年間約 56 万円と，非常に高価な薬品であり，費用対効果も念頭に置くべきである．

参考文献
1）Frolik CA, Black EC, Cain RL, et al. Anabolic and catabolic bone effects of human parathyroid hormone（1-34）are predicted by duration of hormone exposure. Bone. 2003; 33: 372-9.
2）Martin TJ. Bone biology and anabolic therapies for bone: current status and future prospects. J Bone Metab. 2014; 21: 8-20.
3）Rubin MR & Bilezikian JP. The anabolic effects of parathyroid hormone therapy. Clin Geriatr Med. 2003; 19: 415-32.
4）Tanaka S, Adachi T, Kuroda T, et al. New simulation model for bone formation markers in osteoporosis patients treated with once-weekly teriparatide. Bone Res. 2014; 2: 14043.
5）Neer RM, Arnaud CD, Zanchetta JR, et al. Effect of parathyroid hormone（1-34）on

Chapter 4　産婦人科医の行う骨粗鬆症の治療

fractures and bone mineral density in postmenopausal women with osteoporosis. N Engl J Med. 2001; 344: 1434-41.

6) Nakamura T, Sugimoto T, Nakano T, et al. Randomized teriparatide [human parathyroid hormone (Pth) 1-34] once-weekly efficacy research (tower) trial for examining the reduction in new vertebral fractures in subjects with primary osteoporosis and high fracture risk. J Clin Endocrinol Metab. 2012; 97: 3097-106.

7) Saag KG, Zanchetta JR, Devogelaer JP, et al. Effects of teriparatide versus alendronate for treating glucocorticoid-induced osteoporosis: thirty-six-month results of a randomized, double-blind, controlled trial. Arthritis Rheum. 2009; 60: 3346-55.

8) Seno T, Yamamoto A, Kukida Y, et al. Once-weekly teriparatide improves glucocorticoid-induced osteoporosis in patients with inadequate response to bisphosphonates. SpringerPlus. 2016; 5: 1056.

9) 日本骨代謝学会, ステロイド性骨粗鬆症の管理と治療ガイドライン改訂委員会. ステロイド性骨粗鬆症の管理と治療ガイドライン 2014 年改訂版. 大阪: 大阪大学出版会; 2014. p.75.

10) Leder BZ, Tsai JN, Uihlein AV, et al. Two years of denosumab and teriparatide administration in postmenopausal women with osteoporosis (the DATA extension study): a randomized controlled trial. J Clin Endocrinol Metab. 2014; 99: 1694-700.

11) Eastell R, Nickelsen T, Marin F, et al. Sequential treatment of severe postmenopausal osteoporosis after teriparatide: final results of the randomized, controlled European study of Forsteo (EUROFORS). J Bone Miner Res. 2009; 24: 726-36.

12) Leder BZ, Tsai JN, Uihlein AV, et al. Denosumab and teriparatide transitions in postmenopausal osteoporosis (the DATA-Switch study): extension of a randomised controlled trial. Lancet. 2015; 386: 1147-55.

13) Miller PD, Hattersley G, Riis BJ, et al. Effect of abaloparatide vs placebo on new vertebral fractures in postmenopausal women with osteoporosis: a randomized clinical trial. JAMA. 2016; 316: 722-33.

〈駒井　幹〉

索　引

■あ行

アスリート	46, 50
アバロパラチド	223
アポトーシス	200
アラキドン酸	151
アルファカルシドール	160
アレンドロネート	183
アレンドロン酸	22, 25
異所性骨化抑制	205
イソフラボン	152
遺伝率	8
医療面接	110
運動	9
運動指導	141
運動や食事指導	35
エイコサノイド	151
エイコサペンタエン酸	151
エクオール	152
エストリオール	185
エストロゲン	21, 22, 90, 96, 103, 179
エストロゲン＋黄体ホルモン 併用療法	184
エストロゲン欠乏	15
エストロゲン受容体	52
エストロゲン単独療法	184
エルカトニン	210, 211, 212
エルデカルシトール	163

■か行

海綿骨	2
画像診断	110
顎骨壊死	207

活性型ビタミン D_3 製剤	70
活性型ビタミン D 製剤	160
カルシウム	136, 147
カルシトニン	210
カルシトリオール	160
急性期反応	206
筋力増強運動	141
クラスエフェクト	184
経口結合型エストロゲン	181
経口避妊薬	40
形態椎体骨折	112, 113
月経	6
血中 25OHVD	10
ゲニステイン	152
健康寿命の延伸	29, 30, 31, 34
健康増進法	31, 32
健康日本 21	29, 30
原発性骨粗鬆症の診断基準 2012 年度改定版	110, 111, 126
原発無月経	38, 44
高回転型	92
高カルシウム血症	161, 164
高カルシウム尿症	161, 164
抗 RANKL	77
コーチゾール	52
骨芽細胞	118
骨吸収	21
骨吸収マーカー	11, 51, 117
骨形成促進薬	223
骨形成マーカー	11, 51, 117
骨粗鬆症検診	31, 32, 34
骨粗鬆症性疼痛	212

231

索 引

骨粗鬆症における疼痛	212
骨粗鬆症の年齢別頻度	16
骨粗鬆症の薬物療法開始基準	132
骨粗鬆症の予防と	
治療ガイドライン 2015 年版	110
骨粗鬆症リエゾンサービス	35
骨代謝回転	121
骨代謝マーカー	51, 117
骨密度測定法	114
骨リモデリング	119, 148

■さ行

最小有意変化	122
最大骨量	49
サケカルシトニン	210, 210, 211, 212
サプリメント	146
産褥期	7
消費エネルギー量	49
上部消化管障害	206
食事指導	136
食事摂取基準	10
初経	8
女性アスリートの 3 主徴	50
女性医学	15
女性のライフサイクル	25
神経性やせ症	46, 49
身体活動量	8
身体活動量調査	8
スマート・ライフ・プロジェクト	31
生活習慣病	18, 43, 44
脆弱性骨折	112
性ステロイド	2
性腺機能不全	37, 38
成長ホルモン	39
生物学的製剤	215

脊椎多発骨折	59
摂取エネルギー量	49
セロトニン作動性神経系	210
選択的エストロゲン受容体	
モジュレーター	190
早期の介入	18
早発閉経	3
早発卵巣不全	81
続発性骨粗鬆症	68

■た行

ターナー症候群	38, 39
体重減少	47
ダイゼイン	152
大腿骨近位部骨折	23, 111
窒素非含有 BP	200, 205
低カルボキシル化オステオカルシン	
	171
低骨量を示す疾患	17
低用量	41
テリパラチド	223
転倒防止	164
天然型ビタミン D	149, 156
疼痛	210
ドーピング禁止物質	55
ドコサヘキサエン酸	152

■な行

内分泌臓器	1
長生きリスク	12
日本骨粗鬆症学会	1
乳塩基性タンパク質	154
乳がん	73
尿路結石	164
妊娠・分娩・授乳	7

索　引

妊娠後骨粗鬆症	59, 61	ホルモン補充療法ガイドライン 2017 年度版	180

■は行

破骨細胞	92, 97, 117, 210, 212		
バゼドキシフェン	191		
非充足	158		
ビスホスホネート	54		
ビタミン C	139		
ビタミン D	9, 138, 156		
ビタミン D 結合蛋白	156		
ビタミン D 欠乏	158		
ビタミン D 充足	158		
ビタミン D 受容体	158		
ビタミン D 摂取量	10		
ビタミン D 不足	158		
ビタミン K	139, 150		
非定型的大腿骨骨折	207		
ヒドロキシアパタイト	202		
肥満恐怖	48		
標準体重	47		
疲労骨折	48, 50		
フィロキノン（ビタミン K_1）	150		
フェルネシルピロリン酸合成酵素	200		
副甲状腺ホルモン	147		
婦人科がん	1		
フレイル	11		
プレビタミン D_3	156		
閉経	6, 111		
閉経期ホルモン療法	22		
閉経後骨粗鬆症	21, 90, 96		
変動係数	115		
保健機能食品	146		
ホルモン補充療法	20, 39, 40, 90, 96, 179		

■ま・や・ら行

無月経	46
メタボ	11
メナキノン	151
メナテトレノン	171, 173
モノクローナル抗体	215
やせ	46
有酸素運動	144
要介護	11
腰椎骨密度	113
腰痛	113
ラロキシフェン	25
卵巣性無月経	82
卵巣摘出	2
卵巣全摘出	111
レプチン	52
ロコモ	11

■欧文

A-TOP 研究会	162
alomataze inhibitor（AI）	73, 75
BAP	119
BMI	9, 47
B リンパ球	4
CEE	181
common disease	1
COX-2	4
diet history questionnaire（DHQ）	8
DXA（法）	2, 113, 115
E2	181
Early vs Late Intervention Trial with Estradiol（ELITE）	24

索引

EPT	185
ERβ	4
ET	184
female athlete triad (FAT)	50
FPPS	200
FRAX®	107
Fuller Albright	21
GH	39
GnRHa	66, 67, 73
GnRHa+tamoxifen	74
HRT	20, 39, 90, 96, 179
IGF-1	52
JALS-PAQ	8
kisspeptin	52
menopausal hormone therapy （MHT）	22, 24
MSC	122
n-3系多価脂肪酸	8
NTX	119
P1NP	119
PBM	104
peak bone mass	8

PTHrP	61
PTH関連ペプチド	61
QUS法	66
RANKL	52
RANKL抗体	76
ROC curve解析	10
SERM	69, 70, 190, 194
TRACP-5b	119
TSEC	190, 197
ucOC	119, 172
VDR	158
WHOの基準	113
Women's Health Initiative (WHI)	22, 179
YAM値	10

■数字

1,25-ジヒドロキシビタミンD	149
$1,25(OH)_2D_3$	158
17β-エストラジオール	181
25(OH)D	157
65-80（老後をハッピーに）運動	12

産婦人科医のための
骨粗鬆症診療実践ハンドブック　　　　　©

発　行	2018年11月1日　1版1刷	
編著者	寺　内　公　一	
	太　田　邦　明	
発行者	株式会社　中外医学社	
	代表取締役　青　木　　滋	
	〒162-0805　東京都新宿区矢来町62	
	電　　話　　(03) 3268-2701 (代)	
	振替口座　　00190-1-98814 番	

印刷・製本 / 三和印刷(株)　　　＜MS・YS＞
ISBN978-4-498-06092-0　　　Printed in Japan

JCOPY　＜(社)出版者著作権管理機構 委託出版物＞
本書の無断複写は著作権法上での例外を除き禁じられています.
複写される場合は, そのつど事前に, (社)出版者著作権管理機構
(電話 03-3513-6969, FAX 03-3513-6979, e-mail: info@jcopy.
or. jp) の許諾を得てください.